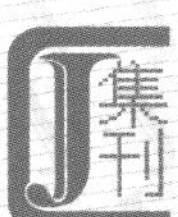

集人文社科之思 刊专业学术之声

集　刊　名：中医典籍与文化
主办单位：山东中医药大学中医文献与文化研究院
中医药文化与中华文明研究中心
山东省中医药文化协同创新中心
本辑协办单位：中国科学院自然科学史研究所

Chinese Medical Literature and Culture

中医典籍与文化（2024年第一辑 总第7期）
集刊序列号：PIJ-2019-418
集刊主页：www.jikan.com.cn/中医典籍与文化
集刊投约稿平台：www.iedol.cn

集刊全文数据库（jikan.com.cn）收录

主编 / 王振国
执行主编 / 张树剑
特约主编 / 李润虎

中医典籍与文化

博物学与传统医学

CHINESE MEDICAL LITERATURE AND CULTURE

2024年第一辑
（总第7期）

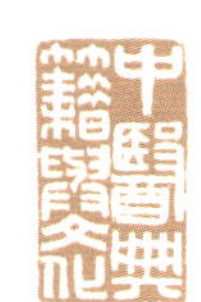

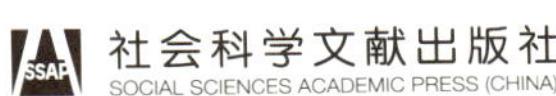

社会科学文献出版社
SOCIAL SCIENCES ACADEMIC PRESS (CHINA)

本辑刊出版受国家中医药领军人才支持计划（岐黄学者）、中医药文化与中华文明研究中心、
国家中医药管理局专项资金（GZY-KJS-2023-002）资助

卷首语

润虎君年关索文，托为该辑撮一《卷首语》。愚于海内外学术论析中虽常遇中医者侃言，偶有侧应，但毕竟所学非医，多是隔岸观火，做事不关己状；于今若不顾深浅贸然提刀越界，岂止落水被淹，贻笑看官，亦恐有误时学，追悔不及。然虎君明示，此前亦有非医学者妙笔存照，传播在世，今日所为并非首例，无非临摹凑数，供人一乐而已；何况本期视角乃以博物观医，吾既推博物论，当有一番感念与发挥空间；特别是行文前还可先睹已排全辑，也是难得学习良机，援此即兴琐聊学感，亦属情理之举。故而，勉强应承后即披星戴月匆忙览盛，于翻阅众文中点滴拾零，终于凑得如下短笺。

本辑收各类文章共 18 篇五组，含博物学与医学知识的书写、民俗博物与医疗、医学文献与人物、海右讲坛、书评 & 学术动态等，似不自觉地按科学哲学家拉卡托斯研究纲领模式从中心到边缘次第布排，涵盖了中医药学多个领域，整体上蔚为壮观。全书核心主旨乃倡导和推动博物学视野中之传统中医药学，体现编者返古开新之思路及锐意前探之勇意。

首组“博物学与医学知识的书写”作为全书重点，所刊五篇力作或解读以往经典，彰显中西传统医与药之通性和价值，或探究既往与时下之政策及做法，进而拓广医学与社会交互之视域。其中，《中国古代博物学著作中医药学知识的类聚与传播》一文学究博物原典，着力“寻医找药”，慧眼烛照，特色鲜明，以古鉴今，丰富时人认知；《古罗马普林尼〈自然志〉中农学与药学知识的书写》眺望域外、独运匠心，与前文颇为异曲同工又有别开生面之妙；《浅析〈庄子·养生主〉的养生原则及其博物学意义》一文勾连古今，远慕南华，发古之幽思，阐今人宏论，暗助时下养生学渐盛之新风；《清代官修〈律例馆校正洗冤录〉中医药学知识的内容与来源初探》一文梳理明清以降《洗冤集录》之流布与增补关节，描画古医近代化之侧影，再现先贤筚路蓝缕之艰辛；《“风向标”与“扩声器”：新中国中医政策下的中医药展览会（1954~1959）》一文为对当代国家医疗政策与活动案例之考证与透析，虽不为顶天，但求立地，为今日中医之大略追根溯源、卜方问路，颇有心得，诚意可鉴。

二组“民俗博物与医疗”汇刊四篇医俗佳文，其中，《社会因素与药物形象——以清代民国大力丸案例为中心的探讨》由 SSK 视角入手剖析药物之社会建构性，鞭辟入里，搓揉拿捏皆在要处；《论“民俗医疗”与“正典医疗”的互动》考察历史上典俗不同医疗模式之互动关系，透射传统医学内部运衍之张力与平衡；《古代中医丧孝禁忌的嬗变及解析》通过医史结合拨开传统丧孝禁忌之面纱而还以科学认知；《清代台湾人的瘴疠认知与应对之策》以台湾地区应对瘴病的策略和传统为典例展示了中国传统文化中敬畏生命的生命观。总观如上诸作之用心，足见本组文章虽篇数不多，却史论结合、例理互证，从容把控传统中医理论与实践的诸多方面又自成一格。

三组“医学文献与人物”亦辑文四篇，拾贝医海，瞭望九州，史料中倍显卓识，医例中屡见奇闻，颇具可读性和赏析性。其中，《〈杂病医疗百方〉所见回鹘与西域其他民族的医药文化交流研究》一文从方剂学角度审视回鹘医学，既展阿拉伯医学之特色，又揭其与印传佛教不解之缘，读之令人耳目一新；《秦汉出土医方与晋唐方药文献比较研究——以天回汉简为中心》一文则以天回医简《治六十病和齐汤法》中 12 首医方为中心，比较各类传世文献中 50 首医方内容之异同，借以梳理唐前方药医学流脉，由点及线，思清路顺；《〈史记·扁鹊传〉“长桑君”形象溯源》一文指明，长桑君应为扶桑神木化身，而长桑君之选取秦越人来传授医术方药的历史叙述实乃太史公综合历史与传说的创造性选择，该文可谓于游走史传之际悄然窥得司马笔法；《明清苏南中医世家医学的传承与发展》一文通过对明清苏南世医家族的形成和演变的梳理，揭示了世医对家传、师承和社会传承等方式的选择，催生“医儒并显”“累世医官”“携技自珍”等典型医家形态之功业与不足，对走出今日中医之困局或不无启迪。以上四文皆迸现地方性知识色彩，既有中医药学理与果效之辨识，又兼析社会文化运势之复杂，合而玉成中华博物医学之大观。

四组“海右讲坛”虽只刊《葛洪与〈太上灵宝五符序〉：以〈仙药〉篇为中心》一孤篇，内容却不单薄。其文通过多方征引考释，指明葛洪乃参考《灵宝五符序》才完成《抱朴子内篇》部分篇章撰写，而前者成书当在 317 年《抱朴子》成书之前。此论可为今人精研《抱朴子》搭桥铺路、助力启思。

五组“书评 & 学术动态”作为书尾，收四篇会议图书绍介及会议研讨报道，应时顺势、勤工荐学、采撷不辍，使得全书既保持开放连续视角，又携带超量信息、余韵不绝。

吁息，览毕全卷，东方渐白。抚今忆往，思及本人 2012 年秋受中国科协委派到黑龙江中医药大学宣讲“科学伦理与科学家精神”，于《博物与实践》之报告中提出“中华医学属博物学传统”，当时台下师生很觉新奇，后该想法另名《以博物学方式繁荣中华古典学》刊于 2014 年 2 月 19 日《光明日报》理论版；而今斗转星移，得见此说渐为学界共识，内心甚是快慰。然其时于今毕竟又隔多年，对中医根本问题之判别和争论仍未见大改观，而时过境迁又添新疑惑，故而兀自痴想，若能再法唯识与心学而借重当今世界思维最深彻清晰之现象学，来为中医做根本之形上奠基，从而建构一门中医现象学，再以此为底基砥砺前行形成新的诠释体系与规范，则为中医在世界语境挣得一方天地，或非妄念张皇之举；何况，若论亲缘，现象学“面向事情本身”之诉求恰得博物致知之魂钥（刘华杰语义），于时于事于理皆有疏通之便利，何妨一试乎？诸君既已博物穷理启动融会创新之进程，有此良好开端，后续不断加持，则未来远景绝非得陇望蜀或一厢苛求耶。诚所望焉！

刘孝廷

北京师范大学

目　录

海右讲坛

书评 & 学术动态

博物学与医学知识的书写

中国古代博物学著作中医药学知识的类聚与传播*

——以《博物志》《续博物志》为中心

韩　毅**

【摘要】中国古代博物学著作《博物志》《续博物志》收载了大量珍贵的自然科学、人文科学和社会科学知识。其中医药学知识，包括本草学、疾病学、方剂学、养生学、文献学及医学人物、医学典故和临床病案等内容，主要征引自历代史书、方志、笔记、文集、小说、医学本草、方书、名医传记和医学病案。博物学著作呈现了鲜明的“类书”属性，按门类汇编、类聚了大量实用性较强的医药学知识，成为历代编撰新医书、新类书和新博物学著作的重要史料来源。由于《博物志》《续博物志》中征引的部分史籍、医籍、方志等今已散佚，所以博物学著作中辑录的医学内容深受人们的推重，成为辑补、复原、校勘前代医学著作和研究中国古代医学史的珍贵资料，具有十分重要的学术价值和借鉴价值。

【关键词】博物学　《博物志》　《续博物志》

中国古代博物学著作中类聚了丰富的自然科学、人文科学和社会科学知识。西晋张华所撰《博物志》是我国现存最早的博物学专著，开创了博物类著作编撰的范例。南宋时期，李石仿其例而新撰《续博物志》一书，

---

* 本文为国家社会科学基金项目（课题编号：23BZS038）、中国科学院战略研究与决策支持系统建设科技史专项项目（课题编号：E4291G04ZY）成果。

** 韩毅，博士/博士后，中国科学院自然科学史研究所研究员、博士生导师，主要从事医学史研究。

对宋以前诸科博物学知识均有增广，保存了大量珍稀文献资料。《博物志》《续博物志》按门类汇集了大量实用性较强的医药学知识，包括本草学、疾病学、方剂学、养生学、文献学及医学人物、医学典故和临床病案等内容，主要征引自历代史书、方志、笔记、文集、小说、医学本草、方书、名医传记和临床病案等。在中国古代目录学分类体系中，博物学著作被列入“子部·小说家类”和“子部·类书类”，呈现了鲜明的“类书”属性和综合性学科特征。博物学著作自问世以来，受到历代学者的重视，书中收载的部分史籍、医籍、方志等今已亡佚，因而博物学著作中保存的医学文献史料，便成为辑补、复原、校勘前代医学著作和研究中国古代医学史的珍贵资料，具有相当重要的学术价值和借鉴价值。

学术界目前尚无专文探讨中国古代博物学著作中的医药学知识。本文以西晋张华所撰《博物志》和南宋李石所撰《续博物志》为研究对象，系统地探究中国古代博物学著作中医药学知识的主要内容、文献来源与传播情况，进而揭示博物类著作辑录医学文献史料的特点与价值。

一 西晋张华所撰《博物志》中医药学知识的主要内容

西晋张华所撰《博物志》，共 10 卷，包括地理、山水、五方人民、物产、外国、异人、异俗、异产、异兽、异虫、异鱼、异草木、物性、物理、物类、药物、药论、食忌、药术、戏术、方士、服食、辨方士、人名考、文籍考、地理考、典礼考、乐考、服饰考、器名考、物名考、异闻、史补和杂说等内容，涵盖了当时出现的各种知识，是我国现存最早的博物类著作。张华（232~300 年）字茂先，西晋幽州范阳郡方城县（今河北省固安县）人，任黄门侍郎、中书令、太子少傅等职，封关内侯。《晋书·张华传》称其“学业优博，辞藻温丽，朗赡多通，图纬方伎之书莫不详览”①。

关于《博物志》的成书过程，东晋王嘉《拾遗记》载：“张华字茂

① （唐）房玄龄等：《晋书》卷三十六《张华传》，北京：中华书局，1974 年，第 1068 页。

先，挺生聪慧之德，好观秘异图纬之部，捃采天下遗逸。自书契之始，考验神怪及世间闾里所说，造《博物志》四百卷奏于武帝。”然而，晋武帝认为“多浮妄”之语，于是下诏：“卿才综万代，博识无伦，远冠羲皇，近次夫子。然记事采言，亦多浮妄，宜更删翦，无以冗长成文。”从《拾遗记》的记载可知，《博物志》原书400卷，在晋武帝的要求下精简为10卷，“帝常以《博物志》十卷置于函中，暇日览焉”①。《博物志》“物产”“异产”“药物”“药论”“食忌”“药术”等类目收载了大量药物学、疾病学、养生学等内容，尤其是晋代以前遗文坠简，收载颇多。

（一）药物学知识

《博物志》收载了丰富的药物学知识，包括芝药、禹余粮、詹草、蘑菇、乌头、天雄、附子、远志、野葛、松脂、茯苓、琥珀、地黄、女萝、菟丝、堇花和各种奇异药物，主要来源于《神农本草经》《神仙传》《典论》《史记》《汉书》《三国志》等。

芝药，指仙草灵药，古代亦称之为芝草、瑞草。自西汉以来，芝草被赋予了强烈的政治色彩，民众一旦发现灵芝，即刻进献官府，献芝人可获得丰厚的奖励。同时，芝草也是一味名贵的中药，《神农本草经》将其分为赤芝、黑芝、青芝、白芝、黄芝、紫芝6种，俱为上品之药，有补气安神、止咳平喘、延年益寿的功效。《博物志》卷一《物产》载：“名山生神芝，不死之草。上芝为车马，中芝为人形，下芝为六畜。”②

关于全国各地出产的奇异药物，《博物志》中也有收载。该书卷三《异草木》载：

> 太原晋阳以化生屏风草。海上有草焉，名筛。其实食之如大麦，七月稔熟，名曰自然谷，或曰禹余粮。尧时有屈佚草，生于庭，佞人入朝，则屈而指之，一名指佞草。右詹山，帝女化为詹草，其叶郁

① （晋）王嘉：《王子年拾遗记》卷九《晋时事》，（梁）萧绮录，林嵩点校，王承略、聂济冬主编《子海精华编》，济南：山东人民出版社，2018年，第129~130页。

② （晋）张华：《博物志校证》卷一《物产》，范宁校证，北京：中华书局，2014年，第13页。

茂，其萼黄，实如豆，服者媚于人。止些山，多竹，长千仞，凤食其实。去九疑万八千里。江南诸山郡中，大树断倒者，经春夏生菌，谓之椹。食之有味，而忽毒杀，人云此物往往自有毒者，或云蛇所着之。枫树生者啖之，令人笑不得止，治之，饮土浆即愈。①

这些奇异草木，如禹余粮、屈佚草、詹草、野生蘑菇等，大多具有神秘色彩。其中禹余粮、藋菌系《神农本草经》中的药物。

西汉武帝时，已有外国使臣或商人将海外香药输入中国，部分域外之药成为中药的重要组成部分。《博物志》卷二《异产》载：

汉武帝时，弱水西国有人乘毛车以渡弱水来献香者，帝谓是常香，非中国之所乏，不礼其使。留久之，帝幸上林苑，西使千乘舆闻，并奏其香。帝取之看，大如燕卵，三枚，与枣相似。帝不悦，以付外库。后长安中大疫，宫中皆疫病。帝不举乐，西使乞见，请烧所贡香一枚，以辟疫气。帝不得已听之，宫中病者登日并差。长安中百里咸闻香气，芳积九十余日，香由（由，《汉魏丛书》本、《稗海》本、《士礼居黄氏丛书》本等均作“犹”）不歇。帝乃厚礼发遣饯送。一说汉制献香不满斤，西使临去，乃发香气如大豆者，拭着宫门，香气闻长安数十里，经数月乃歇。②

此次弱水以西外国进贡的香药，即有名的沉香，不仅烧香后香味浓郁，而且具有防治瘟疫的功效。由于沉香的特殊药效，汉武帝改变了“不礼其使”的态度，赐予献香者丰厚的礼品和钱物。此后，“焚香”遂成为一种防疫的习俗，在社会上流传了开来，一直沿用至今。

关于药名、药论、药性、炮制方法和药物禁忌等内容，《博物志》中也有收载。该书卷四收载了丰富的药物学知识，包括乌头、天雄、附子、远志、野葛、松脂、茯苓、琥珀、地黄、女萝、菟丝、堇花等。

① （晋）张华：《博物志校证》卷三《异草木》，范宁校证，第 39 页。

② （晋）张华：《博物志校证》卷二《异产》，范宁校证，第 25~26 页。

乌头、天雄、附子，一物，春秋冬夏采各异也。远志，苗曰小草，根曰远志。芎䓖，苗曰江蓠，根曰芎䓖。菊有二种，苗花如一，唯味小异，苦者不中食。野葛食之杀人。家葛种之三年，不收，后旅生亦不可食。《神仙传》云："松柏脂入地千年化为茯苓，茯苓化为琥珀。"琥珀一名江珠。今泰山出茯苓而无琥珀，益州永昌出琥珀而无茯苓。或云烧蜂巢所作。未详此二说。地黄蓝首断心分根菜种皆生。女萝寄生兔（菟）丝，兔（菟）丝寄生木上，松根不着地。堇花朝生夕死。[①]

从《博物志》引文内容来看，这些药物大多来源于《神农本草经》和《神仙传》。从药物类型来看，绝大多数为植物药，矿物药和动物药则相对较少。

关于中药理论，《博物志》征引了《神农经》中的内容，介绍了"上药养命""中药养性""下药治病"理论和部分"毒药"相生相克之理。《博物志》卷四《药论》载：

《神农经》曰：上药养命，谓五石之练形，六芝之延年也。中药养性，合欢蠲忿，萱草忘忧。下药治病，谓大黄除实，当归止痛。夫命之所以延，性之所以利，痛之所以止，当其药应以痛也。违其药，失其应，即怨天尤人，设鬼神矣。

《神农经》曰：药物有大毒不可入口鼻耳目者，入即杀人，一曰钩吻（卢氏曰：阴也。黄精不相连，根苗独生者是也）。二曰鸱，状如雌鸡，生山中。三曰阴命，赤色着木，悬其子山海中。四曰内童，状如鹅，亦生海中。五曰鸩，羽如雀，黑头赤喙，亦曰蟡蛴，生海中，雄曰蛴，雌曰蟡蛴也。

《神农经》曰：药种有五物：一曰狼毒，占斯解之；二曰巴豆，藿汁解之；三曰黎卢，汤解之；四曰天雄，乌头大豆解之；五曰班茅，戎盐解之。毒采害，小儿乳汁解，先食饮二升。[②]

① （晋）张华：《博物志校证》卷四《药物》，范宁校证，第47~48页。
② （晋）张华：《博物志校证》卷四《药论》，范宁校证，第48~49页。

《神农经》是不是《神农本草经》的简称，史书记载不详。从张华所撰《博物志》的时间及其引文内容来看，《神农经》可能为早期《神农本草经》的节本。

关于五味宜忌、药食禁忌，是指服药期间对某些食物、药物的禁忌。《博物志》卷四载：

> 人啖豆三年，则身重行止难。啖榆则眠，不欲觉。啖麦稼，令人力健行。饮真茶，令人少眠。人常食小豆，令人肥肌粗燥。食燕麦令人骨节断解。人食燕肉，不可入水，为蛟龙所吞。人食冬葵，为狗所啮，疮不差或致死。马食谷，则足重不能行。雁食粟，则翼重不能飞。①

从《博物志》中内容来看，如果某些药物或食物过量服用，可能会降低药效，助长病势，带来某种疾病。

关于某些药物所具有的特殊疗效，《博物志》中也有收载。如《药术》中载“胡粉、白石灰染鬓须不白方”，古代常常将胡粉、白石灰用于染发。《博物志》卷四载：

> 胡粉、白石灰等以水和之，涂鬓须不白。涂讫着油，单裹令温暖，候欲燥未燥间洗之。汤则不得着，晚则多折，用暖汤洗讫，泽涂之。欲染，当熟洗，鬓须有腻不着药，临染时，亦当拭须燥温之。陈葵子微火炒，令爆咤，散着熟地，遍蹋之，朝种暮生，远不过经宿耳。陈葵子秋种，覆盖，令经冬不死，春有子也。（周日用曰：愚闻熟地植生菜兰，捣石流黄筛于其上，以盆覆之，即时可待。又以变白牡丹为五色，皆以沃其根，以紫草汁则变之紫，红花汁则变红，并未试，于理可焉。此出《尔雅》。）烧马蹄羊角成灰，春夏散着湿地，生罗勒。蟹漆相合成为《神仙药服食方》云。②

《博物志》中收载了古代药物染发的珍贵史料，详细地记载了染发所

① （晋）张华：《博物志校证》卷四《食忌》，范宁校证，第49页。
② （晋）张华：《博物志校证》卷四《药术》，范宁校证，第49~50页。

用的染料、方法和注意事项等。东汉太尉李固为了遮掩双鬓白发，入朝端正仪表，曾用此法“涂鬓须不白”。

关于外形相似药物的鉴定，《博物志》中记载了18种常见药物真伪、优劣鉴别技术及其药材质量的评价。《博物志》卷四《物类》载：

> 烧铅锡成胡粉，犹类也。烧丹朱成水银，则不类，物同类异用者。魏文帝所记诸物相似乱者：武夫怪石似美玉；蛇床乱蘼芜；荠苨乱人参；杜衡乱细辛；雄黄似石流黄；鳊鱼相乱，以有大小相异；敌休乱门冬；百部似门冬；房葵似狼毒；钩吻草与荇华相似；拔揳（菝葜）与萆薢相似，一名狗脊。[①]

可知，汉末三国时期已认识到蛇床与蘼芜、荠苨与人参、杜衡与细辛、雄黄与石流黄、敌休与门冬、百部与门冬、房葵与狼毒、钩吻草与荇华、拔揳（菝葜）与萆薢等，在外形上相似度较高，很容易发生混淆，进而出现用药差错。《博物志》中有关中药材真伪、优劣的记载，开中药鉴定学的先河，倍显珍贵。

（二）疾病学知识

瘿病，病名，又名大脖子病、瘿气，发病与水土因素有关，或忧思郁怒、肝郁不舒、脾失健运导致气滞痰凝于颈部而成。《博物志》卷一《五方人民》载：“山居之民多瘿肿疾，由于饮泉之不流者。今荆南诸山郡东多此疾瘇。由践土之无卤者，今江外诸山县偏多此病也。”此条史料下又引有一条注文：“卢氏曰：不然也。在山南人有之，北人及吴楚无此病，盖南出黑水，水土然也。如是不流泉井界，尤无此病也。”[②]《博物志》有关瘿候成因的认识，与隋代巢元方撰《诸病源候论》所引《养生方》载“诸山水黑土中出泉流者，不可久居，常食令人作瘿病，动气增患”[③]是一

① （晋）张华：《博物志校证》卷四《物类》，范宁校证，第47页。

② （晋）张华：《博物志校证》卷一《五方人民》，范宁校证，第13页。

③ （隋）巢元方撰，丁光迪主编《诸病源候论校注》卷三十一《瘿瘤等病诸候·瘿候》，北京：人民卫生出版社，2013年，第569页。

致的。

食脍作病，是指生吃鱼、肉后引发的腹中结块的疾病，表现为烦懑或瘕症。《博物志》卷三《异鱼》载："广陵陈登食脍作病，华佗下之，脍头皆成虫，尾犹是脍。"[①] 这则有名的陈登食脍生虫医案来源于《三国志·魏书·华佗传》[②]。华佗诊断后认为陈登（163~201 年）因食腥物而患寄生虫病，表现为胸中烦懑，面赤不食，遂用汤药加以救治，后复发时病死。从《博物志》所引瘕病史料来看，古人认为瘕病是由食用不熟肉类和蛇、白鳖、鸭等活物在腹内形成结块所致，证候以气滞、血瘀、痰湿、湿热等型多见，这一方面是告诫人们注意饮食，另一方面也反映了人们用"因果报应"思想来揭示此病的成因。陈登"食脍作病"医案，被后世医家多次引用，编入本草、方书和医案著作。

（三）养生学知识

中国古代养生学既有丰富的理论基础，又有较强的实践基础。《博物志》中征引了大量汉魏时期的养生学理论和养生实践，其养生方法包括精气养生、饮食养生、运动养生、房事养生、药物养生和针灸按摩养生等。

关于养生人物，《博物志》载东汉末年曹操"好养性法，亦解方药，招引四方之术士，如左元放、华佗之徒无不毕至"。书中所载秦汉三国时期养生名家，大多为当时的方士，包括王真、封君达、甘始、鲁女生、华佗、东郭延年、唐雪、冷寿光、河南卜式、张貂、蓟子训、费长房、鲜奴辜、赵圣卿、郄俭、左慈等 16 人，他们"皆能断谷不食，分形隐没，出入不由门户"。[③]

关于养生方法，《博物志》中收载了 4 种方法。一是药物养生法。《博物志》卷五《方士》载："黄帝问天老曰：'天地所生，岂有食之令人不死者乎?'天老曰：'太阳之草，名曰黄精，饵而食之，可以长生。太阴之草，名曰钩吻，不可食，入口立死。人信钩吻之杀人，不信黄精之益寿，

---

① （晋）张华：《博物志校证》卷三《异鱼》，范宁校证，第 38 页。

② （晋）陈寿：《三国志·魏书》卷二十九《华佗传》，北京：中华书局，1971 年，第 801 页。

③ （晋）张华：《博物志校证》卷五《方士》，范宁校证，第 62 页。

不亦惑乎?’”黄精是当时方士服用的药物，具延年益寿之效；钩吻有毒，误食能杀人。宋代学者周日用对此二药的药效进行了辨析，指出“草既杀人，仍无益寿者也，若杀人无验，则益寿不可信也”①。二是精气养生法。《博物志》卷五《方士》载：“魏时方士，甘陵甘始，庐江有左慈，阳城有郄俭。始能行气导引，慈晓房中之术，善辟谷不食，悉号二百岁人。”②三是饮食养生法。《博物志》卷五《服食》载：“左元放荒年法：择大豆粗细调匀，必生熟挼之，令有光，烟气彻豆心内。先不食一日，以冷水顿服讫。其鱼肉菜果不得复经口，渴即饮水，慎不可暖饮。初小困，十数日后，体力壮健，不复思食。”又载：“鲛法服三升为剂，亦当随人先食多少增损之，盛丰欲还者煮葵子及脂苏，服肉羹渐渐饮之，须豆下乃可食，豆未尽而以实物肠塞，则杀人矣。此未试，或可以然。”关于服用鱼鲛法，宋人周日用进行了注解，指出“一说腊涂黏饼，炙饼令热，即涂之，以意量多少即食之，如常渴即饮冷水，忌热茶耳。”③ 四是房事养生法。《博物志》引魏文帝《典论》载：“王仲统云：甘始、左元放、东郭延年行容成御妇人法，并为丞相所录。间行其术，亦得其验。”④ 可知，《博物志》中收载的养生法，具有鲜明的汉魏时期特色。

可见，《博物志》中的医药学知识来源十分广泛，开创了后世博物学著作“类聚”各种医学史料的先河，受到历代研究者的重视和应用。

二　南宋李石所撰《续博物志》中医药学知识的主要内容

《续博物志》10卷，南宋李石撰。李石（1108~1181年）字知己，号方舟，约生活于宋徽宗至宋孝宗年间，南宋梓州路梓州资阳县（今四川省资阳市）人，任太学博士、成都学官、成都转运判官等职。李石撰述颇

① （晋）张华：《博物志校证》卷五《方士》，范宁校证，第63页。
② （晋）张华：《博物志校证》卷五《方士》，范宁校证，第63页。
③ （晋）张华：《博物志校证》卷五《服食》，范宁校证，第63~64页。
④ （晋）张华：《博物志校证》卷五《辨方士》，范宁校证，第64页。

丰，著有《方舟集》50 卷、《方舟后集》20 卷、《续博物志》10 卷、《方舟易学》2 卷、《左氏君子例》1 卷、《诗如例》1 卷和《诗补遗》1 卷等。

李石所撰《续博物志》共 10 卷，仿西晋张华《博物志》之体例，“尝续其书，虽旁摭新文，尚因仍旧目”[①]，“以补张华所未备”，在中国博物学史上占有重要地位。其编纂体例仿《博物志》，“虽不分门目，然大致略同。故自序谓次第仿华说，一事续一事”，因而辑录了大量南宋以前的旧闻、轶事、琐语，“特以宋人旧笈，轶闻琐语，间有存焉”[②]。该书内容极为丰富，汇集了先秦至南宋以前的博物学知识。其中医药学知识尤为丰富，包括药物学、疾病学和养生学知识等，主要征引自历代史书、博物学、本草学以及小说、笔记中的内容。其征引文献史料，大多标列原名，缀于每条之末，体例较善，清汪士汉在《续博物志原序》中称赞“令观者便于采览，尤不失博物之意焉”[③]。

（一）药物学知识

1. 常见中药

《续博物志》中收载了菊花、黄精、钩吻、水蛭、香附子、柴胡、牡丹、椒、苏枋木、薏苡、干姜、淫羊藿、艾叶、王孙、麝香、石决明等十多种常见土产中药，以及来自海外的返魂香、沉香、苏合香、龙脑香等名贵药物。每种药物的介绍大多包括药物名称、性味、药效、产地、主治及服食禁忌等内容，主要征引自南宋以前历代本草、史书、方志、笔记、小说等著作，具有较高的借鉴价值。

菊花，味甘，性微寒，常用中药药材。《续博物志》卷二载：“真菊可以延龄，野菊可以泻人。张华云：‘黄精益寿，钩吻杀人。’是矣！”[④] 此条

① （清）永瑢、纪昀：《四库全书总目》卷一百三十六《子部·类书类二》，北京：中华书局，2003 年，第 1156 页。

② （清）永瑢、纪昀：《四库全书总目》卷一百四十三《子部·小说家类存目一》，第 1215 页。

③ （宋）李石：《续博物志疏证》卷首《汪序》，（清）陈逢衡疏证，唐子恒点校，南京：凤凰出版社，2017 年，第 3 页。

④ （宋）李石：《续博物志疏证》卷二，（清）陈逢衡疏证，唐子恒点校，第 62 页。

史料引自晋张华《博物志》，说明菊花具有疏散风热、清热解毒和清肝明目之效。

水蛭，味咸、苦，性平，有毒，具有破血通经、逐瘀消症之效。《续博物志》卷二载："南方木痴，其大（如）概类鼻涕，其闻人气则闪闪而动，堕人体成疮，以麝香、朱砂涂之愈。"[①] 此条史料，李石的记载较为简略，南宋孝宗淳熙十六年（1189年）成书的张杲《医说》一书则记载甚详，"木痴成疮"条载："南方多雨，有物曰木痴。其大概类鼻涕，积阴而生于古木之上，闻人气则闪闪而动，人过其下，有堕于人体间者，即立成疮，久则遍其肌体。时有客患其木痴之疮，遇一道士，谓曰以朱砂、麝香涂之当愈。客如其言，果愈。"[②]

雀头香，即香附子，味辛、微苦、微甘，性平，具行气解郁、调经止痛之效。"香附子"之名首见于唐李勣、苏敬等官修《新修本草》。李石在《续博物志》中仅记载了其别名，未有引文。雀头香分布较广，其根和花均可入药。

芸蒿，又名柴胡，味苦、辛，性微寒，主治寒热往来、胸满胁痛、口苦耳聋、头痛目眩、疟疾等症。《续博物志》卷三引《仓颉解诂》载："芸蒿似邪蒿，可食。"又引魏晋时期鱼豢《典略》载："芸香辟纸鱼蠹，故藏书台称芸台。"[③]

牡丹，味辛，性寒，治寒热症伤、中风惊邪，安五脏。牡丹以根皮入药，称牡丹皮，具有清热凉血、活血化瘀等功效。《续博物志》卷六引北宋欧阳修《洛阳牡丹记》载："牡丹，初不载文字，惟以药见《本草》。唐则天以后，洛花始盛。"牡丹为花中之王，最早见于《神农本草经》。

榝，一名藙，一名艾子，见苏颂撰《图经本草》。《续博物志》卷七载："榝似茱萸而小，赤色。"[④]

---

① （宋）李石：《续博物志疏证》卷二，（清）陈逢衡疏证，唐子恒点校，第73页。

② （宋）张杲：《医说》卷十《疮》，王旭光、张宏校注，北京：中国中医药出版社，2009年，第359~360页。

③ （宋）李石：《续博物志疏证》卷三，（清）陈逢衡疏证，唐子恒点校，第87页。

④ （宋）李石：《续博物志疏证》卷七，（清）陈逢衡疏证，唐子恒点校，第155页。

苏枋木即苏方木，味甘、咸，性平，无毒，主破血，产后血胀闷欲死者。《续博物志》卷七载："苏枋木自然虫粪为紫粉。"①

薏苡，味甘，性微寒，其根、仁、叶均可入药。《续博物志》卷七载："薏苡，一名簳珠。收子蒸令气馏曝干，挼取之作饭面，主不饥。"②

干姜，味辛，性温。《续博物志》卷七载："作干姜法：水淹三日毕，置流水中六日，更去皮，然后曝干入瓮瓶，谓之酿也。"③ 此制作干姜的方法，引自南朝梁陶弘景撰《本草经集注》④。

淫羊藿，味辛、甘，性温，具补肾壮阳、祛风除湿、利小便、益气力、坚筋骨等效。《续博物志》卷七载："淫羊藿，一名仙灵脾，淫羊一日百遍，食藿所致。"⑤ 此条史料引自唐李勣、苏敬等撰《新修本草》："西川北部有淫羊，一日百遍合，盖食藿所致，故名淫羊藿。"⑥

艾，多年生草本植物，其叶常用于针灸，亦可食用。《续博物志》卷七载："新生艾作干菜妙，作馄饨吞三五枚，以饭压之良，疗一切鬼气。"⑦ 此条史料引自唐孟诜撰《食疗本草》，说明艾的幼苗可以食用。

王孙，味苦，性平，治五脏邪气、寒湿痹、四肢疼酸、膝冷痛。《续博物志》卷八载："王孙，一名黄孙，一名黄昏。孙思邈有黄昏散，注云：'黄昏木，或曰合欢、合昏、夜合花。'陈无已云：'探囊一试黄昏汤。'《草部》、《木部》黄昏为二物，郭璞曰：'守宫槐，昼日聂合而夜舒布也。江东有木，与此相反，俗因名合昏。'《古今注》云：'合欢似梧桐，枝叶互相结，风来解，使人不忿。嵇康种之于舍前。'"⑧ 这则引文是李石概括晋崔豹《古今注》、唐孙思邈《千金方》、宋陈师道《赠二苏公》而成，

① （宋）李石：《续博物志疏证》卷七，（清）陈逢衡疏证，唐子恒点校，第161页。
② （宋）李石：《续博物志疏证》卷七，（清）陈逢衡疏证，唐子恒点校，第175页。
③ （宋）李石：《续博物志疏证》卷七，（清）陈逢衡疏证，唐子恒点校，第175页。
④ （南朝梁）陶弘景编《本草经集注》（辑校本）卷四《草木中品》，尚志钧、尚元胜辑校，北京：人民卫生出版社，1994年，第321页。
⑤ （宋）李石：《续博物志疏证》卷七，（清）陈逢衡疏证，唐子恒点校，第175页。
⑥ （唐）苏敬等：《新修本草》（辑复本）卷八《草部中品之上》，尚志钧辑校，合肥：安徽科学技术出版社，1981年，第128页。
⑦ （宋）李石：《续博物志疏证》卷七，（清）陈逢衡疏证，唐子恒点校，第175页。
⑧ （宋）李石：《续博物志疏证》卷八，（清）陈逢衡疏证，唐子恒点校，第199页。

介绍了王孙的名称和主治。

麝香，味辛，性温，无毒。主辟恶气，杀鬼精物，疗温疟、蛊毒、痫痓，去三虫。久服除邪，不梦寤魇寐。《续博物志》卷三引宋朝洪刍撰《香谱》载："麝以一子真香糅作三四子，刮取血膜，杂以余㹠皮毛不辨也。黎香有二色，蕃香、蛮香又杂以黎人撰作，官市动至数千计，何以塞科举（举，《古今逸史》本，《四库全书》本作'取'）之责？所谓真香有三说：鹿群行山中，自然有麝气，不见其形者为真香；入春以脚剔入水泥中藏之，不使人见为真香；杀之取其脐，一鹿一脐为真香。此余所目击也。"[①]《续博物志》卷十载："水麝，天宝初虞人（虞人，明周嘉胄《香乘》作'渔人'）获水麝，诏养之。脐中下水，沥滴于斗水中，用洒衣，至败香不歇。每取以针刺之，捉以真雄黄，香气倍于肉麝。"[②] 此条史料引自洪刍撰《香谱》，详细介绍了麝香的收集方法。

石决明，药名，味咸，性寒，具平肝潜阳、清肝明目之效。《续博物志》卷十载："石决明亦名九孔螺。"[③] 此条史料引自五代时期日华子撰《日华子本草》"石决明，凉。明目。壳，磨障翳。亦名九孔螺也"[④]，介绍了石决明的别名。

为了有效地发挥药物疗效和治疗效果，《续博物志》中还收载了"服药食忌例"的内容。如该书卷一载：

> 柚似橙而大于橘。石蜜其实乳糖。芎䓖不可久服，令人暴死。藕与蜜同食，可以休粮。淮口扬州出身梨。苏合香一两，酒一斗同煮，极能调五脏。薰渠者，婆罗门云阿魏，苗根似白芷。胡麻性与茯苓相宜，即巨胜。苦参为齿药，使人伤肾腰重。面热麸冷。[⑤]

从以上内容中可知，某些药物既可食用，也可入药，具有较强的养生

① （宋）李石：《续博物志疏证》卷三，（清）陈逢衡疏证，唐子恒点校，第 84 页。

② （宋）李石：《续博物志疏证》卷十，（清）陈逢衡疏证，唐子恒点校，第 231 页。

③ （宋）李石：《续博物志疏证》卷十，（清）陈逢衡疏证，唐子恒点校，第 244 页。

④ （五代）日华子：《日华子本草》（辑释本）卷十六《鱼部》，尚志均辑释，合肥：安徽科学技术出版社，2005 年，第 181 页。

⑤ （宋）李石：《续博物志疏证》卷十，（清）陈逢衡疏证，唐子恒点校，第 245～248 页。

效果。但某些药物，如果两味或多味同食，可能会引起药物相克的现象，进而影响患者的康复效果。

2. 外来药物

《续博物志》中还收载了几种汉唐至两宋时期传入中国的海外药物。如返魂香，亦称惊精香、返生香、还魂香、震檀香、却死香等，可能是由多种外来香料混合做成的药品，点燃后香气浓郁，经久不散。《续博物志》引汉东方朔撰《海内十洲记》载："月氏国使者献香，曰：'东风入律，百旬不休，青云干吕，连月不散。'意中国将有好道之君，故搜奇蕴异而贡神香。乘沉牛以济弱渊，策骥足以度流沙，今十三年矣。香能起夭残之死疾，更生之神药也。疾疫夭死者，将能起之，以薰（熏）牙及闻气者即活。"西汉汉武帝后元元年（前 88 年），长安疫，死者大半，汉武帝下诏"分香烧之"，于是长安城内"死未三日皆活，芳气三月不歇，余香一旦失亡"①。这是一则焚烧西域胡商进贡"返魂香"驱疫的神奇故事，"返魂香"后被医家誉为"起死回生之神药"②。此后在中医学著作中，出现了许多焚烧香药避疫的方法，至今仍具有积极的借鉴意义。

龙脑香，味辛、苦，性微寒，无毒，有开通关窍、驱逐鬼邪、消风化湿等功效。该药产于海外热带地区，波律国、交趾国、三佛齐国等多有进贡，我国西南地区也有分布。《续博物志》卷三引唐段成式撰《酉阳杂俎》载："龙脑香，出波律国，树高八九丈，可六七围，干脂为香，清脂为膏子，主内外障眼。又有苍龙脑，不可点眼，经火为熟龙脑。"③《续博物志》卷九引《酉阳杂俎》载："天宝中，交趾贡龙脑，如蝉蚕。老龙脑树节方有，禁中呼为瑞龙脑，上惟赐贵妃十枚，香气彻十余步。"④

沉香，味辛、苦，性微温，无毒，疗风水毒肿、去恶气。亦名沉水香。《续博物志》卷三载："太学同官，有曾官广中者，云：沉香杂木也，

---

① （宋）李石：《续博物志疏证》卷三，（清）陈逢衡疏证，唐子恒点校，第 80 页。

② （清）吴钢辑《类经证治本草·经外药类·香木类》，北京：中国中医药出版社，2016 年，第 290 页

③ （宋）李石：《续博物志疏证》卷三，（清）陈逢衡疏证，唐子恒点校，第 84 页。

④ （宋）李石：《续博物志疏证》卷九，（清）陈逢衡疏证，唐子恒点校，第 202 页。

朽蠹浸沙水，岁久得之。如儋崖海道，居民桥梁，皆香材，如海桂橘柚之木，沉于水多年得之，为沉水香。《本草》谓为似橘是矣。然生采之即不香也。"[①] 可知，沉香来自海外诸蕃国，我国海南地区亦产之。

降真香，味辛，性温，无毒，具有化瘀止血、理气止痛之效。产于海外热带地区，我国海南岛也有分布。《续博物志》卷三引晚唐五代时期李珣撰《海药本草》载"降真香，主天行时气，烧之或引鹤降"[②]，生南海山中及大秦诸国。

苏合香，味辛，性温，具开窍、避秽、止痛之效。《续博物志》卷七载"《本草》云生中台川（谷）。陶云是师子屎，又云是诸香汁煎之，非一物。从西域来者如紫檀，重如石"[③]。此条史料来源于宋掌禹锡等撰《嘉祐补注神农本草》，苏合"生中台川谷"，"中天竺国出苏合，苏合是诸香汁煎之，非自然一物也。又云大秦人采苏合，先煎其汁以为香膏，乃卖其滓与诸人。是以展（辗）转来达中国，不大香也"[④]。从李石的引文可知，苏合香系苏合香树分泌的树脂，原产于西亚地区，我国岭南地区也有栽培。

高丽参，味甘、微苦，性微温，分水参、白参及红参等，为补气强身之要药，产于朝鲜半岛。《续博物志》卷八引《名医别录》载："《高丽人参赞》：'正椏（丫）五叶，背阳向阴，欲来求我，椵树相寻。'椵木叶似桐甚大，参多生其阴。"[⑤]

《续博物志》中收载的海外药物，大多注明药名、性味、主治、功效和产地，药性具有辛、香、燥、温等特点。其中某些海外药物传入中国后出现了"本土化"的趋势，在我国岭南和东南沿海地区栽培成功，成为中国传统医药的组成部分，广泛应用于临床疾病诊疗。

---

① （宋）李石：《续博物志疏证》卷三，（清）陈逢衡疏证，唐子恒点校，第86页。
② （宋）李石：《续博物志疏证》卷三，（清）陈逢衡疏证，唐子恒点校，第86页。
③ （宋）李石：《续博物志疏证》卷七，（清）陈逢衡疏证，唐子恒点校，第175页。
④ （宋）掌玉锡等：《嘉祐本草》（辑复本）卷十二《木部上品》，尚志钧辑，北京：中医古籍出版社，2009年，第288页。
⑤ （宋）李石：《续博物志疏证》卷八，（清）陈逢衡疏证，唐子恒点校，第198页。

（二）疾病学与方剂学知识

《续博物志》中收载了某些疾病学和方剂学知识，以及治疗中毒的药物，大多来源于前代本草学、方剂学、养生学等著作。

脚弱病，病症名，也称脚气病，是古代医籍中记载较多的疾病之一。《续博物志》卷九载："脚弱病，用杉木为桶濯足，排樟脑两股间，以脚掤系定，月余即效。"[①] 杉木根皮、树皮、心材及树枝、树干结节、种子、球果等渗出的油脂入药，主治风湿关节痛、脚气肿满、脚气肿痛等。樟脑具有温散止痛的功效，也用作主治风湿脚气等疾。

转筋，病症名，俗名抽筋，出《黄帝内经灵枢》。此病四时皆可发生，常常伴有小腿疼痛等症状。《续博物志》卷十载："木瓜味酢，善疗转筋。陶隐居云：'如转筋时，但呼楙名及书上木瓜字，辄愈。'"[②]此条史料引自南朝梁陶弘景撰《本草经集注》："山阴兰亭尤多，彼人以为良药，最治转筋。（如）转筋时，但呼其名及书上作'木瓜'字，辄愈。"[③]

中毒及治中毒方。如治壁镜蛇毒方，《续博物志》卷九引《酉阳杂俎》载"桑柴灰取汁，煎白矾，治壁镜虫（虫，《古今逸史》本、《四库全书》本作'蛇'）毒。石榴名天浆，已乳石毒"[④]。《续博物志》卷九载"夜藏饮食于器中，覆之不密。鼠欲盗食不可，至环器而走，泪滴器中。食之得黄疾，通身如蜡"[⑤]。《续博物志》卷十载"鱼子合猪肝食之杀人"[⑥]，引自陶弘景《本草经集注》，说明鲤鱼子和猪肝一起食用会影响消化，引发食物中毒。

孟诜食疗方。冬瓜，味甘，性微寒，其仁、汁、叶、瓤等均可入药，"主除小腹水胀，利小便，止渴。"《续博物志》卷十引唐孟诜撰《食疗本草》载："冬瓜仁七升，以绢袋盛之，投三沸汤中，曝干，如此三度，苦

---

① （宋）李石：《续博物志疏证》卷九，（清）陈逢衡疏证，唐子恒点校，第 209 页。

② （宋）李石：《续博物志疏证》卷十，（清）陈逢衡疏证，唐子恒点校，第 230 页。

③ （南朝梁）陶弘景编《本草经集注》（辑校本）卷七《果部药物中品》，尚志钧、尚元胜辑校，北京：人民卫生出版社，1994 年，第 468 页。

④ （宋）李石：《续博物志疏证》卷九，（清）陈逢衡疏证，唐子恒点校，第 219 页。

⑤ （宋）李石：《续博物志疏证》卷九，（清）陈逢衡疏证，唐子恒点校，第 207 页。

⑥ （宋）李石：《续博物志疏证》卷十，（清）陈逢衡疏证，唐子恒点校，第 244 页。

酒浸一宿为末。日服方寸匕，令人不老。”① 此方是食疗名方，常服“令人肥悦”，“明目，延年不老”②。

犀角散方。犀角，味苦、酸、咸，性寒，无毒，疗伤寒瘟疫、头痛寒热、诸毒气，久服轻身、骏健。《续博物志》卷十引陈藏器《本草拾遗》载：“通天犀，千岁者长且锐，白星彻端，出气通天，则能通神，可破水骇鸡矣。”又引《抱朴子》：“有白理如线者，以盛米，鸡即骇；刻为鱼衔入水，水开三尺。”③

蜘蛛网消疣赘方。《续博物志》卷十载：“蜘蛛网缠赘疣，七日消烂，屡有验。”④ 考其内容，此条引文来源于唐李勣、苏敬等撰《新修本草》，为草上或柳树上的花蜘蛛网，用于治疗疣赘、血瘤、痔瘘等疾病。此后，宋王幼孙撰《简便方》和元李鹏飞撰《三元延寿参赞书》中也有记载。

某些药物如果服用过量，会导致患者药物中毒或伤及五脏致死。《续博物志》卷八载：“颜含，字洪都。兄畿得疾，死于医，家人迎丧。引丧者颠仆，曰：‘我寿命未死，但服药太多，伤五脏耳。’及还，妇梦之曰：‘吾当生，急开椁。’以手刮棺，指爪尽伤，气息甚微，饮食所须，托之以梦。含侍养足不出户者十三年，畿竟不起。”⑤ 此条史料引自晋干宝撰《搜神记》卷十五，但内容作了精简，可知琅琊人颜畿患病死亡系由服用过量药物而伤及五脏所致。从史料中“以手刮棺，指爪尽伤，气息甚微”来看，颜畿初殓棺中时仍有生命气息。

某些药物与食物极易发生相生相克现象，造成药效增强或减弱。《续博物志》卷十载：“有黄连、桔梗，勿食猪肉；有茯苓，勿食醋物；有细辛，勿食生菜。”巴豆，味辛，性温，有大毒，“神仙食一枚即死，鼠食三

① （宋）李石：《续博物志疏证》卷十，（清）陈逢衡疏证，唐子恒点校，第 242 页。

② （唐）孟诜、张鼎：《食疗本草》卷下《冬瓜》，谢海洲等辑，北京：人民卫生出版社，1984 年，第 133 页。

③ （宋）李石：《续博物志疏证》卷十，（清）陈逢衡疏证，唐子恒点校，第 242 页。

④ （宋）李石：《续博物志疏证》卷十，（清）陈逢衡疏证，唐子恒点校，第 244 页。

⑤ （宋）李石：《续博物志疏证》卷八，（清）陈逢衡疏证，唐子恒点校，第 191 页。

年重三十斤"[①]。此条引文来源于陶弘景撰《本草经集注》，说明食物与药物如果搭配不宜，不仅会降低药物的疗效，而且会导致患者中毒。

某些药物在外形上极为相似，如不慎误用，会造成药效减弱或会引发药物中毒。《续博物志》卷九载："输石类金，碔砆类玉，木兰类桂，奚榼类檀，蛇床类蘼芜，人参类荠苨，桧类柏，狐狸类狗，鹫鹭类凤，野马类麟。"[②] 某些药物看似外形相似，实则药性相斥。

《续博物志》中还收载了一则儿科学方面的知识，弥足珍贵。《续博物志》卷二载："子程子曰：昔洛阳北部，有母既生子，病不能自举乳，求他妇负乳之。子婴及孩，母疾不问，子长不识所育，负哺者盗其爱。二母忿斗于庭，子佑负哺者，而反疏其生母。"[③] 这则有名的"抱养哺育"典故说明母爱关怀在幼儿教育中具有重要意义。

（三）食疗养生学知识

《续博物志》中还收载了某些食疗养生与保健方面的知识。如该书卷十载："松脂、杏仁、枣肉、茯苓等分，食后服五十粒，可不饥。"[④] 此条引文可能来源于唐甄权撰《药性论》"白蜡"，"和松脂、杏仁、枣肉、茯苓等分合成，食后服五十丸，便不饥"[⑤]。可知，松脂、杏仁、枣肉、茯苓是古代养生家通常服用的药物。

茶，又名茗、荼、槚、荈等，味甘、苦，性微寒，无毒。茶是古代生活中不可或缺的饮品，"味苦，饮之使人益思，少卧，轻身，明目"。《续博物志》卷五载："南人好饮茶，孙皓以茶与韦昭代酒，谢安诣陆纳设茶果而已。北人初不识。开元中，太山灵岩寺有降魔师，教禅者以不寐，人多作茶饮，因以成俗。"又载："楚人陆鸿渐为《茶论》，并煎炙之法，造茶具二十四事，以都统笼贮之。常伯熊者，因广鸿渐之法。伯熊饮茶过度，遂患风气。或云

---

① （宋）李石：《续博物志疏证》卷十，（清）陈逢衡疏证，唐子恒点校，第 248~249 页。

② （宋）李石：《续博物志疏证》卷九，（清）陈逢衡疏证，唐子恒点校，第 207 页。

③ （宋）李石：《续博物志疏证》卷二，（清）陈逢衡疏证，唐子恒点校，第 62~63 页。

④ （宋）李石：《续博物志疏证》卷十，（清）陈逢衡疏证，唐子恒点校，第 248 页。

⑤ （唐）甄权：《药性论》卷三《兽禽虫鱼类》，尚志钧辑，合肥：安徽科学技术出版社，2006 年，第 95 页。

北人未有茶，多黄病，后饮病多腰疾偏死。”[①] 此两条引文来源于唐代范摅撰《云溪友议》和封演撰《封氏闻见录》，文中提到的“陆鸿渐”，即唐朝陆羽，其所撰《茶经》是世界上现存最早的种茶专著。

酒，味甘、辛，大热，有毒。以酒养生，古来有之。《续博物志》卷五引唐孟诜《食疗本草》载：“一胜粱米，以纯苦酒一斗渍之，三日出，百蒸百暴，远行一餐，十日不饥，重餐四百九十日不饥。又方米一斗，赤石脂三斤，水渍之二三日，捣为圆，如李大，可辟谷。”又引《灵宝五符经》载：“用白鲜米九蒸九暴。”[②] 椒、柏是古代常用的补益药物，《续博物志》卷五引东汉崔寔撰《四民月令》载“椒是玉衡星精，服之身轻能老。柏是仙药。又云：进酒次第，当从小起，以年少者起先”[③]。

关于养生中的食物禁忌，《续博物志》卷七引唐孙思邈撰《孙真人食忌》载：“正月不食生葱，三月勿食小蒜。四月勿食大蒜，五月勿食薤。六月、七月勿食茱萸，成血痢。八、九月勿食姜并肝、心、肺。十月勿食椒，十一月、十二月勿食带甲之物并脾肾。”[④] 孙思邈“食忌”强调，在某些特定月份勿食辛辣、油腻、生冷之物。“莴苣”，一名千金菜，味苦，性凉，微毒。《续博物志》卷七引宋彭乘撰《墨客挥犀》载：“莴菜出咼国，有毒，百虫不敢近。蛇虺过其下，误触之则目瞑不见物。有中其毒者，唯生姜汁解之。”可知莴菜有毒，服用生姜汁解毒；如长期大量食用，则易引起目痛，“素有目疾者切忌”[⑤]。“黄颡鱼”，一名黄鲿鱼、黄颊鱼，即无鳞鱼也，反荆芥，能害人。《续博物志》卷七载：“食黄颡鱼后饮荆芥汤即死。”[⑥] 古代医家认为无鳞之鱼“不益人”[⑦]，“亦发疮疥、动风”[⑧]，病人尤忌食之。

① （宋）李石：《续博物志疏证》卷五，（清）陈逢衡疏证，唐子恒点校，第 120 页。

② （宋）李石：《续博物志疏证》卷五，（清）陈逢衡疏证，唐子恒点校，第 123 页。

③ （宋）李石：《续博物志疏证》卷五，（清）陈逢衡疏证，唐子恒点校，第 124 页。

④ （宋）李石：《续博物志疏证》卷七，（清）陈逢衡疏证，唐子恒点校，第 150 页。

⑤ （明）兰茂：《滇南本草》卷上，苏国有校注，昆明：云南人民出版社，2017 年，第 119 页。

⑥ （宋）李石：《续博物志疏证》卷七，（清）陈逢衡疏证，唐子恒点校，第 152 页。

⑦ （唐）陈藏器：《〈本草拾遗〉辑释》卷中，尚志钧辑释，合肥：安徽科学技术出版社，2002 年，第 102 页。

⑧ （元）吴瑞：《家传日用本草》卷五《虫鱼类》，郑金生点校，《海外回归中医善本古籍丛书》第九册，北京：人民卫生出版社，2003 年，第 408 页。

从《续博物志》引文可知，人在摄食时应注意或禁止食用某些“有毒”或“相克”食物，以免饮食不当引发疾病，或误食杀人。

三　中国古代博物学著作中医药学知识的主要来源

（一）《博物志》中医药学知识的来源

西晋张华所撰《博物志》中的医药学知识主要来源于先秦至西晋时期的著作，包括先秦至秦汉时期成书的《尚书·禹贡》《尚书·周书》《周礼》《墨子》《庄子》《尔雅》，西汉司马迁撰《史记》、刘安等编《淮南子》，东汉时期成书的《神农本草经》、许慎撰《说文解字》、刘熙撰《释名》，三国魏文帝撰《典论》、曹植撰《辩道论》、王肃注《孔子家语》，西晋陈寿撰《三国志·魏书·华佗传》，东晋葛洪撰《神仙传》，以及佚名撰《山海经》《神农经》《孝经援神契》《神仙药服食方》《异说》等。同时，《博物志》还收载了宋代学者周日用所撰注文。

（二）《续博物志》中医药学知识的来源

南宋李石所撰《续博物志》中的医药学知识，主要来源于先秦至北宋时期的著作。其中博物学著作有西晋张华撰《博物志》；医学著作有《神农本草经》，南朝梁陶弘景撰《本草经集注》，唐李勣、苏敬等敕撰《新修本草》、甄权撰《药性论》、孙思邈撰《备急千金要方》《千金翼方》《孙真人食忌》、孟诜撰《食疗本草》，晚唐五代时期李珣撰《海药本草》、日华子集《日华子本草》，宋代掌禹锡等撰《嘉祐补注神农本草》、苏颂撰《图经本草》，以及佚名撰《神农经》《名医别录》等；史学著作有三国魏鱼豢撰《典略》，西晋陈寿撰《三国志》等；农学、谱录类著作有东汉崔寔撰《四民月令》，唐陆羽撰《茶经》，宋欧阳修撰《洛阳牡丹记》，洪刍撰《香谱》等；文集、笔记、小说等文学类著作有汉东方朔撰《海内十洲记》，三国魏文帝撰《典论》，晋郭璞撰《郭弘农集》、崔豹撰《古今注》、干宝撰《搜神记》，唐段成式撰《酉阳杂俎》、范摅撰《云溪友议》、封演撰《封氏闻见录》，宋陈师道撰《赠二苏公》、彭乘撰《墨客挥犀》，以及佚名撰《高丽人参赞》等；道家典籍有晋葛洪撰《抱朴子》和佚名撰《太上灵宝五符经》；辞书著作有晋郭璞撰《尔雅注》，佚名撰《仓颉解诂》等。

从以上征引文献可知，《博物志》和《续博物志》中的医药学知识来源极其广泛，保存了大量先秦至宋代的医学资料。大凡经史子集与医卜杂家之书，分门类聚，逐条抄入。其所征引的文献资料大多系完整录入，因而保存了许多宝贵的前代佚文秘典。

四　中国古代博物学著作中医药学知识的传播与应用

《博物志》和《续博物志》中的医药学内容受到后世医家的高度重视。历代医家撰写的本草学、方剂学、医案学等著作大量引用了两部著作中的内容，广泛应用于药物学研究和临床疾病诊疗。

（一）《博物志》中医药学知识的传播与应用

西晋张华撰成《博物志》一书后，此书即受到后世医家和农学家的重视。如东晋葛洪撰《肘后备急方》卷七，引《博物志》“治蠼螋虫溺人影，亦随所著作疮，以鸡肠草汁傅之，良”[①]。北魏贾思勰撰《齐民要术》卷三载“葵”，引《博物志》“人食落葵，为狗所啮，作疮则不差；或至死”[②]。

北宋唐慎微撰《经史证类备急本草》30卷，是中国本草学发展史上的一部集大成著作，后以艾晟校《大观经史证类备急本草》、曹孝忠校《政和新修经史证类备用本草》、王继先校《绍兴校定经史证类备急本草》和张存惠整理《重修政和经史证类备用本草》流传。该书不仅在“《证类本

① （晋）葛洪：《葛洪肘后备急方》卷七《治卒蜈蚣蜘蛛所螫方第五十九》，（梁）陶弘景增补，（金）杨用道再补，北京：商务印书馆，1955年，第225页。

② （北魏）贾思勰：《齐民要术》卷三《种葵第十七》，石声汉译注，石定枎、谭光万补注，北京：中华书局，2015年，第273页。

草》所出经史方书”中征引了《博物志》一书，而且收载了《博物志》中医药学条目 35 条，有力地促进了该书在宋代的流传。如《经史证类备急本草》“玉石部”载“禹余粮”，引《博物志》“扶海洲上有草焉，名曰筛草，其实食之，如大麦，从七月稔熟，民敛至冬乃讫，名自然谷，亦曰禹余粮”①；“泉水”，引《博物志》“凡诸饮水，疗疾皆取新汲清泉，不用停污浊暖，非直无效，固亦损人”②。《经史证类备急本草》“草部”载“黄精”，引《博物志》“天老谓黄帝曰：太阳之草名黄精，饵之可以长生。世传华佗漆叶青黏散云：青黏是黄精之正叶者，书传不载，未审的否”③；又引《博物志》“昔皇帝问天老曰：天地所生，岂有食之令人不死乎？天老曰：太阳之草，名曰黄精，饵之可以长生；太阴之草，名曰钩吻，不可食之，入口立死。人信钩吻之杀人，不信黄精之益寿，不亦甚乎”④；“天门冬”，引《博物志》“天门冬茎间有刺，而叶滑者曰絺休，一名颠枣，根以浣缣素令白。越人名为浣草，似天门冬而非也。凡服此，先试浣衣如法者，便非天门冬。若如所说，则有刺而叶滑，便不中服。然今所有，往往是此类，用者须详之”⑤；“紫草”，引《博物志》“平氏阳山紫草特好。魏国以染色，殊黑。比年东山亦种，色小浅于北者”⑥；“萆薢”，引《博物志》“菝葜与萆薢相乱”⑦；“红蓝花”，一名黄蓝，引《博物志》

① （宋）唐慎微：《重修政和经史证类备用本草》卷三《玉石部上品》，（宋）曹孝忠等校，（金）张存惠增订，陆拯、郑苏、傅睿等校注，北京：中国中医药出版社，2013 年，第 213 页。

② （宋）唐慎微：《重修政和经史证类备用本草》卷五《玉石部下品》，（宋）曹孝忠等校，（金）张存惠增订，陆拯、郑苏、傅睿等校注，第 325 页。

③ （宋）唐慎微：《重修政和经史证类备用本草》卷六《草部上品之上》，（宋）曹孝忠等校，（金）张存惠增订，陆拯、郑苏、傅睿等校注，第 355 页。

④ （宋）唐慎微：《重修政和经史证类备用本草》卷六《草部上品之上》，（宋）曹孝忠等校，（金）张存惠增订，陆拯、郑苏、傅睿等校注，第 356 页。

⑤ （宋）唐慎微：《重修政和经史证类备用本草》卷六《草部上品之上》，（宋）曹孝忠等校，（金）张存惠增订，陆拯、郑苏、傅睿等校注，第 368 页。

⑥ （宋）唐慎微：《重修政和经史证类备用本草》卷八《草部中品之上》，（宋）曹孝忠等校，（金）张存惠增订，陆拯、郑苏、傅睿等校注，第 544 页。

⑦ （宋）唐慎微：《重修政和经史证类备用本草》卷八《草部中品之上》，（宋）曹孝忠等校，（金）张存惠增订，陆拯、郑苏、傅睿等校注，第 553 页。

“黄蓝，张骞所得”，明确指出“张骞所得也”①；“钩吻”，引《博物志》“钩吻叶似凫葵，并非黄精之类”，“钩吻，毒。桂心、葱叶涕解之”②。《经史证类备急本草》“木部”载“无患子皮”，引《博物志》“桓叶似柳，子核坚，正黑，可作香缨用，辟恶气，浣垢”③；“梓白皮”，引《博物志》“饲猪使肥”④；“根白皮”，引《博物志》“酸桶，七月出穗，蜀人谓之主音，穗上有盐着，可以羹，亦谓之酢桶矣。吴人谓之为盐也”⑤。《经史证类备急本草》“木部”载“人屎”，引《博物志》“枫树上生菌，人食即令人笑不止。饮土浆、屎汁愈”⑥；“妇人月水”，引《博物志》“交州夷人，以焦铜为镞，毒药于镞锋上，中人即沸烂，须臾骨坏。以月水、屎汁解之”⑦。《经史证类备急本草》“米谷部”载“生大豆”，引《博物志》“左元亮荒年法：择大豆粗细调匀，必生熟挼之令有光，暖气彻豆则内先下食一日，以冷水顿服讫。其鱼肉菜果，不得复经口。渴即饮水，慎不可暖饮。初小困，十数月后，体力壮健，不复思食”⑧；“稻米”，引《博物志》“马食谷，足重不行”⑨。《经史证类备急本草》“菜部”载“蘩蒌”，引《博物志》“蠼螋溺人影，亦随所着作疮，以汁傅之，效”⑩。以上《博物

① （宋）唐慎微：《重修政和经史证类备用本草》卷九《草部中品之下》，（宋）曹孝忠等校，（金）张存惠增订，陆拯、郑苏、傅睿等校注，第 593 页。

② （宋）唐慎微：《重修政和经史证类备用本草》卷十《草部下品之上》，（宋）曹孝忠等校，（金）张存惠增订，陆拯、郑苏、傅睿等校注，第 667~668 页。

③ （宋）唐慎微：《重修政和经史证类备用本草》卷十四《木部下品》，（宋）曹孝忠等校，（金）张存惠增订，陆拯、郑苏、傅睿等校注，第 949 页。

④ （宋）唐慎微：《重修政和经史证类备用本草》卷十四《木部下品》，（宋）曹孝忠等校，（金）张存惠增订，陆拯、郑苏、傅睿等校注，第 950 页。

⑤ （宋）唐慎微：《重修政和经史证类备用本草》卷十四《木部下品》，（宋）曹孝忠等校，（金）张存惠增订，陆拯、郑苏、傅睿等校注，第 962 页。

⑥ （宋）唐慎微：《重修政和经史证类备用本草》卷十五《人部》，（宋）曹孝忠等校，（金）张存惠增订，陆拯、郑苏、傅睿等校注，第 989 页。

⑦ （宋）唐慎微：《重修政和经史证类备用本草》卷十五《人部》，（宋）曹孝忠等校，（金）张存惠增订，陆拯、郑苏、傅睿等校注，第 991 页。

⑧ （宋）唐慎微：《重修政和经史证类备用本草》卷二十五《米谷部中品》，（宋）曹孝忠等校，（金）张存惠增订，陆拯、郑苏、傅睿等校注，第 1356 页。

⑨ （宋）唐慎微：《重修政和经史证类备用本草》卷二十六《米谷部下品》，（宋）曹孝忠等校，（金）张存惠增订，陆拯、郑苏、傅睿等校注，第 1387 页。

⑩ （宋）唐慎微：《重修政和经史证类备用本草》卷二十九《菜部下品》，（宋）曹孝忠等校，（金）张存惠增订，陆拯、郑苏、傅睿等校注，第 1464 页。

志》中的引文，主要分布于《经史证类备急本草》的释名、集解和主治之中，既有药物学知识，也有方剂学知识。

南宋何大任敕撰《太医局诸科程文格》是宋朝国家医学教育考试的习题问答集。该书卷一“墨义三道”之第二道“问：服此水，去温气?”，回答中引《博物志》对答：“凡诸饮水疗疾，皆取新汲清泉，不用停污浊暖，非直无效，固亦损人。”①

明代李时珍撰《本草纲目》52 卷，是中国本草学发展史上的巅峰之作。该书不仅在“引据古今经史百家书目”中征引了西晋张华撰《博物志》一书，还收载了《博物志》中医学条目 75 条，其中水部 1 条、金石部 8 条、草部 18 条、谷部 6 条、菜部 3 条、果部 4 条、木部 6 条、服器部 1 条、虫部 4 条、鳞部 7 条、禽部 3 条、兽部 9 条、人部 5 条。如《本草纲目》“水部”载“生熟汤”，引《博物志》“浸至腰，食瓜可五十枚，至颈则无限也。未试”②。《本草纲目》“金石部”载“粉锡”，其“染白须发”引《博物志》“胡粉、石灰等分，水和涂之，以油纸包，烘令温暖，候未燥间洗去，以油润之，黑如漆也”③；“禹余粮”，引《博物志》“扶海洲上有筛草，其实食之，如大麦，名自然谷，亦名禹余粮，世传禹治水弃其所余食于江中而为药”④；“石硫黄”，引《博物志》“西域硫黄出且弥山。去高昌八百里，有山高数十丈，昼则孔中状如烟，夜则如灯光”⑤。《本草纲目》“草部”载“狗脊”，引《博物志》“菝葜与萆薢相乱，一名狗脊”⑥；“茈胡”，引《博物志》“芸蒿叶似邪蒿，春秋有白蒻，长四五寸，香美可食，长安及河内并有之”⑦；“细辛”，引《博物志》“杜衡乱细

① （宋）何大任辑《太医局诸科程文格》卷一《墨义三道》，邢玉瑞、孙雨来校注，北京：中国中医药出版社，2015 年，第 2 页。

② （明）李时珍：《本草纲目》（校点本第 2 版）卷五《水部・水之一》，北京：人民卫生出版社，2012 年，第 408 页。

③ （明）李时珍：《本草纲目》（校点本第 2 版）卷八《金部・金石之一》，第 476 页。

④ （明）李时珍：《本草纲目》（校点本第 2 版）卷十《金部・金石之四》，第 590 页。

⑤ （明）李时珍：《本草纲目》（校点本第 2 版）卷十《金部・金石之四》，第 661 页。

⑥ （明）李时珍：《本草纲目》（校点本第 2 版）卷十二《草部・草之一》，第 744 页。

⑦ （明）李时珍：《本草纲目》（校点本第 2 版）卷十三《草部・草之二》，第 785 页。

辛，自古已然矣”[①]；“菊”，引《博物志》“菊有两种，苗花如一，惟味小异，苦者不中食”[②]；“蓍”，引《博物志》“以末大于本者为主，次蒿，次荆，皆以月望浴之。然则无蓍揲卦，亦可以荆、蒿代之矣”[③]；“红蓝花”，引《博物志》“张骞得种于西域”[④]；“番红花”，引《博物志》“张骞得红蓝花种于西域”[⑤]；“葈耳”，引《博物志》“洛中有人驱羊入蜀，胡葈子多刺，粘缀羊毛，遂至中土，故名羊负来。俗呼为道人头”[⑥]；“附子”，引《博物志》“附子、乌头、天雄一物也，春秋冬夏采之各异”[⑦]；“钩吻”，引《博物志》“钩吻蔓生，叶似凫葵，是也”[⑧]；“天门冬”，引《博物志》“天门冬茎间有逆刺。若叶滑者，名絺体，一名颠棘。挼根入汤，可以浣缣，素白如绒”[⑨]；“百部”，引《博物志》“九真一种草似百部，但长大尔。悬火上令干，夜取四五寸切短，含咽汁，主暴嗽甚良，名为嗽药。疑此即百部也。其土肥润，是以长大也”[⑩]；“干苔”，引《博物志》“石发生海中者，长尺余，大小如韭叶，以肉杂蒸食极美”[⑪]。《本草纲目》“谷部”载“大豆”，其“救荒济饥”法，引《博物志》“左慈荒年法：用大豆粗细调匀者，生熟挼令光，暖彻豆内。先日不食，以冷水顿服讫。一切鱼肉菜果，不得复经口。渴即饮冷水。初小困，十数日后，体力壮健，不复思食也”[⑫]；“大豆豉”，引《博物志》“原出外国，中国谓之康伯，乃传此法之姓名耳”[⑬]；“东阳酒”，引《博物志》“王肃、张衡、马均三人，冒雾晨行。一人饮酒，一人饱食，一人空腹。空腹者死，饱食者病，饮酒者健。

① （明）李时珍：《本草纲目》（校点本第 2 版）卷十三《草部・草之二》，第 817 页。
② （明）李时珍：《本草纲目》（校点本第 2 版）卷十五《草部・草之四》，第 930 页。
③ （明）李时珍：《本草纲目》（校点本第 2 版）卷十五《草部・草之四》，第 935 页。
④ （明）李时珍：《本草纲目》（校点本第 2 版）卷十五《草部・草之四》，第 966 页。
⑤ （明）李时珍：《本草纲目》（校点本第 2 版）卷十五《草部・草之四》，第 968 页。
⑥ （明）李时珍：《本草纲目》（校点本第 2 版）卷十五《草部・草之四》，第 989 页。
⑦ （明）李时珍：《本草纲目》（校点本第 2 版）卷十七《草部・草之六》，第 1159 页。
⑧ （明）李时珍：《本草纲目》（校点本第 2 版）卷十七《草部・草之六》，第 1227 页。
⑨ （明）李时珍：《本草纲目》（校点本第 2 版）卷十八《草部・草之七》，第 1282 页。
⑩ （明）李时珍：《本草纲目》（校点本第 2 版）卷十八《草部・草之七》，第 1286 页。
⑪ （明）李时珍：《本草纲目》（校点本第 2 版）卷二十一《草部・草之十》，第 1406 页。
⑫ （明）李时珍：《本草纲目》（校点本第 2 版）卷二十四《谷部・谷之三》，第 1501 页。
⑬ （明）李时珍：《本草纲目》（校点本第 2 版）卷二十五《谷部・谷之四》，第 1528 页。

此酒势辟恶，胜于他食之效也”[①]。《本草纲目》“菜部”载“芝”，引《博物志》“名山生神芝不死之草。上芝为车马，中芝人形，下芝六畜形”[②]。《本草纲目》“果部”载“安石榴”，引《博物志》“汉张骞出使西域，得涂林安石国榴种以归，故名安石榴”[③]；“杨梅”，引《博物志》“地瘴处多生杨梅，验之信然”[④]；“甜瓜瓤”，引《博物志》“人以冷水渍至膝，可顿啖瓜至数十枚；渍至项，其啖转多，水皆作瓜气也。则水浸消瓜，亦物性也。瓜最忌麝与酒，凡食瓜过多，但饮酒及水服麝香，尤胜于食盐、渍水也”[⑤]。《本草纲目》“木部”载“返魂香”，引《博物志》“武帝时，西域月氏国，度弱水贡此香三枚，大如燕卵，黑如桑椹。值长安大疫，西使请烧一枚辟之，宫中病者闻之即起，香闻百里，数日不歇。疫死未三日者，熏之皆活，乃返生神药也”[⑥]。《本草纲目》“虫部”载“蜂蜜”，引《博物志》“南方诸山，幽僻处出蜜蜡。蜜蜡所着，皆绝岩石壁，非攀缘所及。惟于山顶以蓝舆悬下，遂得采取。蜂去余蜡在石，有鸟如雀，群来啄之殆尽，名曰灵雀。至春蜂归如旧，人亦占护其处，谓之蜜塞。此即石蜜也”[⑦]。《本草纲目》“兽部”载“驼”，其主治引《博物志》“烧烟，杀蚊虱”[⑧]；“鼷鼠”，引《博物志》“食人死肤，令人患恶疮”[⑨]。《本草纲目》“人部”载“妇人月水”，用于解药毒箭，引《博物志》“交州夷人，以焦铜为镝，涂毒药于镞锋上，中人即沸烂，须臾骨坏。但服月水、屎汁解之”[⑩]。以上《博物志》中的引文，被李时珍用于“释名”、“集解”、“主治”、“发明”和“附方”等内容。

明代其他本草、方书和医案著作中，亦征引了《博物志》《续博物志》

① （明）李时珍：《本草纲目》（校点本第2版）卷二十五《谷部·谷之四》，第1559页。
② （明）李时珍：《本草纲目》（校点本第2版）卷二十八《菜部·菜之三》，第1711页。
③ （明）李时珍：《本草纲目》（校点本第2版）卷三十《果部·果之二》，第1782页。
④ （明）李时珍：《本草纲目》（校点本第2版）卷三十《果部·果之二》，第1798页。
⑤ （明）李时珍：《本草纲目》（校点本第2版）卷三十三《果部·果之五》，第1880页。
⑥ （明）李时珍：《本草纲目》（校点本第2版）卷三十四《木部·木之一》，第1974页。
⑦ （明）李时珍：《本草纲目》（校点本第2版）卷三十九《虫部·虫之一》，第2218页。
⑧ （明）李时珍：《本草纲目》（校点本第2版）卷五十《兽部·兽之一》，第2788页。
⑨ （明）李时珍：《本草纲目》（校点本第2版）卷五十一《兽部·兽之三》，第2912页。
⑩ （明）李时珍：《本草纲目》（校点本第2版）卷五十二《人部·人之一》，第2954页。

中的医药学知识。如缪希雍撰《神农本草经疏》载“妇人月水”，引《博物志》“交广夷人，以焦铜和毒药于箭镞上，中人即沸烂，须臾骨坏而死，但服月水、屎汁解之”[①]；“酒”，引《博物志》“昔三人冒雾晨行，一人饮酒，一人饱食，一人空腹。空腹者死，饱食者病，饮酒者健。此酒势辟邪恶毒气之效，胜于他物也”[②]。卢之颐撰《本草乘雅半偈》卷三载“细辛”，引《博物志》“杜衡能乱细辛，振古已然”[③]；卷八载“黄精”，引《博物志》“黄帝问于天老曰：天地所生，有食之令人不死者乎？对曰：太阳之草名黄精，食之可以长生。太阴之精名钩吻，不可食，令人立死。今人但信钩吻杀人，不信黄精益寿，不亦惑乎？”[④] 张介宾撰《景岳全书》载“黄精”，引《博物志》“天老曰：太阳之草名黄精，食之可以长生。太阴之草名钩吻，不可食之，入口立死”[⑤]。方有执撰《伤寒论条辨》附《本草钞》载“天门冬”，味苦甘，性大寒，无毒，主诸暴风湿偏痹，保定肺气，去寒热，引《博物志》“禁食鲤鱼”[⑥]。清魏之琇撰《续名医类案》卷六载防瘴名方，引《博物志》“王珍、张衡、马均冒重雾行，一人无恙，一人病，一人死。问其故，曰：我饮酒，病者食，死者空腹”[⑦]。

（二）《续博物志》中医药学知识的传播与应用

宋代陈敬撰《陈氏香谱》4卷，征引历代香谱著作11部，弥足珍贵。

① （明）缪希雍：《神农本草经疏》卷十五《人部》，任春荣主编《明清名医全书大成·缪希雍医学全书》，北京：中国中医药出版社，2015年，第262页。

② （明）缪希雍：《神农本草经疏》卷二十五《米谷部中品》，任春荣主编《明清名医全书大成·缪希雍医学全书》，第328页。

③ （明）卢之颐：《本草乘雅半偈》卷三《本经上品五》，冷方南、王齐南校点，北京：人民卫生出版社，1986年，第164页。

④ （明）卢之颐：《本草乘雅半偈》卷八《别录上品》，冷方南、王齐南校点，第439页。

⑤ （明）张介宾：《景岳全书》卷四十八《山草部》，李志庸主编《明清名医全书大成·张景岳医学全书》，北京：中国中医药出版社，1999年，第1536页。

⑥ （明）方有执：《伤寒论条辨》，储全根、李董男校注，北京：中国中医药出版社，2009年，第207页。

⑦ （清）魏之琇：《续名医类案》卷六《瘴》，焦振廉、张琳叶、胡玲等校注，吴少祯编《名医类案正续编》，焦振廉等校注，北京：中国医药科技出版社，2011年，第377页。

该书卷四载“麝枕”，引南宋李石《续博物志》“置真麝香于枕中，可绝恶梦”①。张杲撰《医说》中征引了 4 条《续博物志》中的内容，如该书卷八《服饵并药忌》载“三药”，引《续博物志》“上药养命，谓五石练形，六芝延年也。中药养性，谓合欢蠲忿，萱草忘忧也。下药除病，谓大黄除实，当归止痛也”②。卷九“妊孕避忌”，引《续博物志》“妇人妊身，不欲见丑恶物，食当避异常味，不可见兔，令儿唇阙，不可噉（啖）姜，令儿多指”③。

明代李时珍撰《本草纲目》卷一《序例上》“引据古今经史百家书目”中，引《续博物志》一书，并征引了该书中 8 种药物。《本草纲目》“草部”之“钩吻”，引《续博物志》“胡蔓草出二广。广人负债急，每食此草而死，以诬人。以急水吞即死急，慢水吞死稍缓。或取毒蛇杀之，覆以此草，浇水生菌，为毒药害人”④。《本草纲目》“木部”之“樟脑”，引《续博物志》“脚弱病人，用杉木为桶濯足，排樟脑于两股间，用帛绷定，月余甚妙”⑤。《本草纲目》“虫部”之“水蛭”，引《续博物志》“南方水痴似鼻涕，闻人气闪闪而动，就人体成疮，惟以麝香、朱砂涂之即愈。此即草蛭也”⑥。《本草纲目》“禽部”之“鸡卵黄”，引《续博物志》“踏鸡子壳，令人生白癜风”⑦；“伏翼”，引《续博物志》“唐陈子真得白蝙蝠大如鸦，服之，一夕大泄而死”⑧；“孔雀肉”，引《续博物志》“李卫公言：鹅惊鬼，孔雀辟恶，鸡鹊厌火”⑨。

明代周嘉胄撰《香乘》28 卷，征引了大量前代著作中的香药史料。如该书卷一《香品》载“沉水香”，引《续博物志》“太学同官，有曾官广

① （宋）陈敬：《陈氏香谱》卷四《麝枕》，《景印文渊阁四库全书》本，第 844 册，台北：商务印书馆，1986 年版，第 325 页。
② （宋）张杲：《医说》卷八《服饵并药忌》，王旭光、张宏校注，第 288 页。
③ （宋）张杲：《医说》卷九《养生修养调摄》，王旭光、张宏校注，第 338 页。
④ （明）李时珍：《本草纲目》（校点本第 2 版）卷十七《草之六》，第 1229 页。
⑤ （明）李时珍：《本草纲目》（校点本第 2 版）卷三十四《木之六》，第 1969 页。
⑥ （明）李时珍：《本草纲目》（校点本第 2 版）卷四十《虫之二》，第 2286 页。
⑦ （明）李时珍：《本草纲目》（校点本第 2 版）卷四十八《禽之二》，第 2612 页。
⑧ （明）李时珍：《本草纲目》（校点本第 2 版）卷四十八《禽之二》，第 2636 页。
⑨ （明）李时珍：《本草纲目》（校点本第 2 版）卷四十八《禽之二》，第 2669 页。

中者，云：沉香杂木也，朽蠹浸沙水，岁久得之。如儋崖海道，居民桥梁，皆香材。如海桂橘柚之木，沉于水多年得之，为沉水香。《本草》谓为似橘是已。然生采之，则不香也”[①]。该书卷三《香品》载“龙脑香”，引《续博物志》“干脂为香，清脂为膏子，主去内外障眼。又有苍龙脑，不可点眼，经火为熟龙脑”[②]；“大食国进龙脑”，引《续博物志》载“南唐、大食国进龙脑油，上所秘惜。耿先生见之曰：此非佳者，当为大家致之。乃缝夹绢囊贮白龙脑一觔（斤），垂于栋上，以胡瓶盛之，有顷如注。上骇叹不已，命酒泛，味逾于大食国进者”[③]；“水麝香”，引《续博物志》载“天宝初渔人获水麝，诏使养之。脐下惟水滴沥于斗中水，用洒衣，衣至败香不歇。每取以针刺之，捉以真雄黄，香气倍于肉麝”[④]。该书卷四《香品》载“芸香去虱”，引《续博物志》载“采芸香叶置席下，能去蚤、虱子”[⑤]。可知，《香乘》对历代香药的名品和各种香疗方法悉加采摭，《续博物志》中所载“沉香”“龙脑香”“麝香”“芸香”等亦多载焉，为研究香药史提供了宝贵资料。

可知，《博物志》《续博物志》中的医药学知识受到历代本草学、方剂学、医案学等著作的重视，被广泛应用于药物释名、产地、采收时间、性味、畏恶相反、药食忌例和疾病治疗等。

五　中国古代博物学著作中医药学知识的特点与影响

（一）博物学著作中医药学知识的特点

首先，中国古代博物学著作中的医药学知识具有一定的专业化和分科化特

① （明）周嘉胄：《香乘》卷一《香品》，《景印文渊阁四库全书》本，第 844 册，台北：商务印书馆，1986 年，第 355 页。

② （明）周嘉胄：《香乘》卷三《香品》，《景印文渊阁四库全书》本，第 844 册，第 373 页。

③ （明）周嘉胄：《香乘》卷三《香品》，《景印文渊阁四库全书》本，第 844 册，第 375 页。

④ （明）周嘉胄：《香乘》卷三《香品》，《景印文渊阁四库全书》本，第 844 册，第 377 页。

⑤ （明）周嘉胄：《香乘》卷四《香品》，《景印文渊阁四库全书》本，第 844 册，第 387 页。

点。从西晋张华撰《博物志》，到南宋李石撰《续博物志》，再到明董斯张撰《广博物志》、游潜撰《博物志补》及清徐寿基撰《续广博物志》，中国古代形成了以续补、增广《博物志》为体例的完整的博物学流传谱系。在古代目录学中，博物学著作大多归入子部“小说类”，如《博物志》《续博物志》《续广博物志》等；也有一部分归入子部“类书类”，如明董斯张撰《广博物志》[①] 等。

其次，中国古代博物学著作中的医药学知识呈现了鲜明的“类书”和“小说”属性。博物学著作按一定的编纂体例，将历代文献中的相关资料摘录出来，再分门别类汇集成书。博物学著作不仅收载了丰富的天文学、地理学、植物学、动物学、矿物学、农学、医药学等自然科学知识，还收载了历代人名考证、文籍典礼、服饰器名等人文社会科学知识，以及先秦至宋代的各类故事、传奇志异、野史小说等。尤其是博物学著作收载的医药学知识，具有很强的学术性、知识性和趣味性，受到历代医家和士人的重视，在古代民间流传较广。

最后，中国古代博物学著作中的医药学知识具有较高的借鉴价值。博物学著作中的医学内容，大多系整段整篇引用其他古籍而成，凡医理、本草、方书、疾病、养生、医案等无不采摭，颇具实用价值，对研究古代医学史有积极的借鉴和参考价值。北宋以来编撰刊行的本草学著作，大多将《博物志》《续博物志》列入“所出经史方书”[②] 或“引据古今经史百家书目”[③]，成为新医书中医药学知识的主要来源之一。关于《博物志》，张华在自序中指出“博物之士，览而鉴焉”，充分肯定了其价值。清汪士汉称赞《博物志》“盖不以博为博，而以约为博也”[④]。南宋李石撰《续博物志》，清四库馆臣赞其“以补张华所未备，多采掇旧文”[⑤]。

---

① （清）永瑢、纪昀：《四库全书总目》卷一百三十六《子部·类书类二》，北京：中华书局，2003 年，第 1156 页。

② （宋）唐慎微：《重修政和经史证类备用本草》卷首《〈证类本草〉所出经史方书》，（宋）曹孝忠等校，（金）张存惠增订，陆拯、郑苏、傅睿等校注，第 1~4 页。

③ （明）李时珍：《本草纲目》（校点本第 2 版）卷一《序例》，第 23~40 页。

④ （宋）李石：《续博物志疏证》卷首《汪序》，（清）陈逢衡疏证，唐子恒点校，第 3 页。

⑤ （清）永瑢、纪昀：《钦定四库全书简明目录》卷十四《子部·小说家类》，《景印文渊阁四库全书》本，第 6 册，第 245 页。

（二）博物学著作中医药学知识的影响

自西晋张华在《博物志》中开创“博物学”体例以来，中国古代出现了系列博物学著作。如南宋李石撰《续博物志》10卷、明董斯张撰《广博物志》50卷、明游潜撰《博物志补》2卷、清徐寿基撰《续广博物志》16卷等，收载了大量有关山川地理、水文河流、动植物产、外国异俗、神话传说、史地考证、药物医论和养生食忌等内容，为研究中国古代医药学史提供了宝贵资料。

《博物志》和《续博物志》传入朝鲜半岛后，其医药学知识受到高丽王朝、朝鲜王朝时期医家的重视。如朝鲜高丽世宗十六年（1433年），俞孝通等敕编《乡药集成方》85卷书中收载了西晋张华《博物志》和南宋李石《续博物志》中的内容。《乡药集成方》载“骊山汤”，即温泉水，引《博物志》“凡水源有石硫黄，其泉则温。或玄神人所暖，主疗人疾”，又引“不周六川之水，温如汤。凡诸温泉，咸能疗疾，远近归之”①。“生熟汤”，味咸，无毒，引《博物志》“浸至腰，食瓜可五十枚，至颈则无限”②。“无患子皮”，有小毒，主浣垢，去面皯，引《博物志》“桓叶似柳叶。核坚正黑，可作香缨。用辟恶气，浣垢”③。《乡药集成方》诸科病治和乡药本草各论中，征引了南宋李石撰《续博物志》中的内容。如“白瓜子”，味甘，性平、寒，无毒，引《续博物志》“孟诜云：取冬瓜仁七升，以绢袋盛之，投三沸汤中，须臾出，曝干，如此三度止，又与清苦酒渍经一宿，曝干为末，日服三方寸匕，令人肥悦明目，延年不老”④。

《博物志》和《续博物志》传入日本后，也产生了积极影响，受到历代医家的重视。如日本天元五年（982年），汉医学家丹波康赖（912~995

① ［朝］俞孝通等编著《乡药集成方》卷四《风病门》，郭洪耀、李志庸校注，北京：中国中医药出版社，1997年，第49页。

② ［朝］俞孝通等编著《乡药集成方》卷七十七《乡药本草各论·石部下品》，郭洪耀、李志庸校注，第815页。

③ ［朝］俞孝通等编著《乡药集成方》卷八十《乡药本草各论·木部下品》，郭洪耀、李志庸校注，第878页。

④ ［朝］俞孝通等编著《乡药集成方》卷八十五《乡药本草各论·菜部上品》，郭洪耀、李志庸校注，第953页。

年）撰《医心方》30 卷，书中征引了十多条《博物志》中的内容。该书“变女为男法”，引《博物志》“怀妊妇人佩之即生男”①；“合食禁”，引《博物志》“杂食者，百疾妖邪之所钟焉。所食愈少，心愈开，年愈益；所食弥多，心愈塞，年愈损焉”②；“胡桃”，引《博物志》“张骞使西域，还得胡桃，故名之”③；“白瓜子”，引《博物志》“水浸至项，食瓜无数”④。日本明和八年（1771 年），吉益东洞撰《药征》3 卷，在“附子”考证中，引《博物志》“乌头、附子、天雄，一物也”⑤。在《药征续编》“粉药”辨误中，引《博物志》“纣烧铅作粉，谓之胡粉”⑥。

可知，博物学著作医部、药部、方伎、草木、鸟兽、虫鱼等门、类中收载的医药学知识受到历代医家和文人的高度重视，成为新撰博物学、类书和医书的重要史料来源之一，有效地促进了《博物志》《续博物志》中医药学知识的流传与应用。

六　结语

总之，以《博物志》《续博物志》为代表的中国古代博物学著作按一定的体例类聚了大量实用性较强的医药学内容，保存了大量珍贵的散见于经、史、子、集和医学著作中的医学文献史料。这些医药学知识内容丰富，学科门类齐全，史料来源广泛，不仅提供了研究中国古代医学史的文本资料，而且提供了观察医学与人文的一个窗口，具有相当重要的文献价值、史料价值和借鉴作用。

---

① ［日］丹波康赖：《医心方》卷二十四《变女为男法第四》，高文柱校注，北京：华夏出版社，2011 年，第 486 页。

② ［日］丹波康赖：《医心方》卷二十九《合食禁第十一》，高文柱校注，第 606 页。

③ ［日］丹波康赖：《医心方》卷三十五《五果部第二》，高文柱校注，第 630 页。

④ ［日］丹波康赖：《医心方》卷三十五《五菜部第四》，高文柱校注，第 641 页。

⑤ ［日］吉益东洞：《药征》，《吉益东洞古方医学全集》，黄小龙校注，北京：中国中医药出版社，2018 年，第 154 页。

⑥ ［日］吉益东洞：《药征续编》，《吉益东洞古方医学全集》，黄小龙校注，第 211 页。

古罗马普林尼《自然志》中农学与药学知识的书写*

蒋　澈　张世佼**

【摘要】前现代的西方博物知识分属于自然哲学、药学和农学三种知识传统。古罗马普林尼的百科全书式著作《自然志》是一个特殊的个案：该书既记录了关于特定自然物的农学知识，也记录了相关的药学知识。在文本结构方面，该书的组织方式与传统的西方古代药书有很大不同；在文本内容方面，该书也对以老加图《论农业》为代表的古罗马农书多有改写。与此同时，普林尼通过陈说农学史和药学史的叙事，尝试将农学和药学两种知识传统并置，建立二者之间的平行关系。普林尼文本的这一特点为文艺复兴时期建立统一的自然志学科奠定了基础。

【关键词】普林尼　《自然志》　农学史　药学史

一　导言

在前现代的东方和西方，广泛存在着关于动物、植物、矿物的个殊性（particular）知识，这通常包括对具体自然物的记录、描述、分类与诠释。在今天的科学史追溯中，学界经常把这类知识统称为“博物学”知识（或在

* 本文为国家社会科学基金项目“欧洲中世纪博物学文献研究与译注”（21CSS024）和“古希腊罗马药学文本与实践研究”（22CSS021）的阶段成果，并受“清华大学基础文科发展项目”资助。

** 蒋澈，清华大学科学史系副教授，仲英青年学者；张世佼，清华大学科学史系硕士研究生。

西文语境下将之径称为“natural history”，即“自然志”）。然而，这些知识的实践者自己是否将这样的知识视为一个统一的、单独的学科（discipline），这仍是一个重要的知识史问题。这是因为，在前现代，关于动物、植物、矿物的种种知识之所以产生，常常是出于不同的理论或实用目的，这些知识也往往归属于不同的人群，其产生和流传从而可能遵循着迥异的逻辑：一种植物可能既是食物，又是药物，同时还可用于观赏或装饰，它的名称甚至还见于某种宗教或思想经典，需要就其意义作出诠释。[①] 因而，不同的社会群体（医师、商人、工匠、宗教学者）对这样的植物会有不同的论述，而这些论述的视角并不天然统一，甚至可能相互隔绝。当这些来源不同的知识被融合在一起，构成一种“博物学”时，我们应当认为这是一个重要的知识史事件。西方“自然志”的情形就是十分典型的，正如布莱恩·W. 欧格尔维（Brian W. Ogilvie）所说——

> 自然志是在文艺复兴时期被发明的。诚然，自然志在古典古代和拉丁中世纪有令人尊敬的根源，在罗马的百科全书家老普林尼（Gaius Plinius Secundus，23~79）处也有同名的《自然志》（*Naturalis historia*）。但唯有在 16 世纪中叶，自然志家才开始把他们自己视为一门同医学和自然哲学有关，但同时又有别于两者的学科的实践者。[②]

在欧格尔维看来，文艺复兴是西方自然志学科形成的关键时期。在文艺复兴之前，并不存在一门统一的学科涵盖着一切关于动物、植物、矿物的知识，只有自然哲学、药学（*materia medica*，或 pharmacology）、农学三种分立的知识传统。自然哲学传统的代表是亚里士多德及其弟子泰奥弗拉斯特（Θεόφραστος/Theophrastos，约前 371~约前 287 年）；药学传统的代表是写作《论药物》（Περὶ ὕλης ἰατρικῆς/*De materia medica*）的迪奥斯科里德斯（Πεδάνιος Διοσκουρίδης/Pedanius Dioscorides，约 40~90 年）；农学传

① Annette Giesecke（ed.），*A Cultural History of Plants in Antiquity*，New York：Bloomsbury Publishing，2022.

② ［美］布莱恩·W. 欧格尔维：《描述的科学：欧洲文艺复兴时期的自然志》，蒋澈译，北京：北京大学出版社，2021 年，第 1 页。引文略有改动。

统则以一系列古罗马时代的农书为代表，这些农书的作者有老加图（Marcus Porcius Cato，前234～149年）、瓦罗（Marcus Terentius Varro，前116～前27年）、科卢麦拉（Lucius Junius Moderatus Columella，4～约70年）等。文艺复兴时期的人文主义者则有意识地构建了一种历史叙事，这种叙事描绘了一种产生自古代的“自然志”传统，将自然哲学、药学、农学三类知识囊括在其下，从而塑造了一种新的知识理想。①

反观中国古代的博物知识，我们也可以识认出三种相似的知识传统：与西方自然哲学相对应的是中国经学传统中的名物学，尤以围绕《诗经》与《尔雅》文本的名物诠释最为突出；与西方药学对应的是中国的本草学；与西方农书对应的则是中国数量极为庞大的农书与谱录类文献。尽管这三类文本之间在内容上可能相互引用，但其分野一直是比较清晰的，以至于宋代的郑樵（1104～1162年）在倡导一种统一的“鸟兽草木之学”时，着重强调了这些知识传统既往的分裂状况：“大抵儒生家多不识田野之物，农圃人又不识《诗》《书》之旨，二者无由参合，遂使鸟兽草木之学不传。”②

然而，不论是欧洲还是中国，都有一个值得注意的现象：每当历史上的学者想要构建统一的“博物学”或“自然志”时，药学或本草学总是起着极其重要的作用——或作为某种先导，或作为核心统摄着其他知识传统。欧洲文艺复兴时期的自然志学科在肇始时，其实践者的兴趣以药学为主导。③ 在东方，郑樵在试图实现其“鸟兽草木之学”的计划时，同样明确地以《神农本草经》及陶弘景注作为自己的撰述范例。④ 由于泛药论的影响，后期中国本草的论述范围几乎包括一切可能的自然物，十分适于作为发展统一的“博物学”的基础；日本江户时代的学者尝试发展近世的本

① Brian W. Ogilvie, “Visions of Ancient Natural History,” in H. A. Curry, N. Jardine, J. A. Secord and E. C. Spray, eds., *Worlds of Natural History*, Cambridge: Cambridge University Press, 2018, pp. 17-32.

② （宋）郑樵：《通志二十略·昆虫草木略第一》，王树民点校，北京：中华书局，1995年，第1981页。

③ ［美］布莱恩·W. 欧格尔维：《描述的科学：欧洲文艺复兴时期的自然志》，第41～75页。

④ （宋）郑樵：《通志二十略·昆虫草木略第一》。

草学—博物学时，也确实是以《本草纲目》为中心的。

在这样的历史图景中，前现代药学与农学的关系特别需要探讨。一方面，二者都是实用性的自然知识，为东西方平民所日用，故其知识来源涉及不同地域、时代的民间经验，又经学者之手形成了种类繁多的专书，知识面貌特别复杂，需要多加辨析。另一方面，这两种知识传统的统一在中国似乎有天然的基础，这是因为在相应的观念中，传说中的“神农”既是农学知识的开创者，又是传述《神农本草经》的本草知识鼻祖。因此，在中国的农学与本草学之间，不仅存在知识内容上的流动，也存在共同的历史叙事起点。这一事实在知识史上的影响似乎还未得到十分系统的讨论。本文试图讨论西方古代博物学中一则与之相关的个案，讨论前现代药学与农学这两种知识传统在文本书写上的交会与分离，希望这一个案能起到参考的作用，便于国内学界采用比较的视野，进一步讨论前现代东西方多种博物知识传统的内部结构。

二　普林尼《自然志》的结构特点

在欧洲前现代博物知识传统中，欧格尔维提及的老普林尼是一位占据重要地位的人物。他所编撰的《自然志》是西方古代世界最为庞大的百科全书，其内容抄撮自许多古希腊与古罗马学者的有关著作，总结了古罗马以前的欧洲与近东的自然知识，同时也十分集中地呈现了西方古代博物知识的风格，后世西方“自然志”学科的名称即滥觞于这部古代巨著。普林尼的《自然志》共分为 37 卷，其结构十分清晰：在说明全书写作目的的一篇序言之后，第 1 卷是起索引作用的主题目录；第 2 卷论天文学与宇宙论；第 3~6 卷论述普林尼时代所知的地理知识，兼论各地民族；第 7 卷论人类和人体生理解剖；第 8~11 卷论述各种动物，包括四足动物、水生动物、鸟类、昆虫等；第 12~19 卷论述各种植物，其中包括大量的农业和园艺知识，特别是葡萄和橄榄种植的相关知识；第 20~32 卷的主题是药学，其中第 20~27 卷介绍植物药，第 28~32 卷介绍动物药；最后的第 33~37 卷论述矿物和有关的技艺，如冶金技术和雕塑艺术等。

在这里，最值得注意的是普林尼并没有把所有与植物相关的知识都编排在一处，而是明确地将关于植物本身的知识与关于植物药的知识在篇章上区分开来。但同时，普林尼显然对农学和药学两个知识领域都有深入的了解，也有意识地将二者并置在一起。农学与药学的部分在《自然志》中的篇幅十分庞大，特别是如果单将《自然志》的第 20~32 卷抽取出来，几乎可以构成一部药典或药学专书。然而，这一部分的文本结构又与西方古代草药书大相径庭。在古代和中世纪，一种极为常见的药书结构是按照字母顺序编排，这样的结构便于读者依据名称来查找特定的药物。迪奥斯科里德斯的《论药物》是西方药学的经典，该著作分为 5 卷，其结构比较特殊：第 1 卷的主题是具有芳香的药物；第 2 卷的范围比较庞杂，包括海生动物和若干草药；第 3 卷和第 4 卷论述的是根、种子和草药；第 5 卷记述了葡萄、葡萄酒和矿物的药用价值。迪奥斯科里德斯没有明确解释采用这一文本结构的原因。按照《论药物》英译者莉莉 · Y. 贝克（Lily Y. Beck）的推测，迪奥斯科里德斯是按照自然物的药用“效力”（δυνάμις）来分类的，特别考虑了这些药物作用于人体的方式或特性。[①] 普林尼《自然志》的药学部分的结构与这些药书均不同，其主题可以开列如下——

· 第 20 卷：从园圃植物中获得的药物

· 第 21、22 卷：从花中获得的药物，包括园圃植物和野生植物；从可食用植物中获得的药物，包括农作物

· 第 23 卷：从栽培树木中获得的药物

· 第 24、25 卷：从野生植物中获得的药物

· 第 26 卷：针对疾病和身体各部位的植物药

· 第 27 卷：按字母顺序补充记述的此前未提及或很少提及的植物

普林尼对材料的实际安排和他自己所宣称的主题有或大或小的出入。例如，在第 20 卷中，虽然所论述的绝大部分都是园圃里的栽培植物，但是

① Pedanius Dioscorides of Anazarbus, *De materia medica*, translated by Lily Y. Beck, Hildesheim, Zürich and New York: Olms-Weidmann, 2005, pp. xvi–xvii.

也提及了非栽培植物，如野黄瓜（第 3 节）、野萝卜（第 20、22 节）等[①]。在一些地方，普林尼的篇章处理也有些突兀，例如，第 21 卷的末尾也突兀地插入了关于希腊度量衡的一章。第 26、27 卷的结构更接近普林尼之前的传统药书。但是，在总的结构上，仍然可以看到《自然志》的药学部分和农学部分有一定的对应关系。例如，第 14 卷和第 15 卷的主题是果树，药学部分的第 23 卷也以制自果树的药物为主题，这两部分显然是相互对应的；同样，药学部分的第 24 卷的植物主要是第 12 卷和第 16 卷所提到的植物[②]。总体来看，普林尼既对农学和药学两部分有所区别，在药学部分有意识地保留了多种异质的文本结构，又在能够与农学部分建立起联系的地方，有意保留了二者之间的平行文本结构。

普林尼通过这种“有区分的并置”来安排《自然志》中的农学和药学知识，这一在今天看似自然的做法在古代却具有特殊性。在西方古代，兼通农业知识和药物知识的学者并不少见。普林尼编撰《自然志》时，就曾提及一些在他之前的作者既为他提供了农学方面的知识，也提供了药学方面的知识。例如，在普林尼的笔下，公元前 1 世纪的希腊人希凯西奥斯（Ἱκέσιος/Hicesius）既写过关于葡萄酒酿造的著作（第 14 卷第 120 节）[③]，又曾给出疗伤、解痛的药方（第 22 卷第 40 节）[④]。老加图、瓦罗等农业作家除论述农作物的种植外，也或多或少地论及这些农作物的可能用途，其中也包括了一些药用方剂的制备。在普林尼之后，仍然可以见到加尔吉利乌斯·马尔提亚利斯（Gargilius Martialis，3 世纪）这样既就农业、也就医学写作的罗马学者。但是，普林尼与这些学者有很大的区别：普林尼在一

① C. Plinius Secundus der Ältere, *Naturkunde*, *Buch XX*, herausgegeben und übersetzt von Roderich König und Gerhard Winkler in Zusammenarbeit mit Karl Bayer, Zürich & Düsseldorf, Artemis und Winkler, 1998, p. 389.

② C. Plinius Secundus der Ältere, *Naturkunde*, *Buch XXIV*, herausgegeben und übersetzt von Roderich König in Zusammenarbeit mit Joachim Hopp, Zürich & Düsseldorf, Artemis und Winkler, 1993, p. 213.

③ Pline l'Ancien, *Histoire naturelle*, *Livre XIV*, texte établi, traduit et commenté par Jacques André, Paris: Les Belles Lettres, 2003, pp. 62-63.

④ Pline l'Ancien, *Histoire naturelle*, *Livre XXII*, texte établi, traduit et commenté par Jacques André, Paris: Les Belles Lettres, 2003, p. 35.

部著作之内平行地处理了药学和农学知识，而其他学者的著作要么专论其一，要么文本面貌十分模糊。希凯西奥斯等希腊作者的文本在古代流传可能十分有限，在罗马时代已经几乎丧失独立的文本传承，普林尼也很可能是通过士麦那的梭伦（Solon of Smyrna，前 3 世纪）等人的意见汇编（doxography）来了解希凯西奥斯等人的著作内容的。[①] 老加图和瓦罗从来没有写过以医学或药学为主题的著作，只是在农书中旁涉一些相关的药物知识。加尔吉利乌斯·马尔提亚利斯生平模糊，他的著作今天只留下残篇，在流传过程中，这些著作被区分为两组：其中一组是大约 60 章的药学著作，论述果实、蔬菜的药用功能，这组文本在 19 世纪被古典学家瓦伦丁·罗斯（Valentin Rose，1829～1916 年）冠名为《来自蔬菜和果实的药物》（*Medicinae ex holeribus et pomis*）；另一组著作现存 4 章，主题是果树的栽培，古典学界传统上将之称为《论果树》（*De arboribus pomiferis*），但也有人称之为《论园圃》（*De hortis*）。[②] 依照马尔提亚利斯文本整理者詹姆斯·L. 扎依纳尔丁（James L. Zainaldin）等人的意见，这两组残篇很可能出自同一部著作[③]，但事实上这两部分文本一直分别独立流传。至少在文本使用者的意识中，马尔提亚利斯论述药用和论述种植的文本部分各自均具有比较充分的独立性，可以被分开阅读和传播。对文本的这种理解，与普林尼所有意维持的《自然志》著作结构形成了鲜明的对比。

三　普林尼论甘蓝：与老加图农学文本的比较

上述文本结构的整体比较提示我们，不能忽视普林尼《自然志》与此前西方古代药学、农学文本的结构性差异。然而，文本的结构性差异

① John Scarborough, "Pharmacy in Pliny's *Natural History*: Some Observations on Substances and Sources," in Roger French and Frank Greenaway, eds., *Science in the Early Roman Empire: Pliny the Elder, His Sources and His Influence*, London: Croom Helm, 1986, pp. 59-95; Nicholas Everett, *The Alphabet of Galen: Pharmacy from Antiquity to the Middle Ages*, Toronto, Buffalo and London: University of Toronto Press, 2012, p. 75.

② Gargilius Martialis, *The Agricultural Fragments*, edited by James L. Zainaldin, Cambridge: Cambridge University Press, 2020, pp. 4-5.

③ Gargilius Martialis, *The Agricultural Fragments*, pp. 5-7.

并不仅仅体现在文本的篇章次序上。前面提到，普林尼的工作方式是抄撮群书，将不同著作中提到的事实汇编在一起。在这一“抄撮”和“汇编”的文本实践中，普林尼本人及其工作助手并非机械地对待一切手头的材料，他们也主动对文本材料作出选择，甚至可能忽略或者误解某些材料。[①] 如果我们相信普林尼的文本工作与在他之前的农书、药书作者的情况有所不同，我们就应当更加具体地比较普林尼如何在其文本实践中重构农学与药学知识的边界，又如何改写在他之前的药学或农学文本。为了达到这一目标，有必要将《自然志》与其他作家的文本进行内容上的对比。

老加图的《论农业》（*De agri cultura*，汉译旧名《农业志》）是一个合适的比较对象。首先，普林尼在《自然志》中论述农业和药学的部分多次明确地征引老加图的文本，而且将老加图的文本视为罗马自然知识的典范。在普林尼看来，老加图的地位十分崇高，是一位“权威作者”（*auctoritas*）。在《自然志》的序言中，普林尼就数次赞美老加图。[②] 其次，老加图的《论农业》尽管是一部农书，但同样试图将农学与药学知识结合在一起。老加图对医学知识多有评论，且集中地记载一些农产品的药用方式。特别值得注意的是，老加图将农学与药学知识融合在一起的方式影响极为深远，在 3 世纪的马尔提亚利斯处仍能见到余绪。扎依纳尔丁推测：如果马尔提亚利斯的《来自蔬菜和果实的药物》和《论果树》实际出自同一部著作，那么这部著作的面貌可能最接近于老加图的《论农业》。[③] 因此，就地位、内容与对后世的可能影响来看，《论农业》是一个无法忽视的比较对象。分析普林尼《自然志》与老加图《论农业》在论述植物药上的区别，将有助于澄清普林尼文本书写的特点。在这两部古罗马著作中，在药学知识记载方面有显著重合的甘蓝是一个重要的例子。

---

① Valérie Naas, *Le projet encyclopédique de Pline l'Ancien*, Roma: École française de Rome, 2002, pp. 107-136; Jacques André, "Erreurs de traduction chez Pline l'Ancien," *Revue des études latines*, Vol. 37, (1959), pp. 203-215.

② Nicholas Phillies Howe, "In Defence of the Encyclopedic Mode: On Pliny's Preface to the *Natural History*," *Latomus*, Vol. 44, No. 3 (1985), p. 565.

③ Gargilius Martialis, *The Agricultural Fragments*, pp. 6-7.

就总的态度而言，普林尼尤其赞同老加图对医学的态度。罗马医学主要来源于希腊医学，也有很多希腊医生在罗马城行医，普林尼在《自然志》第29卷讨论了医学发展的历史和医疗技艺的发展情况，其中大量引用了老加图对医学发展的评价。老加图对希腊医学和医生都抱有强烈的排斥态度，认为他们创造复杂的希腊医学只是为了攫取暴利，又以高昂收费的方式获取他人的信任。老加图认为他们抱有强烈的民族主义倾向，认为他们这么做本质上是为了摧毁罗马民族，因此禁止他的儿子马尔库斯（Marcus）去认真学习医学："我将在适当的地方谈论那些希腊人，孩子，马尔库斯，并指出我在雅典调查的结果，让你相信稍微了解而不仔细研究这些文献会有什么好处。他们是一个毫无价值的民族，也是一个顽固不化的民族，你必须认为我的话是预言。当这个民族向我们提供它的文献时，它将败坏万物，如果它把它的医生派到这里来，就更会败坏一切。他们合谋用他们的医学谋杀所有外国人，但他们这样做是为了牟利，是为了获得荣誉，是为了轻而易举地消灭我们。他们还总是戏称我们是外国人，为了给我们头上泼更多的污水，他们给我们起了一个恶毒的绰号'愚氓'（Opici）。我已禁止你和医生来往。"

普林尼除了赞扬并继承老加图对希腊医生的批判，还在《自然志》中更详尽地论述了不信任希腊医生群体的原因，其中包括一些伦理角度的思考。除了医生通过治病攫取暴利等问题，普林尼还批评一些医生靠把病人暴露在风险之中来积累经验，用病人的生命做实验；而且在医生由于能力不足或故意对病人造成伤害乃至致其死亡时，人们无法追究他们的责任，无法让他们受到法律的惩罚，因为找到指控他们的证据非常难。实际上普林尼并不完全排斥希腊医学，他指出前几代人驱逐希腊医生并不是因为拒绝医学，而是因为不信任希腊医生群体本身。普林尼在《自然志》中也引用了少量希腊的医学理论，以及大量来自希腊医学文献的医疗方子，例如他仍然引用希腊医学中"共感"（sympathy）、"反感"（antipathy）的概念来解释药物起效的原理："希腊人用'共感'和'反感'来形容万物的这一基本原理：水灭火；太阳吸水，月亮生水；这两个星体相互造成亏蚀。此外，除了天界，磁石将铁吸引到自己身边，而另一种石头却将铁排斥；钻石，财富中稀见的宝玩，坚不可摧、无坚不摧，却能被羊血击碎。”①

但是普林尼认为最重要也最有效的还是罗马的传统治疗药方，特别是通过日常饮食和行为习惯来保持健康。他认为大自然中的一切都是为人类而服务的，“没有哪个地方大自然没有在那里为人类提供治疗药方”，而且它们“随处可见，易于发现，还不需要花费什么金钱”②。因此，医生开出的那些成分复杂、收费昂贵的药方只是为了攫取金钱，彰显自己的医学知识，而并不一定有实际效用，这也是他在《自然志》的第 20~27 卷专门收录各种植物的医疗效用和各种药方的动机，他认为罗马公民应该自己学会如何治疗疾病、保持身体健康，而不是盲目依赖医生，给医生送去大量金钱。他批评很多罗马人盲目相信希腊语医学文献的权威性，或盲目听从医生的指挥，而非自己掌握保持健康、医治疾病的知识。③

因此对普林尼而言，老加图的医疗思想不仅奠定了他医学态度的基调，老加图所记录的罗马药方等知识更是他希望记载和宣扬的内容。普林尼将老加图所记载的药方和农耕方法广泛地纳入《自然志》，并赋予其至高无上的地位。以甘蓝为例，普林尼在介绍甘蓝的药用价值时，首先介绍的是老加图在《论农业》中所记录的甘蓝的药用功效及药方。之后，他又介绍了希腊医生所记载的甘蓝的药方，但是普林尼仍然强调，这只是为了弥补老加图所遗漏的内容，老加图的地位始终是不可撼动的——“因为我们已经处理过老加图的论述，所以现在我们也可以把希腊人的观点记录下来，但仅限于弥补高尚的老加图的疏漏”④。在农学部分也是如此，普林尼在《自然志》的第 19 卷记录了各种农作物的种植方法，其中也包括甘蓝。在甘蓝部分的开篇，普林尼就指出了老加图对甘蓝的称赞和分类：“我发现，现在花园里最受欢迎的甘蓝和羽衣甘蓝在希腊人中并不受人尊敬；但

① Pline l'Ancien, *Histoire naturelle*, *Livre XX*, texte établi, traduit et commenté par Jacques André, Paris: Les Belles Lettres, 2003, p. 22.

② Pline l'Ancien, *Histoire naturelle*, *Livre XXIV*, texte établi, traduit et commenté par Jacques André, Paris: Les Belles Lettres, 2003, pp. 25-26.

③ Pline l'Ancien, *Histoire naturelle*, *Livre XXIX*, texte établi, traduit et commenté par Alfred Ernout, Paris: Les Belles Lettres, 2003, pp. 24-27.

④ Pline l'Ancien, *Histoire naturelle*, *Livre XX*, p. 54.

老加图却对甘蓝菜头赞不绝口，我们将在讨论药物时重复这一点。他把甘蓝分为以下几种：一种是叶子张开、茎秆粗大的甘蓝；另一种是叶子皱巴巴的甘蓝，被称为“芹菜种”甘蓝；还有一种是茎秆非常细小的甘蓝；最后一种是光滑细嫩的甘蓝，他认为这种甘蓝的价值最低。”① 在此之后，普林尼才进一步引入其他文献中对甘蓝的农学记载。

但普林尼也并没有完全照搬加图的记载。如前文所说，从行文结构方面来看，普林尼的《自然志》明确且有意识地区分了农学部分和药学部分。例如，就甘蓝而言，其特征描述、栽种方法等农学知识载于第 19 卷，而其医疗价值与相关治疗方法等载于第 20 卷；但是普林尼也同样有意识地试图让医学的归医学、农学的归农学，在上一段引文中普林尼指出甘蓝的重要性将在“讨论药物时重复”即为一例证。但是老加图《论农业》的记录就显得比较凌乱无序，以葡萄为例，现存的《论农业》第 104~113 节记录了酿制葡萄酒的方法，其中第 106 节记录的是海水的保存办法，这很可能是由于酿制某些葡萄酒需要用到海水；第 114~115 节记录了制作缓泻药酒的方法，第 116~119 节转而记录了扁豆保存方法和橄榄的泡制及烹饪方法，而第 120~121 节又回到葡萄主题，记录了葡萄汁的制作方法和一道含有葡萄汁的菜肴的烹饪方法；接着在第 122~127 节以不同种类的疾病为次级主题，继续介绍各种以葡萄酒为基底的药酒配方，其中第 124 节不知何故记录的是“白天应将狗锁起，让它在夜间更加凶猛和警醒”，与前后文皆无关。② 可见加图虽然大致是以葡萄这一写作对象为中心组织起各种相关知识，也大致将相关知识根据农业生产领域的酿造、医疗领域的药酒以及烹饪三类主题分别聚集在一起，但是其中的分类逻辑并不明确，不存在对农业、医疗和烹饪的三类知识的有意划界。

因此，老加图《论农业》中对甘蓝的记载也被拆分到了两处。现存的《论农业》文本中并无甘蓝的种植方法，这可能是因为加图的记载现已遗

① Pline l'Ancien, *Histoire naturelle*, *Livre XIX*, texte établi, traduit et commenté par Jacques André, Paris: Les Belles Lettres, 2003, p. 75.

② ［古罗马］M. P. 加图：《农业志》，马香雪、王阁森译，北京：商务印书馆，1986 年，第 50~58 页。

失，也可能是因为加图并未介绍过甘蓝的种植方法。但普林尼在第 19 卷的甘蓝部分比较详细地描述了甘蓝的播种时节、生长过程，以及施肥浇水对其口味的影响："甘蓝一年四季都被播种，因为它一年四季都可以收割，但最好在秋分时播种；甘蓝长出五片叶子时就可以移栽。第一次播种后的第二年春天，它就会长出嫩芽甘蓝；这是从真正的甘蓝茎上长出的一种小芽，质地更细腻、更柔嫩，尽管它被阿皮丘斯（Apicius）的苛刻口味鄙视，而因为阿皮丘斯，德鲁苏斯·凯撒（Drusus Caesar）也看不上这种甘蓝，但德鲁苏斯的父亲提比略皇帝对此不无责备。长出嫩芽甘蓝之后，在同一茎上我们会得到夏芽和秋芽，然后是冬芽和第二茬春芽，因为没有哪种植物能和它一样，在自己的生殖力耗尽之前这样多产。第二次播种从春分时节开始，人们在春末移栽菜秧，这样春芽就不会在茎之前生长出来。第三次播种大约在夏至，如果土地比较潮湿，人们就在夏天移栽菜秧；如果土地比较干燥，就在秋天移栽。如果没有太多水分或肥料，它的味道会更鲜美，但如果水分或肥料充足，它的长势会更旺盛。驴粪是最合适的肥料。"① 在此段引文中普林尼并未指明知识来源，但是在紧邻的前文中提到老加图对甘蓝的功效有颇多称赞，也述及老加图对甘蓝的分类，显得和后文对于甘蓝农业种植方法的描述有所割裂，因此这一段对于甘蓝种植方法的具体介绍很可能并非来自老加图的记述。但无论如何，老加图对于甘蓝品种特征的记述被普林尼划分到了农学部分，普林尼又从老加图的分类描述引出了下文对具体种植方法的记述。但是在老加图的著作中，对于甘蓝品种特征的记述所承接的前文是对甘蓝促进身体健康之效果的赞扬及其药理介绍，而引出的下文是甘蓝的具体药用功效。

> 论毕达哥拉斯种甘蓝，它有什么功用和保健作用。首先你应当知道甘蓝有哪些品种，它们各自有什么性质。甘蓝具有促进身体健康的一切功效，并常常随着热、干、湿、甜、苦、酸而改变自己的性质，它生来具有融合所谓"七益"的一切性能。现在你要熟悉一下各种甘蓝的特性。首先是所谓光滑的一种，它个大、叶宽、茎粗、质坚，效

① Pline l'Ancien, *Histoire naturelle*, *Livre XIX*, pp. 75-76.

能巨大。其次是卷叶甘蓝，称为“芹菜种”，不仅品种好，而且很好看，较之上述品种具有更大的药用价值。第三种也一样，叫作“娇嫩的甘蓝”，它茎细、柔嫩，是所有这些品种中最辣的，汁少而性最猛烈。首先要知道，所有甘蓝品种，在药用价值上没有一种像它这样的。将它贴在一切伤口和脓包上，会清除一切溃疡，并毫无痛苦地使之痊愈。①

上述文段也提到了不同品种甘蓝的药用功效差异，可见老加图对于甘蓝品种特征的记述是明确服务于对甘蓝的医学介绍的，然而普林尼有意将之调整到了农学部分，并且删掉了加图对不同品种甘蓝药用功效差异的描述。但是事实上普林尼在记述甘蓝的药用价值时，也在开篇提到了甘蓝的品种分类及其药用功效，但他引用的是希腊人的观点，进而引出了下文老加图的观点与希腊人观点的矛盾，并强调要以了解“罗马人600年来使用的药物”为重点。

要想一一列举对甘蓝的所有赞美之词，那将是一项艰巨的任务，因为不仅医生克里西普斯（Chrysippus）专门为甘蓝撰写了一本书，根据它对身体各部位的功效进行了分类，而且迪厄凯斯（Dieuches）、毕达哥拉斯以及老加图也都对甘蓝的美德大加赞美；为了了解罗马人600年来使用的药物，我们应该更加仔细地阐述后者的观点。最早的希腊人将甘蓝分为三个品种：（a）卷曲的，他们称其为selinas，因为它的叶子与欧芹的叶子相似，对肠胃有益，并有适度的通便作用；（b）leia，宽大的叶子从茎部长出，因此有人称其为caulodes，在医学上并不重要；（c）第三种，即所谓的crambe，叶子较薄，形状单一，非常紧密，比较苦涩，但非常有益。老加图对卷曲的甘蓝的评价最高，其次是叶大茎粗的光滑甘蓝。他认为甘蓝对头痛、眼睛模糊和冒金星、脾脏、胃都有好处，应早上生吃甘蓝，再配上醋和蜜，以及芫荽、芸香、薄荷和马缕芹（laser）根，剂量为两

① ［古罗马］M. P. 加图：《农业志》，第73~74页。引文略有改动。

小醋碟（acetabula），并且据说它效力是如此之强，以至于研磨它的人都会因此感觉自己变强壮了。[①]

希腊人对不同品种甘蓝的药用功效观点并没有得到普林尼的认可，可能只是作为引出老加图观点之用，在重要性方面与农业部分对甘蓝品种的描述有很大差别。另外，特别值得注意的是，普林尼在介绍完甘蓝的品种特征和种植方法之后，紧接着记录了不同种类甘蓝的形态特征、口味和烹调方法。这些内容在医学部分并未提及，但是老加图在其对甘蓝医疗功效的记载中明确提到了如何烹饪甘蓝能更美味。

如果你将它切好、洗净、晾干，撒上盐和醋，那就没有比它再有益健康的了。为使你更喜欢吃，要浇上带蜜的醋。将它洗净、晾干、切好，调以芸香、芫荽和食盐，你就更喜欢吃它了。它将给你带来好处，不让任何有碍健康的东西在你身体里停留，使胃健康起来。[②]

老加图对如何烹调甘蓝的详细记述在普林尼的医疗部分被完全忽略，但是在农学部分普林尼介绍了多种食谱。[③] 由此可见，普林尼似乎有意识地将烹饪食谱排除在了医学知识之外，归入农学知识，而老加图并没有这种意识。

事实上，普林尼对老加图的转述并不忠实，有时甚至似乎与原意有所出入。例如在介绍甘蓝对关节健康的益处时，老加图写道——

如果你食用切碎、拌芸香、拌芫荽、刮碎脂木、浇蜜醋并撒上盐的生甘蓝，那就什么东西也不会像它那样能够驱除关节疾患了，如果你食用了上述甘蓝，你的所有关节将活动自如。[④]

---

① Pline l'Ancien, *Histoire naturelle*, *Livre XX*, pp. 52–53.

② ［古罗马］M. P. 加图：《农业志》，第 74 页。

③ Pline l'Ancien, *Histoire naturelle*, *Livre XIX*, pp. 77–79.

④ ［古罗马］M. P. 加图：《农业志》，第 75 页。

而普林尼在转述老加图如何描述甘蓝对关节健康的益处时，却写的是——

> 对于痛风和风湿关节，则应加入少许芸香、芫荽和盐，再加上大麦面粉，制成药膏；他（指老加图）还补充说，如果用芸香、芫荽和盐熏蒸肌腱和关节，煮沸后的芸香水对肌腱和关节大有裨益。①

上述差异颇令人困惑，毕竟普林尼明确指出这一知识来自老加图，在用料和药物施用方式上却有明显差异。特别是普林尼在第一则药方中所提到的大麦粉。老加图的记载明确指出，大麦粉是用于缓解甘蓝在外敷时对伤口的刺激的，大麦粉与甘蓝碎合用也主要出现在治疗创伤溃疡、癌肿疔毒的药方中；普林尼将大麦粉用于治疗没有外伤表现的关节风湿病，似乎与老加图的记载有逻辑冲突。这意味着普林尼在引用他人著作时可能会根据自己的想法有意删改一些内容，这在行文风格上体现得更加明显。老加图的《论农业》更像一部操作指南，他会一步一步仔仔细细地告诉读者先做什么、后做什么，正如前述的甘蓝食谱；但普林尼更倾向于去简要列举这些治疗方法都含有什么成分。因此，普林尼引用老加图以谈论甘蓝的医疗保健功效时，仍然沿用了与老加图的记述相似的层级结构，即先讲某一甘蓝种类，再以疾病为次级主题列举其对某种疾病的治疗方法。但是，总的来说，由于老加图会呈现每个治疗方法的每一个细节，甚至还有针对病人不同状况的不同处理方式，因而显得结构更加松散，其性质更接近一部药方集，而对甘蓝性质的介绍只是在介绍药方时附带提及。但普林尼对治疗方法的介绍相对简略，使得甘蓝作为一个主题更加突出，并且除明确强调老加图的权威性外，还简要引用了其他医生的记述；因此普林尼对甘蓝治疗方法的介绍，是服务于他对各品种甘蓝药用价值和性质的介绍的，重点在于甘蓝本身，而不是具体的治疗方法。总而言之，老加图的《论农业》是普林尼《自然志》的重要文献来源，但是普林尼在引用老加图时对其知识分类、行文结构和具体

① Pline l'Ancien, *Histoire naturelle*, *Livre XX*, pp. 53-54.

的知识内容也有着明显的删改调整痕迹，以使其内容更好地服务于普林尼自己的写作目的。

四　构造农学知识与药学知识的平行性

如上文所述，尽管与以老加图《论农业》为代表的古罗马农书有一系列文本书写上的差异，但是，普林尼仍然试图在《自然志》中把农学知识与药学知识并置，建立二者之间的平行性。在这里，需要注意的是：普林尼创造性地构思了《自然志》药学部分的结构，一方面将西方古代药书的常见文本结构边缘化，另一方面也对西方古代农书中的有关内容进行了改写。那么，是什么使得这种农学知识与药学知识之间的新平行关系成为可能，从而使《自然志》成为一部统一的著作呢？我们认为普林尼为此作出了两方面的努力：首先，普林尼建立起一套农学历史和医学历史的叙事，从而在历史观层面（而非具体知识内容层面）为农学和药学建立起一种平行的关系，这一关系通过“有用性”（*utilitas*）观念得到了进一步的加强；其次，普林尼在文本衔接处也通过论述“疾病”（*morbus*）为农学部分和药学部分建立了过渡。

普林尼在《自然志》中几次谈及农业的发明，其中，第 18 卷开篇处对农业知识起源的正当性的论说值得注意。

> 在此处，我首先有责任为大地辩护，襄助作为万物之母的她，尽管我们在这部论著的开头已经为她申辩过。尽管我们的主题本身让我们也把她视为有毒事物之母，但我们所指控于她的，实则是我们自己的罪孽；我们所归咎于她的，也是我们自己的过错。她产生了毒药，但除了人类，谁发现了毒药呢？鸟类和野兽只会避开并远离它们。大象和野牛用大树、犀牛用石头把自己的角磨得锋利，野猪则既在树上也在石头上磨尖自己的獠牙——动物都懂得如何为杀伤做好准备，但除了人类，谁会把武器浸泡在毒药中呢？我们甚至在箭上下毒，让铁本身更有杀伤力；我们甚至染黑了河流和自然的元素，把那让我们生

活下去的东西变成了致死的东西。……除了人类，任何生物都不会从别处取得毒药来武装自己。因此，让我们承认自己的罪孽吧，我们甚至不满足于自然的毒物，经人类之手制造的毒物种类有多么多啊！……但在这件事上，自然仍然伟大绝伦：她诞育了许多诚实之人，其数量堪比有用植物的数量！那些给人帮助和滋养的植物又是何等丰饶！正是怀着对这些善良人们的敬意，也为了让他们满意，我们抛弃掉这些人类的坏种，将他们置于看守他们的烈火之中，而我们将更加坚定地继续为人类服务，因为我们所追求的与其说是名声，毋宁说是那从事有益工作的光荣。我们讨论的主题确乎是乡村和乡村的劳作，但这样的劳作才是我们的生活所依赖的，它也曾是古人的最高荣誉。①

在这里，普林尼强调了大地的原始丰饶和人类的罪恶（制造和使用毒药），同时，这一对自然的辩护也被引向了罗马的传统美德。在后面，普林尼指出，即便在异邦，指导农业生产也是一项至高无上的事业，老加图和瓦罗也作为关心农业生产的罗马人典范而被提及。在普林尼看来，罗马人开始农书写作是较晚的，在早期依赖异邦农业知识的输入——例如，迦太基人马戈（Mago）的农学著作被翻译为拉丁语。② 这样的历史叙事，同瓦罗和科卢麦拉对农学历史的陈述十分接近。③ 但这里需要着重指出，同样与之接近的还有普林尼对药学史的叙事。在《自然志》第27卷开篇处，普林尼写道——

仅仅是对这一主题的论述，就足以增加我对古人的钦敬之情。我需要论述的植物数量越多，我就越敬佩古人在这一领域从事发现的热情，和他们把发现传给我们的善心。无可怀疑的是，如果这些发现是

① Pline l'Ancien, *Histoire naturelle*, *Livre XVIII*, texte établi, traduit et commenté par Henri le Bonniec, avec la collaboration de André le Boeuffle, Paris: Les Belles Lettres, 2003, pp. 58-60.

② Pline l'Ancien, *Histoire naturelle*, *Livre XVIII*, p. 65.

③ C. Plinius Secundus der Ältere, *Naturkunde*, *Buch XVII*, herausgegeben und übersetzt von Roderich König in Zusammenarbeit mit Joachim Hopp, Zürich & Düsseldorf, Artemis und Winkler, 1994, pp. 276-281.

人的工作，那么这种慷慨似乎已经超越了自然本身的慷慨。实际上，这是诸神的工作，或者如果人是发现者的话，那么它至少是诸神的启示。万物的同一位母亲既产生了草药，也让我们得知这些草药。如果我们愿意承认真理的话，那么这就是人类生活中的无与伦比的奇迹。……为了救助人类的生活，可以看到植物从整个世界的四面八方被运来，这一切都归功于罗马治世（*Pax Romana*）的无比伟大，它不仅让人类得知各种邦国和部族，还让人们得知高山和高耸入云的山峰，以及山中的动物和植物。我祈祷：愿诸神的这些恩赐永世长存！①

可以鲜明地看到，普林尼在药学史叙事中，仍然以自然的丰饶作为开端，并把他那个时代的罗马知识奉为这一发展过程的顶峰。不过，与农学史叙事部分相似，普林尼同样强调了以老加图为代表的罗马人在晚近才开始关注药学知识。

尽管拉丁人对一切有用和有效的事物都会迅速抓住不放，但是这个主题被拉丁人研究得并不相称。在很长时间之内，只有马尔库斯·加图这位我们一切杰出技艺的师傅简略地触及了这个主题，但他连牛的药也没有忽略掉。在他之后，我们的杰出人物之中只有一位尝试过这个主题，这就是盖尤斯·瓦尔吉乌斯（Gaius Valgius），他学识渊博，留下了一部献给神圣的奥古斯都皇帝的未完成的著作，并且他还在这部著作的序言中虔诚地祈祷，愿皇帝陛下永远——而且胜于他人——如同能医治一切人类疾病的医药。②

按照普林尼的说法，在瓦尔吉乌斯之前只有公元前 1 世纪的庞贝尤斯·莱奈乌斯（Pompeius Lenaeus）写过关于药学的拉丁语著作，且这一著作实际翻译自本都国王米特里达梯（Μιθριδάτης/Mithridates）的草药著作。

---

① Pline l’Ancien, *Histoire naturelle*, *Livre XXVII*, texte établi, traduit et commenté par Alfred Ernout, Paris: Les Belles Lettres, 2003, pp. 22-23.

② Pline l’Ancien, *Histoire naturelle*, *Livre XXV*, texte établi, traduit et commenté par Jacques André, Paris: Les Belles Lettres, 2003, p. 27.

在这里，农学知识和药学知识不仅有共同的终极来源（自然的丰饶），还有同样的流传过程：先是在异邦特别是东方被发明和论述，随后经过翻译进入罗马。在这个过程中，加图这样的早期罗马人代表既是农学知识的传播者，又是药学知识的传播者。这样一种平行的历史叙事引出了两种结果。首先，这里普林尼并没有谈及具体的某一种自然物的发现是农学或药学的起点，而是通过强调农学和药学知识的共有历史起源和发展过程，暗示了农学和药学知识具有类似的知识地位，具有一种历史意义上的同构性。如果农学和药学的起源来自个别自然物的发现，那么它们之间的平行关系就依赖于个别自然物的相似，从而缺乏牢靠的基础。这里的历史叙事则给出了关于农学和药学知识的总体图景，从更根本的意义上为农学和药学知识的平行关系给出了保证。其次，普林尼的历史叙事指向了二者共同的关键人物——老加图。尽管庞贝尤斯·莱奈乌斯可能更有资格被称为罗马药学的鼻祖，但普林尼仍然强调了老加图的作用。这似乎暗示着，普林尼希望在农学史和药学史这两条平行的历史发展线索上，找到一个共有的节点。

在这样的历史框架下，普林尼可以把关于同一种自然物的农学知识和药学知识并置于不同的卷、章，且它们之间可以彼此呼应。此外，普林尼在具体论述自然物时，还利用了“有用性”（*utilitas*）的观念来加强农学和药学部分的统一性。普林尼的研究者理查德·萨勒（Richard P. Saller）注意到，在《自然志》的农学卷部分，“有用”（*utilis*）一词尤其常用，与此同时，普林尼在陈说药学知识来源于自然的慷慨时，也指出了自然在“有用性”和“愉悦性”（*voluptas*）之间的对立①。事实上，“有用性”的观念规范着普林尼的写作。玛丽·比根（Mary Beagon）特别强调“生命的有用性”（*utilitas vitae*）在普林尼文本中的作用，她认为，普林尼并非以孤立的方式简单枚举自然物的有益属性或个别用途，普林尼在写作时实际上通过“有用性”的观念力图对自然进行“积极的重构”（positive reconstruction），

① Richard P. Saller, *Pliny's Roman Economy*: *Natural History*, *Innovation*, *and Growth*, Princeton & Oxford: Princeton University Press, 2022, pp. 34–35, 51.

其结果是《自然志》中的自然比自然的原本面貌更为“友好”[①]。《自然志》的农学和药学部分所记载的内容是最直接关涉人类生活的实用知识，“有用性”的观念也因此在这两部分特别突出。普林尼在陈述有关的自然知识时，不断在修辞上重复这些知识的“用途”或“有用”，也促使分散在不同卷的知识被系于同一主题。

最后，需要指出普林尼在论述农学知识时的一个重要特点：实际上，在关于农学的各卷中，普林尼就已经开始论述“治疗”这一主题，但是治疗的对象是植物的“疾病”和对应的“药物”（*remedium*）。这样的讨论一般位于各卷的末尾。举例来说，在论述园圃植物的第 19 卷，在第 176~188 节，普林尼讨论了植物的病虫害：“与大地上的其他事物一样，园圃植物也受制于诸种疾病（*morbi*）。”[②] 同样，在论述葡萄的第 17 卷，普林尼从第 216 节开始讨论葡萄的“疾病”，这种疾病包括天气造成的损害和虫害，并从第 246 节起，把对应的补救措施（如适当的灌溉、正确的修剪和施肥）称为葡萄的“药物”[③]。这样的表述之所以值得注意，是因为普林尼的《自然志》仍然是一部有线性顺序的书，药学各卷列于农学各卷之后。对一位古代的实际读者来说，一种可能的阅读顺序是先阅读农学各卷，再阅读药学各卷，在农学部分出现的“疾病”和“药物”等表述，有助于读者在阅读心理上过渡至药学部分的论述，进而使得在农学和药学这两大平行的文本部分之间，在线性顺序的意义上产生合理的衔接。

五　结语

普林尼的《自然志》的书名成为近代自然志（博物学）的学科名称，也许并非偶然：文艺复兴时期的博物学家重视这部书，固然是因为它在内

---

① Mary Beagon, “*Labores pro bono publico*: The Burdensome Mission of Pliny’s *Natural History*,” in Jason König and Greg Woolf, eds., *Encyclopaedism from Antiquity to the Renaissance*, Cambridge: Cambridge University Press, 2013, pp. 98-103.

② Pline l’Ancien, *Histoire naturelle*, *Livre XIX*, pp. 90-91.

③ Pline l’Ancien, *Histoire naturelle*, *Livre XVII*, texte établi, traduit et commenté par Jacques André, Paris: Les Belles Lettres, 2003, pp. 93-111.

容上提供了博物学家感兴趣的内容，但也是因为这部书的范围包罗了几乎一切自然物的类别。文艺复兴时期的学者试图统一自然哲学、药学和农学这三种知识传统的不同文本与话语，创造一种统一的“自然志”（博物学），普林尼的《自然志》确实是一种合适的母体。这样说时，我们应当注意到：《自然志》一书从篇幅上（第 8~32 卷）看，所涉及的两种最主要的知识传统正是西方古代的农学和药学。普林尼在文本书写中将这两种知识传统“有区别地并置”，并有意识地建立起农学和药学的平行关系，这一方案是其他古代文本所未见或稀见的。普林尼为此使用的一系列历史叙事和修辞手段也可以在这一视角下得到重新解释。

普林尼的“农学—药学”平行方案是否在文艺复兴之前得到了很好的接受？这是一个需要另加探讨的微妙问题。说它微妙，是因为古代晚期和中世纪的博物学文本具有复杂的面貌：一些文本如马尔提亚利斯的著作散佚了，以不完整的形态存世，另一些中世纪的博物学文本在传抄过程中不断被改写，中世纪的百科全书类文献尤其显著。这一文本特点使我们很难对这些文本作出单一的判断。例如，假如我们接受扎依纳尔丁的看法，认为马尔提亚利斯流传下来的两组文本实则原本出自一种著作，那么马尔提亚利斯很有可能继承了与普林尼《自然志》相似的文本结构，他也很可能将农学知识和药学知识同等看待，并将它们视为一种更统一的自然知识的两翼。但是，这只是一种缺少确凿证据的推断。从存世的《自然志》衍生文本和中世纪农书来看，农学和药学两种知识传统的平行关系似乎并没有得到很好的维系。一个突出的例子是中世纪广泛传抄的《普林尼药集》（*Medicina Plinii*）[①]。这一著作从普林尼的《自然志》中辑出 1100 余则药方，依照病痛部位（从头到脚）排序。前文提及的与甘蓝有关的治疗方式在这部著作中被分散在各种疾病的名目之下，不仅有关的农学知识完全被排除，而且作为文本组织类目的“甘蓝”也已经不复存在，普林尼《自然志》的药学部分文本被十分彻底地加以重构，对药学实用目的的关注完全压倒了普林尼所苦心维持

① *The Medicina Plinii*: *Latin Text*, *Translation*, *and Commentary*, edited by Yvette Hunt, London and New York: Routledge, 2019.

的篇章结构。

从书写中国博物学史的角度来看，本文所讨论的主题可能也出现在中国的本草书、农书、谱录或类书等文献中。每当博物知识的统一性以某种方式被设想时，或当有知识跨越不同的文本传统时，类似的问题可能就会被或隐或显地提出。例如，当前国内学界对“食药同源”等观念已经开展了一些讨论，但“食”与“药”的对应不仅仅体现于有关个别植物或个别动物的知识，还体现于农学和本草学两种知识传统之间的整体关联，以及在书写农书或本草书时的相关文本实践。普林尼《自然志》的这一案例，也许有助于我国学界从这一方向开展进一步的讨论。

浅析《庄子·养生主》的养生原则及其博物学意义

郭　夏*

【摘要】《养生主》是《庄子》内七篇中的第三篇，顾名思义，该篇涉及有关“生”的一系列话题。“生”依据本意来看，具有“生命力”的含义，所以《养生主》整篇涉及如何滋养生命力的一系列话题。滋养生命力首先排除了“知”对生命的滋养作用，“知”不当追求，甚至可能会迫害生命；其次，说明了生命力并不单纯等于人的形体，或者单纯等于精神；最后，为如何滋养生命力提出“顺”和“解”相结合的道路，形成一条“养生”的自救之路。《养生主》所描述的“养生”内容，是以宏观的“道”的视角看“生”，其特征与博物学大相径庭，在当代有着可贵的价值。在“知”如此丰厚的年代里，如何考虑“知”和生命的关系；在医疗条件发达到可以“抗争”自然死亡的年代，怎样去认识生命的本真；在精神发展走向两个极端的情况下，又如何认识精神对生命的意义；最重要的是，在深刻地明白生命的有限性之后，又要通过怎样的方法去滋养生命力，保持生生不息的蓬勃向上状态——这些在当下日渐普遍的问题，皆可以在《养生主》中找到相关的思考。

【关键词】《庄子》　《养生主》　养生　博物精神

一　《庄子·养生主》概论

《庄子》分为内篇、外篇、杂篇，受重视程度历来不同。自苏轼提出

---

*　郭夏，北京师范大学哲学学院博士研究生。

《庄子》成书的真伪问题之后，三部分受重视程度的差距进一步扩大，内七篇因行文流畅、汪洋恣肆、寓意深远等特点，被视为庄子本人所作，受重视程度得到进一步的提高。其中《养生主》作为内七篇中的第三篇，上接《齐物论》，下启《人间世》，如若内七篇真为庄子本人所作，《养生主》作为具有一定内在逻辑性的整体文本，其重要性不言而喻。

《养生主》虽是《庄子》内七篇中最精简的一篇，其争议却不因其短小而减少。庄子不愧为博物深广之人，《养生主》同其他几篇一样自题解便出现争议。《养生主》应读作《养生/主》还是读作《养/生主》，注庄者各抒己见，以此三字题目出发，出“百家争鸣”之气象。将题目作《养生/主》之解读，由来已久，最早可以追溯到郭象：“夫生以养存，则养生者理之极也。”[①] 自郭象之后，大部分注庄者都以讨论“养生”作为《养生主》题目的切入点，并以此为源，流出不同的妙想。《养生/主》流出的诸多妙想中有王雱解为“无生”，以达养生之主；有罗道以“死生为一”，抛出养生之主；有张默生“打破生死关头”，以生死为一条，细述养生之主。[②] 不过无论如何，凡解题为《养生/主》者，重点多集中在“怎样养生”的问题上，虽切入角度各有不同，解述内容却大同小异。在《养生/主》这一自魏晋流行至今的题解之外，宋以来兴起以《养/生主》作为题解的另一脉。以养其“生主”来理解《养生主》的代表有北宋道士陈景元，其解“生主”为“真君”，认为《养生主》的主旨在于解释生命“主”的部分是什么，延续这一思想的有陆西星、吴默、孙嘉淦等人。[③] 持这一解法的解庄者将重心放置于“生命之主是什么”这样的问题上，力图为复杂的生命寻得一个最根本、最核心的存在。

从《养生主》的不同题解可以看出《庄子》文本的张力、可能性、生命力，究其本质是因为其宏大的世界视角。与一般执着于某些个人之见不同，《庄子》颇有博物气象，是在积累和思考中形成的大视野。当然出于个人之见的题解之间绝无对错之分，只是蕴涵着不同的义理。笔者认为，

① （魏）王弼注，（晋）郭象注：《老子 庄子》，上海：上海古籍出版社，1995 年，第 41 页。

② 黄克剑：《〈庄子·养生主〉意脉阐证》，《东南学术》2022 年第 5 期，第 215~226 页。

③ 黄克剑：《〈庄子·养生主〉意脉阐证》，《东南学术》2022 年第 5 期，第 215~226 页。

《养/生主》固然有智慧之精华，也定然有长于《养生/主》之处，却不如《养生/主》自然，其中缘由有历代注庄者的阐发，也有“养”“生”“主”字义上的理解。

“养生”二字连用，自然首先要明晰何为“养”，又何为“生”。“养”从古意来讲有供养的含义，这也是“养”自古保留至今的意思。从文献来看，先秦时期的“养”也有培养、修养、调养的含义。与之相对，“养”的保养之意却晚出，大约是唐宋时期才出现明显以这个含义使用的“养”。“生”则有进、出、生长的含义，其字形如同草木生于土上，动词之滋长是“生”最初的含义。此外，“生”字的使用历史悠久，而且使用范围极广：名词用法有生命、生活、生世、生计等，作形容词有天生、生熟、生疏等含义，作为副词有很、甚、极等解释。“养生”二字连用时，多以“保养生命”理解，这无可厚非，只是《养生主》之“养生”若以“保养生命的各种手段”来解释，似乎陷入了逻辑悖论：以“有为”来“养生”，极容易以养害生，与《庄子》似有不合之处。与其说《养生主》之“养生”是通过各式方法增强体质、预防疾病以达到延年益寿目的的活动，不如以最初的字义将其理解为“供养变动不居之生”。《养生主》之“主”也并不指“以保养生命为主要”，而是“以供养变动不居之生为基础”。“主”从本意上看，是灯中之火，乃是灯芯，所以《养生主》即以供养最初之生命力作为存在之基础，以滋养心魂作为安居世间之基础，是破除遮蔽后将星星之火投入大冶之炉。

庄子究竟何意，如今无法追究。但从《庄子》对逍遥的追求来看，至少可以说《养生主》并不是教人如何慌慌张张地保养已有的生命现状或者试图改变不可逆的创伤，而正如郭象所言是讨论“生者”的理，是为了供养最基础的生命力。至于要怎样去供养最基础的生命力，《养生主》中提出“养生”的最基本原则即是“顺”，以求达到保其身、全其生、养其亲、尽其年的目标，又用“解”来不断地升级“顺”，通过开解我与命、我与外物、我与他人，使“顺”变成主动的自救路径。究其根本，“顺”与“解”实现的可能性在于转换视角的可能性，以“道”的视角，用博物的精神，脱离局限性，带来对“生”更高层次的理解。与“道”的视角相反的则是偏狭之见，也是“养生”误区，《养生主》中对“养生”误区的说明，更便于说明要怎样滋养生命力。

二　养生的误区

（一）“养生”无关“知”

《养生主》一开篇便开宗明义地说明了“养生”不是什么：“吾生也有涯，而知也无涯。以有涯随无涯，殆已；已而为知者，殆而已矣。”[①]“生”是有限度的，而“知”没有边界，以有限的“生”去探求广袤无垠的“知”，只能得到无尽的疲惫。《养生主》以简洁明了的方式讲出“养生”与“知”无关，甚至以求“知”作为“生”之不可或缺的活动一说也不可取。

《养生主》开篇这一句话中的“知”有作“知识”讲，有作“智慧”讲，有作“心思”讲，其中“心思”一词的指代范围最大。相较于有用无用的知识和或大或小的智慧而言，心思则是更广泛的是是非非，所以林希逸讲，人的心思没有穷尽的时候，用无穷尽的心思劳有尽的身，纷纷扰扰，没有停止的时候。[②] 这些纷扰人心的各种心思一方面使人的生命呈现疲惫不堪的样子，另一方面引发一些不恰当的欲望。一如王夫之所言：“知之变迁，缘喜、怒、哀、乐、虑、欢、变、执，而生左右、伦义、分辨、竞争之八德。”[③] 以上前者只说“养生”不是什么，后者则呈现破坏“生”的重要原因。心思首先被排除在“养生”之外，“知”的其他解释，如知识或智慧同样不益于“养生”。无论是人所习得的知识，还是人所禀受的智慧，都不在“养生”内，这一点前后文章都讲得很清楚。在前文，《齐物论》多次谈论“大知”和“小知”的问题，对偏向于“智慧”含义

① 陈鼓应：《庄子今注今译》，北京：商务印书馆，2007 年，第 113 页。

② 陈鼓应：《庄子今注今译》，第 113 页。

③ 王夫之：《老子衍 庄子通 庄子解》，北京：中华书局，2022 年，第 104 页。

的“知”，《庄子》曰：“人之生也，固若是芒乎！其我独芒，而亦有不芒者乎？[①]”所以《齐物论》旨在“齐”由“知”引起的是非争端。后文《人间世》同样于开篇便对“知”做出评判，这里的“知”更偏向于“知识”属性，主张“知也者，争之器也”[②]，批判性地为“知识”一锤定音。所以，无论从什么方面讲，“知”都难以达到“养生”目的，这是《庄子·养生主》为“养生”排除的第一条错误道路。总之，“养生”不是“知”，也无关于“知”，“知”并不担保“养生”，二者根本不存在于同一系统。将“知”放置于“养生”的系统内以及过分奢求“知”，都是欲养其生反害其生的行为，所以也可以说“知”在一定情况下会成为“养生”的病。当然这也并不是否定了“知”的重要性，只是在以生命为首要的语境下，对于蔽于一曲的小知的批判。面对此类因小知而伤“生”的状况，需要通过转变视角来解放“生”，即需要博物之知进行补充，这在当代尤需注意。

当下，似乎知识愈增长，人愈疲惫，学习不再是对世界的追问，反成了对价值的追求，宏观的大视野被称为空谈。知知、乐知、好知蒙上了为名为利的色彩，“知”越来越像“生”的枷锁，如何面对“生”与“知”，二者关系逐日成为普遍问题。此问题从小的方面讲，为博物学教育的缺乏，从大的层面讲，为人类文明之悲哀。从此普遍问题出发，《养生主》于开篇指出莫要以“知”来“养生”，先除其病害，续而谈论“养生”。

（二）“养生”非养“身”

如今谈论起养生的话题，多半是指遵循一定法则，通过适度的运动、良好健康的饮食以及各种医疗护理手段，保持身体的最佳状态，达到治未病、延年益寿的目的。这样的说法是医学意义上的“养生”，也是人们日常生活中常见的“养生”。“养生”是医学行为，这毋庸置疑，《养生主》也有“可以保身”[③] 的说法，说明《养生主》之“养生”确实包含保养身

① （魏）王弼注，（晋）郭象注：《老子 庄子》，第 22 页。
② （魏）王弼注，（晋）郭象注：《老子 庄子》，第 47 页。
③ （魏）王弼注，（晋）郭象注：《老子 庄子》，第 41 页。

体的部分。与此同时，保养身体与“养生”不完全等同，《养生主》又用身体的不重要说明了“养生”并非单纯的休养身体。

以医学的方式保养身体确实很有意义，至于为何说“养生”非养“身”之术，首先在于对身体的认识。在《庄子》中，“身”多半被视作不怎么重要的存在，《庄子》全文出现了许许多多先天或者后天异于常人的人，《养生主》中的右师即是这样的存在。右师出场于公文轩的惊叹：“是何人也？恶乎介也？天与，其人与？”[①]“介”在此指一足，讲的是公文轩见右师独脚，疑惑道：“这到底是天生就这样，还是因人为才如此？”随之又自问自答道：“天也，非人也；天之生是使独也。人之貌有与也，以是知其天也，非人也。”[②]右师独脚是天为，或者可以直接说人的形貌是天赋予的存在，并不是人力所能改变。这一段中，自始至终都没有提到右师独足的原因，只是说明“此为天为”的结果，这便是说“身”为何如此并不重要，“身”已然如此而已。马其昶在此注曰，“形全形独，皆天所与。《德充符》云‘道与之貌，天与之形’”[③]，即是由此淡化了关于身体的一些绝对性的概念，消解了残疾与不残疾之间的本来如同天堑般的隔阂，将身体当下的状态看作应然。“身”如何不再重要，那么“养生”也绝不单指纯粹的对“身”的养护，如王先谦所言，“形残而神全。知天则处顺”[④]，形残而“生”不残，这可能也是《庄子》总喜列举一些异于常人之人的原因。有学者视残缺的人更贴近于“道”本身不无道理，毕竟残缺的人更能体现人的残缺，更益于认识人之有限。在《养生主》中，有关残缺的人的描述或许可以理解为只是统一了“养生”的起点，身体如何并不能限制人“养生”，残缺与不残缺在此面对相同境遇，形体完整的人不会比残缺之人做得更好，在“生”面前人人平等。

单纯保养身体不能代替“养生”，这是《养生主》为“养生”排除的第二个误区。苟活不是人所追求的生命状态，如果以身体长久当作“生”

① （魏）王弼注，（晋）郭象注：《老子 庄子》，第 24 页。
② （魏）王弼注，（晋）郭象注：《老子 庄子》，第 24 页。
③ 陈鼓应：《庄子今注今译》，第 122 页。
④ 王先谦：《庄子集解》，西安：三秦出版社，2005 年，第 48 页。

的目标，反而会导致对生命力的遮蔽。是故，在医疗手段发达的今天，生命和身体的关系将被如何处理？是追求通过技术手段延长躯体机能，还是如郭象所说，“夫养生非求过分，盖全理尽年而已矣”[①]，不苛求长久。至少《养生主》中明确说明后者更符合“道”，以偏狭的视角将“生”等同于身是舍本逐末的表现。不过，如此一来，所养之“生”似乎又转向与身体相对应的精神，走入《养生主》所排除的第三条“养生”的错误路径。

（三）“养生”非养“神”

在《庄子》研究史上，不少人排除了保养身体的错误路径后，走向了保养精神的道路，其中领头的当数道教学者。尤其是《养生主》结尾的薪火之喻，为精神不死、灵魂不灭、意志永存这一类的言论留下了极大的发挥空间。私以为郭象所言“夫养生非求过分，盖全理尽年而已矣”[②] 并不单指形体无法永存，同样也是在说精神。

养生可以达到的最终结果，在《养生主》中是明确提到的：“可以保身，可以全生，可以养亲，可以尽年。”[③] 这里已经确切地说明了年有尽而非无尽，“养生”是养有限的年，避免中途夭折。王先谦认为应遵循天所给定的生命的时长，而不是在尚未达到“天与之年”就离开人世，[④] 所以并不存在通过保养修炼使得精神长存的道路。后文中“薪火”通过传而无尽，更偏向王夫之所说，“薪可屈指数尽，火自传于他薪”，“以有涯随无涯者，火传矣，犹不知薪之尽也”，“形敝而不足以居神，则神舍之而去；舍之以去，而神者非神也”。[⑤] 在薪火相传的过程中，“神”已经改变，由我到他者，不再是单独的特定个体之“神”。“养生”中的修养精神，可以当作“时不再来，今不一停，故人之生也，一息一得耳。向息非今息，故纳养而命续；前火非后火，故为薪而火传”[⑥]，万万不可当作“形虽往，而

---

① （魏）王弼注，（晋）郭象注：《老子 庄子》，第 42 页。
② （魏）王弼注，（晋）郭象注：《老子 庄子》，第 42 页。
③ （魏）王弼注，（晋）郭象注：《老子 庄子》，第 41 页。
④ 王先谦：《庄子集解》，第 45 页。
⑤ （清）王夫之：《老子衍 庄子通 庄子解》，第 107 页。
⑥ （魏）王弼注，（晋）郭象注：《老子 庄子》，第 46 页。

神常存，养生之究竟。薪有穷，火无尽”①。当然，相比对身体的不甚在意，精神的存在具有重要性，“官知止而神欲行”②，足以说明精神超乎身体之上。但重要并不代表它可以单独存在，所以“养生”万不可等于养“神”。一是因为哪怕“官知止而神欲行”③，也需要“手之所触，肩之所倚，足之所履，膝之所踦”④，神往之处，每一个动作都需要身体的配合；二是因为精神是否旺盛并不代表身体是否健康，比如有一种情况是“神虽王，不善也”⑤，当身体受到了局限，再好的精神状态都改变不了“生”的不自在；三是因为若要将修养精神与“养生”画等号，将“生”变为纯粹的“神”，难免流入宗教，多少与《庄子》本身的意趣不符。

在当代社会，注重养“神”的人在生活中不在少数，且两极化较为严重。不注重养“神”的人终其一生都不在乎“神”之空洞，似乎真真只是为来人间走一遭。至于一小部分过分重视养“神”者，实足表现其具有宗教性的狂热，走向另一极端，又何尝不是一种狭隘。在滋养生命力的“养生”话题下，两极皆不可取。“养生”不是“知”，也并非“养”纯粹的“身”或者“神”，摒除此三者，是扫除了迷障，为进一步论述“养生”的原则打下基础。《养生主》的“养生”原则与整个《庄子》内七篇的首要精神相合，通过安时处顺、安命自解，达到养生。

三　《庄子·养生主》的养生原则

（一）以“顺”养生

《庄子·养生主》与整个《庄子》内七篇的主题思想相辅相成，其中一脉相连的重要部分是安命无为思想。如刘笑敢教授所说，安命无为，实

① 王先谦：《庄子集解》，第49页。

② （魏）王弼注，（晋）郭象注：《老子 庄子》，第42页。

③ （魏）王弼注，（晋）郭象注：《老子 庄子》，第42页。

④ （魏）王弼注，（晋）郭象注：《老子 庄子》，第42页。

⑤ （魏）王弼注，（晋）郭象注：《老子 庄子》，第44页。

际就是一种被动的生活方式。[①] 以安命无为的态度面对命运、人情和道，自然也包括以安命无为的态度来滋养最基础的生命之火。本质上这是打破个人小视野进入宇宙大视野的表现，《庄子》善于将人放置于整个世界中去看待。

世界的变动不居使人总是处在一个完全被动的状态，很难甚至没有办法去改变所面对的客观现实。《养生主》以"顺"作为养生的原则，这一原则尽显于老聃死一段："老聃死，秦失吊之，三号而出。弟子曰：'非夫子之友邪？'曰：'然。''然则吊焉若此，始也吾以为其人也，而今非也。向吾入而吊焉，有老者哭之，如哭其子；少者哭之，如哭其母。彼其所以会之，必有不蕲言而言，不蕲哭而哭者。是遁天倍情，忘其所受，古者谓之遁天之刑。适来，夫子时也；适去，夫子顺也。安时而处顺，哀乐不能入也，古者谓是帝之县解。'"[②] 历代注庄者借此段阐发出极多"顺"于生命的洞见。郭象曰："夫哀乐生于失得。今玄通合变之士，无时而不安，无顺而不处，冥然与造化为一，则无往而非我矣，将何得何失，孰死孰生哉？"[③] 成玄英曰："安于生时则不厌于生，处于死顺则不恶于死。千变万化，未始非吾；所适斯适，故忧乐无措其怀矣！"[④] 后世王叔岷等人一脉相承。总的来说，各家在"老聃死"一段阐发的"顺"，主要指向生死。以顺应生死、不强求生命、不追求长生久存之道作为滋养生命力的原则。此视野之开阔表现在对生命的认识：不贪执一己之生，而重生生之道。其实在这一段中，还有另外一种"顺"存在，即对人情的顺。

出于对人情的"顺"，所以秦失去吊唁老子时哭号三声；所以有年迈的人哭老子的去世，就如同自己的孩子去世一样；所以有年轻的人哭老子的去世，如同哭自己的母亲去世一样。在这里，人情可以指向两个不同的方面：一是指人的感情，二是指人的常情。谈话中的老者与少者吊唁老子，是基于对人的感情的"顺"；秦失吊唁老子，是基于对人的常情的

① 刘笑敢：《庄子哲学及其演变》，北京：中国人民大学出版社，2020 年，第 146 页。

② （魏）王弼注，（晋）郭象注：《老子 庄子》，第 45 页。

③ （魏）王弼注，（晋）郭象注：《老子 庄子》，第 45 页。

④ （晋）郭象注，（唐）成玄英疏：《庄子注疏》，北京：中华书局，2022 年，第 70 页。

“顺”。秦失说明了生死各有其命的道理，却“人吊亦吊，人号亦号”①，老者与少者也未必不知道这个道理，只是人心无法免俗。在吊唁“老聃”的过程中，过分到不合于礼的哭丧恰恰是在特定情境下顺应最直接的情感的表现。如果真的想通道理，并能够贯彻落实，那么哀乐不伤其身是“顺”。但如果本身没有办法摒弃哀乐，不如“顺”其自然，毕竟《大宗师》中讲真人“喜怒通四时”②，真人尚且拥有哀乐，何故不能“顺”其哀乐以“养生”？贯彻“顺”并不以破坏“顺”为手段。此视野之开阔在于对社会的认识：一在于芸芸众生各有其情，宣发情即是“顺”；二在于闻求学而未闻往教，偏执于己见又好为人师是对“顺”的遮蔽。

基于对生死、社会、人心的了解，进一步顺应生死的变化无常、顺应社会的基本规则、顺应人心的原始感情，《养生主》提出一种似乎完全无奈的“养生”方法：“顺”。如果只是这样，《庄子》中所表露的对于人生的认识就成了纯粹的无奈、悲观，甚至绝望。而《庄子》并未走入这样的境地，庄子顺应而不无奈、安命而不悲观、无为却并不绝望，这可能也是两千多年过去了，《庄子》依然有浓厚生命力的原因。刘笑敢教授讲道：安命并非全然沉浸在悲天悯人之中，安命无为既包含了一种无奈的接受，也蕴含着一种从容自得的境界。③ 可以说，不无奈，无庄子；不逍遥，无庄子。如何在“顺”的“养生”中寻求“养生”之逍遥，而不是在“顺”中走向亘古之死寂，只有一个方法：“解”。

（二）以“解”养生

“安时而处顺”的状态，是“解”的基础，“解”又是进一步“顺”的基础，二者互为依存，共同构成“养生”的自我修行之路。破坏生命力的原因有很多，比如物质、欲望、情绪等，破坏的因素有些来自外界，有些产生于自身。而滋养生命之光，他人和外界没有办法提供什么帮助，只有自我通过体“道”的方法，由偏狭走向广博，以求自解。

---

① （魏）王弼注，（晋）郭象注：《老子 庄子》，第 45 页。

② （魏）王弼注，（晋）郭象注：《老子 庄子》，第 77 页。

③ 刘笑敢：《庄子哲学及其演变》，第 146 页。

“解”字在《养生主》中直接出现在两个故事里：一是庖丁解牛，另一是老聃死。庖丁解牛中的解，由“我”作用于他者，带来的结果不是“养生”而是死亡。老聃死中的“安时而处顺，哀乐不能入也，古者谓是帝之县解”[①]，是自我之“解”，依郭象所注，即“以有系者为县，则无系者县解也，县解而性命之情得矣。此养生之要也”[②]，此乃由“顺”到“解”。“县解”是《庄子》中与“生”息息相关的概念，在《庄子·大宗师》中也有出现，王先谦于此记道：“《大宗师》篇云：‘得者时也，失者顺也。安时而处顺，哀乐不能入也，此古之谓县解也。’与此文大同。来去得失，皆谓生死。《德充符》郭注亦云：‘生为我时，死为我顺；时为我聚，顺为我散也。天生人而情赋焉，县也。冥情任运，是天之县解也。’”[③] 以上皆以勘破生死作为达成自我开解的关键，看破这一点就不会惶惶终日徒求“养生”，这便是《庄子》所谓“县解”。

除明确将“解”直接使用的“县解”外，自我的开解贯穿着《养生主》全篇：庖丁解牛，“物虽杂，不以累心”[④]，解“我”与物；泽雉不欲于樊中，“人束缚于荣华，必失所养”[⑤]，解“我”与名利；老聃死，解“我”与情。这些都无法给人以生机，常常得之我命、失之我悲，反害其“生”，所以只能从这些事物中抽离，通过视角转变，清解这些害“生”的存在。至此，《养生主》对破坏生命力的因素提出两种“养生”方法，即施之以“顺”，加之以“解”，使生命对外不忤逆以伤“生”，对内不郁结以害“生”。

综上所述，《庄子·养生主》的“养生”是在深刻认识到现实世界的无奈、悲观、绝望后，依然不放弃“生”的“养生”。如此“养生”，贵在当下自洽，而不是在这一片无奈之荒原中将长生不死作为最终的期许，也不是劝人皈依许下来世幸福，或者规劝修行道德盼有一天守得云开见月明。《庄子·养生主》中的“顺”与“解”是可以延续千百万年、引导千

① （魏）王弼注，（晋）郭象注：《老子 庄子》，第 45 页。
② （魏）王弼注，（晋）郭象注：《老子 庄子》，第 45 页。
③ 王先谦：《庄子集解》，第 49 页。
④ 王先谦：《庄子集解》，第 47 页。
⑤ 王先谦：《庄子集解》，第 48 页。

百万人的“养生”方法，于今依旧有珍贵的意义。人与外界之矛盾只会随着时代变化而变化，不会随着时代变化而消失，使各种矛盾不伤己“生”的方法，便是“顺”与“解”。

四　结语：《养生主》的博物学意义

养生从来没有因为时代的变迁而失去热度，人们热爱生命、珍惜生命、寻求养生之道，这是长久未变的追求。在今天，养生的热度依旧居高不下，吸引着人们不断尝试各种养生之法。以各种实证的方法去养生，此皆技艺性质的养生，与技艺性质相对的是“道”这一种性质的“养生”。“道”的“养生”意味着跳出局限，使以博物视角鸟瞰个人生命成为可能，这种可能赋予了生者更深刻理解“生”的机会。伴随视角的转变，留存于个人生命中的问题就会自然消解。《养生主》在庖丁解牛中，借庖丁之口说“臣之所好者，道也，进乎技矣”[①]，所以文中所提供的“养生”之法，并非技法，而是以博物、以宏大、以深远来理解“生”，进而通过滋养“生”来“养生”。

《养生主》首先否定了恒定之“知”无法滋养变动不居的“生”，其后又说明“养生”不等于单纯保养身体或者修养精神，这三点应对当下问题，有极高的价值。在信息大爆炸的今天，我们每天都在接受海量信息，这样的环境下，伴随知识而来的还有浮躁的心思。但这一切并不代表着我们具有更旺盛的生命力，相反，我们越来越沉闷，越来越失去活力、想象力和生命力。所以似乎是时候去反思一下，怎样重获勃发的生命力。现在，保养身体的方法越来越完善，物质条件的提升、医疗技术的进步、逐渐成熟的医疗体系，为维持良好的身体机能提供了坚实基础。但医学必然将要面对或者已经在面对一些关于哲学的提问，必然不能再单纯重视身体的留存，而需要去遵循生命的意义或者生命力本身。精神的日渐空虚同样是不得不面对的问题，要以修养自我填补精神之空虚。精神世界的自我膨

① （魏）王弼注，（晋）郭象注：《老子　庄子》，第42页。

胀也成为一大问题，修养精神固然重要，但人毕竟不是万能的，若精神染上膨胀自大的病症，将比空虚更为可怕。

所以，相较技术上的养生而言，《养生主》更似是一种思想上的“养生”，是以更加高远的视野看待“生”。在此，“顺”是基础，深刻理解自身所处的境地，就可安处于任何人生状态。同时通过“解”对生命产生更深刻的体悟。个体生命通过自解可以达到更高境界的生命层次，获得在特定生命境界上的自在逍遥。此时，人不会受外力所困，也不会被外物扰乱自身，自然也不会因为种种是非破坏保身、全生、养亲、尽年的养生结果。总体上讲，《养生主》所指出的养生道路，是通过视角的转换消解问题，而这也正是博物学之可贵，即至广大而尽精微。通过视角的转变，人们更能安顿好世界与我、他者与我、我与自身的矛盾，这对日渐浮躁的社会有着不可忽视的价值。这同时更是对价值本身的补充，正如刘孝廷教授所言：“价值不能仅仅被视为一个事物的功利价值。该说法如今虽然被许多人接受了，但或多或少是作为一种类似于信仰的东西而被给予的，却不见得在逻辑上是通达的。因为‘价值’是一个褒义词，现实中的情况是，某物一旦不同使用者发生联系，则使用者就可能很不待见它，而它的‘价值’就会大打折扣。”[①] 博物之学，看似没有明确的用处，不过无用之用的价值或许是文明之为文明的重要体现。人生来不是为了商品化，不是为了利益，不是为了满足各种欲望，物质的极大发展使人逐渐从内心的自省转向了对欲望的追求，这种物质欲望的满足或快乐，很容易被更深的物质欲望打败。在此之下，寻得内心的自救之路，是获得变动不居生命力的根本途径。

哲学，就是在一些似乎已经明朗的地方看到迷雾，进而产生追问；博物学，就是通过追问，发现世界的多姿多彩。这样的追问往往面向的是人类的基本问题，关切的是人类最根本的事宜，对最普遍的问题进行求索，更是“人类”生命力的体现。《庄子·养生主》便对“什么叫作生命”进

① 刘孝廷：《基于生物多样性的共哲学之构建》，《人民论坛·学术前沿》2022 年第 4 期，第 80~93 页。

行思考，以“道”之宏大，试图回答怎样去滋养最初、最基本、最活泼的生命力。因为如此，它的价值不仅仅停留在文学、思辨、概念的范畴内，同时也在于如何去面对人类的普遍问题和当下的时代问题，是具有跨时代意义的本我之思。

“风向标”与“扩声器”：新中国中医政策下的中医药展览会（1954~1959）*

刘年凯**

【摘要】1954~1959 年，以“中医中药”为主题的展览会在中国多个省、市、单位举办，如 1954 年上海第一医学院展览会、1955 年南京中医药展览会、1956 年昆明市中医中药展览会、1958 年福建省中医药展览会、全国医药卫生技术革命展览会以及 1959 年河北省中医中药展览会。这些展览会如“风向标”一样反映了中医药政策乃至更大层面政策的转变，同时，展览会作为会聚人民群众与介绍中医药知识的场所，极大促进了中医药知识在人民群众中的流通，成为政府的“扩声器”，使中医药政策得到有效推行。

【关键词】中医政策　中医中药展览会　中西医结合　土洋结合

新中国成立之初，中医药在国家医疗体系中处于一个特殊的位置：一方面，中医药承载着深厚的文化遗产，是民族身份的象征，另一方面，它也面临着现代化和科学化的挑战。毋庸置疑，在这一时期，政府的中医政策将影响中医发展的方向和前景。

近 20 年来，关于新中国成立初期的中医政策已有若干研究成果，其中

---

* 本文为故宫博物院 2021 年开放课题“多视角下的故宫博物院藏清代权衡器研究”的成果，本项目得到“中国青基会梅赛德斯-奔驰星愿基金”“北京故宫文物保护基金会”公益资助。宾夕法尼亚大学科学史与科学社会学系博士生吴沁彦阅读了初稿并提出修改建议，特此致谢。本文曾于 2024 年 2 月 28 日在清华大学科学史系第 163 期学术例会上宣读，吴国盛教授、王巍教授、沈宇斌副教授、蒋澈副教授、刘骁助理教授、张万辉博士等参与讨论，在此一并致谢。

** 刘年凯，清华大学科学史系副教授，邮箱：nkl@tsinghua.edu.cn。

不少研究涉及中医政策的变化过程，如金姆·泰勒（Kim Taylor）探讨了中医如何在新中国被创造，以及如何改变以实现其革命性目的。[①] 黄永秋梳理了新中国成立初期西医学习中医运动的历史，认为这项带有政治色彩的运动提高了中医的地位，促进了中医发展。[②] 田刚回顾了新中国成立初期"团结中西医"方针的确立，探讨了正确坚持"团结中西医"卫生工作方针的意义。[③] 宫正考察了新中国中医方针政策的历史，分析了中央发现卫生部的问题后所采取的"西医学习中医"工作。[④] 李洪河考察了"中医科学化"的过程，认为党和政府的大力介入和政策支持，使得"中医科学化"过程中的缺点得到了及时纠正。[⑤] 张玲总结了四川省通过加强中医政策教育等措施来贯彻落实中医政策的历史，[⑥] 方书佳研究了 20 世纪 60～70 年代"中草药群众运动"的原因、目标和内容。[⑦]

中国的展览史研究兴起于 20 世纪 80 年代，至今仍是研究热点，如马敏 2023 年总结了中国博览会通史研究的路径与方法。[⑧] 对于新中国，尤其是 1949～1976 年的展览会，典型的研究如夏松涛的《传承与嬗变：建国初期展览会的发展演进（1949—1957）》一文，将 1949～1957 年的展览会分为三个阶段：方兴未艾阶段（1949～1950 年）、快速起步阶段（1951～1953 年）和蓬勃发展阶段（1954～1957 年），并认为"展览会的发展演进反映了国家政策的变化和社会的转型"。[⑨]

---

① Kim Taylor, *Chinese Medicine in Early Communist China, 1945–1963: A Medicine of Revolution*. Routledge Curzon. 2005, p. 1.

② 黄永秋：《建国初期西医学习中医运动的研究（1955～1959）》，硕士学位论文，广州中医药大学，2006 年。

③ 田刚：《新中国成立初期"团结中西医"方针的确立》，《当代中国史研究》2011 年第 1 期。

④ 宫正：《新中国中医方针政策的历史考察》，博士学位论文，中共中央党校，2011 年。

⑤ 李洪河：《新中国成立初期"中医科学化"的历史考察》，《当代中国史研究》2011 年第 4 期。

⑥ 张玲：《新中国成立初期中医政策的历史考察——以四川省为中心》，《当代中国史研究》2015 年第 2 期。

⑦ 方书佳：《二十世纪六七十年代的中草药群众运动研究》，硕士学位论文，中国科学技术大学，2022 年。

⑧ 马敏：《中国博览会通史研究的路径与方法》，《华中师范大学学报》（人文社会科学版）2023 第 5 期。

⑨ 夏松涛：《传承与嬗变：建国初期展览会的发展演进（1949—1957）》，《湖北大学学报》（哲学社会科学版）2013 年第 6 期。

对于政府中医政策转变造成的社会影响，如1954年后各地兴起的中医中药展览会，目前尚没有专门研究。本文梳理了1954~1959年全国举办的中医药展览会，根据展览内容总结其特征，探讨这一时期中医药展览会的角色和功能。

一　1954年中医政策的转变

1950年，第一届全国卫生会议决定以"面向工农兵、预防为主、团结中西医"为卫生工作的三大原则，制定了健全和发展全国卫生基层组织、调整医药卫生事业中的公私关系、医药界团结互助学习、发展卫生教育和培养各级卫生工作人员等四项决定。[①] 之后，卫生部为加强中西医的团结和推进中医科学化，在1951年12月29日发出"关于组织中医学会的指示"与"关于组织中医进修学校及进修班的规定"[②]。

不过，以卫生部有关人员为代表的排斥中医的行为，使中医工作一度出现混乱情况。从《人民日报》当时的两篇报道可见一斑。1954年10月，卫生部副部长傅连暲（1894~1968年）指出："迄今为止，我国数十万的中医，可以说仍处在不被重视的地位。其原因在那里呢？在于我们卫生领导部门虽然把团结中西医做为自己的工作原则，实际上并没有认真贯彻这一原则。"[③] 同一时期，中药受到的重视也被认为不够："我国卫生部门和其他有关方面对于中药，和对于中医一样，没有加以重视，中药的生产、供销和研究等工作基本上处于自流状态，存在着不少问题。为了发扬祖国医药遗产、提高医疗保健工作的水平，如何有计划地逐步改进中药方面的状况，就成为当前的一个重要的问题。"[④]

1954年，党中央再次强调贯彻中医政策，开始批判排斥中医的思想。

① 李德全：《三年来中国人民的卫生事业》，《人民日报》1952年9月27日，第2版。

② 新华社：《中央卫生部发出指示　组织中医学会等推进中医科学化》，《人民日报》1952年1月20日，第3版。

③ 傅连暲：《关键问题在于西医学习中医》，《人民日报》1954年10月21日，第3版。

④ 人民日报社：《加强对中药的管理和研究工作》（社论），《人民日报》1954年11月2日，第1版。

《人民日报》1954 年 10 月 20 日发表题为《贯彻对待中医的正确政策》的社论，指出："要切实改进中医工作，首先必须坚决纠正卫生行政领导部门和其他有关方面轻视祖国医学遗产、忽视中医中药对我国人民的保健作用的严重错误，积极号召和组织西医学习研究中医学。这是当前解决问题的关键所在。"①

在中央强力扭转排斥中医的风气后，出现了一些新的局面，如 1955 年 1 月，萧龙友、施今墨、孔伯华、赵树屏等中医被中华医学会总会吸收入会；② 同年 7 月，中华医学会总会与北京中医学会、北京市公共卫生局一起举办了中医学习班，200 多名西医参加学习，被认为是"西医学习中医"最早开展的工作。③ 到了 1957 年，"歧视中医的思想开始扭转，但谬误言论仍存在"④，而在 1958 年，党和政府号召进行技术革命、文化革命，中医中药被当作"土"的代表，与之对应的西医则属于"洋"。《人民日报》1958 年 8 月 15 日的社论指出，"如何对待土法、洋法，土专家、洋专家，这是我们党从来都很重视的问题"⑤，同时回顾了上文提及的 1954 年"贯彻对待中医的正确政策"的社论——

> 大家都记得，还在 1954 年，我们党在处理对待中医问题上曾作出了光辉的示范。这一年的 10 月 20 日"人民日报"曾发表过一篇社论"贯彻对待中医的正确政策"，上面说："党一贯号召中、西医团结合作，在提高现代医学和医疗水平、更好地为人民服务的总目标下互助互勉，共同学习和研究祖国的医学遗产，使它不断地发扬光大，发挥更大的作用。"社论还批判了当时卫生行政领导部门没有认真执行党和人民政府的这一政策，指责他们笼统地说中医"落后"、"不科学"，

① 人民日报社：《贯彻对待中医的正确政策》（社论），《人民日报》1954 年 10 月 20 日，第 1 版。

② 人民日报社：《第一批中医加入中华医学会》（专栏），《人民日报》1955 年 1 月 10 日，第 3 版。

③ 宫正：《新中国中医方针政策的历史考察》，博士学位论文，中共中央党校，2011 年。

④ 王文鼎：《党的中医政策是完全正确的 卫生部执行这个政策有毛病》，《人民日报》1957 年 7 月 18 日，第 12 版。

⑤ 王子野：《土洋结合各显神通》，《人民日报》1958 年 8 月 15 日，第 6 版。

全盘加以否定的宗派主义情绪。这个批判的深远后果是愈来愈明显了。当我们党提出了技术革命、文化革命口号的今天，重温一次这篇社论还是有现实意义的。①

可以说，从 1954 年底开始，党和政府希望扭转对中医不利的局面，号召中西医团结合作，到 1958 年，随着政治形势的变化，中医药更被赋予了新的含义，成为"土法"，中医大夫则成为"土专家"。不过，总的来说，1954 年底到 1959 年的中医政策基本保持一致。

二　初始色：1955~1956 年的中医药展览会

新中国成立伊始，展览会就是宣传党和政府政策的重要形式。1951 年，《人民日报》报道称，"两年以来在北京举办了关于军事、政治、公安、工业、卫生、艺术、科学等各种性质的展览会共四百次，观众达八百余万"，其中特别提及医药卫生展览会，"许多医药卫生展览会，揭露了旧中国给中国人民带来疾病、瘟疫的情形，他们用事实向群众讲解普通的卫生知识，受到劳动人民热烈的欢迎。这些展览会工作，就是这样和群众的要求自然地溶合在一起，和群众思想相结合，并从而提高了群众的政治文化水平"。②

这些医药卫生展览会中，影响最大的应是 1950 年 8 月 6 日至 30 日在劳动人民文化宫举办的全国医药卫生展览会，观众达 34 万人，"其中除首都各界人士外，还有从天津、沈阳、青岛等地，远道组织参观团前来参观的"③。

在 1954 年之前，并未有太多以中医中药为主题的展览会，而在中医药政策转变，特别是中央在 1954 年底对卫生部做出批评后，以中医中药为主题的展览在全国迅速开展。

① 王子野：《土洋结合各显神通》，《人民日报》1958 年 8 月 15 日，第 6 版。

② 陆灏：《展览会是广泛联系群众的重要形式》，《人民日报》1951 年 4 月 12 日，第 3 版。

③ 人民日报社：《全国卫生医药展览会两周中十五万人参观》（专栏），《人民日报》1950 年 8 月 20 日，第 3 版。

1955 年初，成都市卫生局、文化局、四川省科学技术普及协会和四川省图书馆联合举办了成都市中医药展览会。展览会陈列了我国中医药经典著作 350 多种，还有 400 多种常用中药。而最后一部分，“陈列着解放前国民党反动政府在报章杂志上污蔑中医和主张取缔中医中药的文章。展览会并通过图表、资料和照片显示了解放后共产党和人民政府扶植中医中药事业的情况”①。

南京中医药展览会 1955 年 6 月 11 日开幕，该展览会由南京市卫生局、南京市中医学会、中华医学会南京分会、中国药学会南京分会联合举办，分为“中医药史料”“中医主要各科简介”“中药”“中医工作概况”四部分。②

著名耳鼻喉科专家、医学史家耿鉴庭（1915~1999 年）在 1955 年 2~5 月曾赴南京，作为设计组组长参与筹备这次展览会。③ 耿鉴庭在展览会开幕后也积极撰文介绍该展览会的内容。他在《新中医药》1955 年第 8 期详细叙述了展览的第一部分，包括第一阶段“中国医药的起源”、第二阶段“夏商周时代”，一直到第九阶段“太平天国”，还概要叙述了剩下三部分。④ 该文刊出后，有人来函“认为历史部分记载较详，中药部分太嫌简略，尚有补叙详明之必要”，于是耿鉴庭又撰文仔细介绍该展览的中药部分，包括“神农像拓片的放大，诗经、尔雅、山海经、吕氏春秋里记载的药物，葛洪的炼丹，陶弘景的修订本草，唐新修本草卷子本珂罗版，唐玉药铲”等，此外还有江苏省药材分布图、南京市附近出产药物分布图（沙盘地图）、活苗、标本、原枝、饮片和很多珍贵药品。⑤ 图 1 和图 2 展示了南京中医药展览会的展品，可看到其中不乏一些珍贵文物，如战国时期的药衡（图 1 右下角图片）和汉代铜捣桶（图 2 右上角图片）。

---

① 人民日报社：《成都举办中医药展览会》（专栏），《人民日报》1955 年 3 月 15 日，第 3 版。

② 佚名：《南京中医药展览会开幕》，《江西中医药》1955 年第 7 期。

③ 耿引循整理《中国百年百名中医临床家丛书　五官科专家卷耿鉴庭》，北京：中国中医药出版社，2013 年，第 260 页。

④ 耿鉴庭：《介绍南京中医药展览会》，《新中医药》1955 年第 8 期。

⑤ 耿鉴庭：《介绍南京中医药展览会》，《新中医药》1955 年第 9 期。

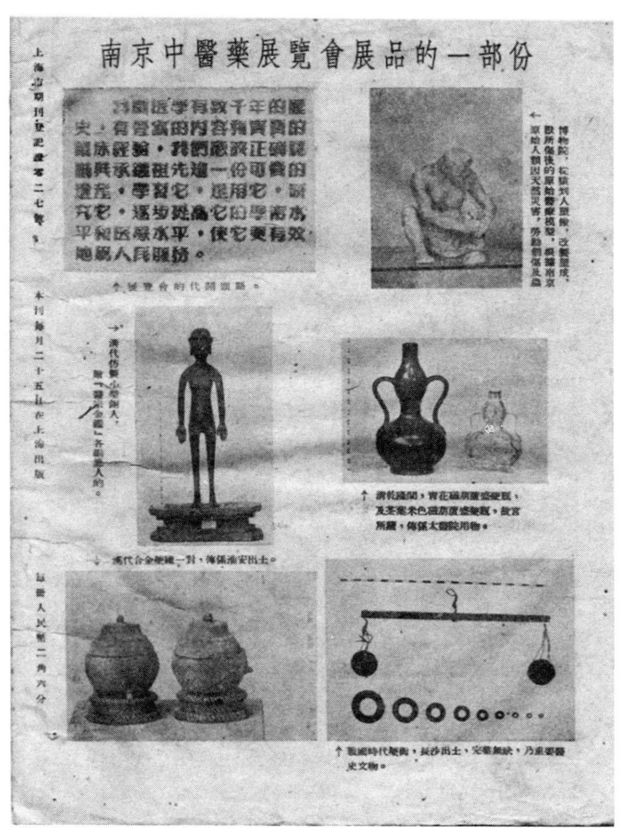

图 1　1955 年南京中医药展览会展品的一部分，图片分别是：从猿到人改制塑像、清代仿制小型铜人、故宫藏青花瓷葫芦盛药瓶、汉代合金药罐一对和战国时期的药衡（《新中医药》1955 年第 8 期封底）

重庆市中医药展览会于 1955 年 12 月 6 日在重庆市劳动人民文化宫开展，1956 年 1 月 5 日结束，观众有 11 万人。该展览会是从 1955 年 6 月开始筹备的，“在开始编辑时，便肯定展出内容应着重宣传祖国医学的丰富多彩、临床疗效，使广大群众认识中医对人民保健事业所起的作用，并运用中西医团结和西医向中医学习，改进了治疗工作的事例，说明党的团结中西医政策的正确伟大，同时亦要批判王斌思想，各部门的工作人员，都

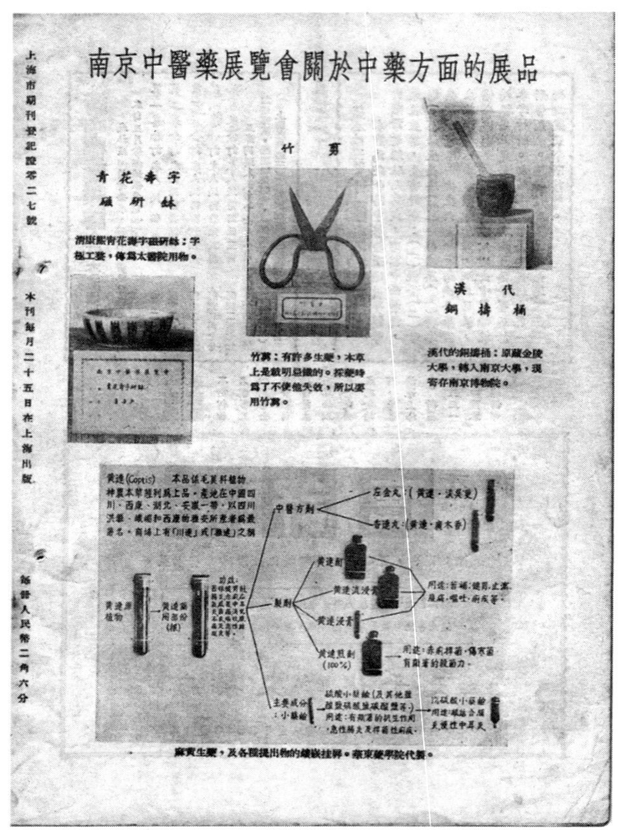
南京中醫藥展覽會關於中藥方面的展品

上海市期刊登記證零二七號

本刊每月二十五日在上海出版

每冊人民幣二角六分

青花壽字磁研缽

清康熙青花壽字磁研缽：手極工整，傳爲太醫院用物。

竹剪

竹剪：有許多生藥，本草上是載明忌鐵的。採藥時爲了不使他失效，所以要用竹剪。

漢代銅擣桶

漢代的銅擣桶：原藏金陵大學，轉入南京大學，現寄存南京博物院。

麻黃生藥，及各種提出物的鑲嵌挂屏。華東藥學院代製。

图 2　1955 年南京中医药展览会关于中药方面的展品，图片分别是：清康熙青花寿字磁研钵、竹剪、汉代铜捣桶，以及由华东药学院代制的麻黄生药及各种提取物的镶嵌挂屏（《新中医药》1955 年第 9 期封底）

以这个内容为指标进行工作”。[①] 展览分为：（1）祖国医学的发展和成就；（2）祖国药学的成就；（3）发扬祖国医学遗产，更好地为人民健康服务，其中这部分又分为“中西医团结合作”“中医进修教育”“中西医合作在卫生工作中所起的作用”“卓越的中医药疗效”。[②] 上文提到南京中医药展览会展出了南京市附近和江苏省的中药分布图，与之相似的是，重庆市中

① 任应秋：《重庆市中医药展览会介绍》，《新中医药》1956 年第 2 期。

② 任应秋：《重庆市中医药展览会介绍》，《新中医药》1956 年第 2 期。

医药展览会在“祖国药学成就”部分列出了四川省出产常用中药分布图及重庆市中药产地分布图。

1956 年下半年有 3 场影响较大的中医药展览会，分别是昆明市中医中药展览会、福建省中医药展览会和江西省中医药展览会。

昆明市中医中药展览会 1956 年 10 月 7 日开展，截至 1 月 4 日已经有 9 万多名观众参观。[①] 该展览分为 3 个部分，“在第一馆中，除全面地介绍了祖国医学的发展情况和伟大成就外，并着重介绍了云南历代名医的事迹”。第二馆展出了历代重要的药学文献典籍，尤其是李时珍的《本草纲目》，包括英、德、法、俄、日等国译本的影印，还展出了云南省及昆明市主要药材的产区分布，[②] 陈列了 1000 多种中药和草药。第三馆“以一些典型的病例介绍了中医中药的疗效，其中有许多例子也都是云南的”，此外，展览会开设的门诊部也迎接了很多病人。[③] 图 3 展示了昆明市中医中药展览会的几处展览场景。

福建省中医药展览会 1956 年 11 月 4 日至 25 日在福州市西湖公园展览馆举办，分为中医馆、中药馆和青草药圃三个部分，还设立了中医顾问处和中药服务部，一共展出了 3495 种展品，观众有 83626 人次。[④]

值得一提的是，中医研究院于 1955 年 12 月 19 日成立，周恩来总理题词“发扬祖国医药遗产，为社会主义建设服务”。一进入福建省中医药展览会展馆大厅，两侧挂着毛泽东在全国第一届卫生会议上的题词和周恩来的上述题词，此外还有中国古代 24 位名医的巨幅画像。总的来说，展览会效果极好：“虽然大会延期五天闭幕，但也还未能满足群众的要求。参观后，群众都认为这次展览内容非常丰富，表示要多参观一、二次，甚至要求大会长期展览。有的说：参观以前认为中医中药没有什么，经过参观

① 章皆淳：《介绍我国丰富的医学遗产　昆明举行中医中药展览会》，《人民日报》1957 年 1 月 4 日，第 7 版。

② 罗应祥：《介绍昆明市中医中药展览会》，《新中医药》1956 年第 12 期。

③ 章皆淳：《介绍我国丰富的医学遗产　昆明举行中医中药展览会》，《人民日报》1957 年 1 月 4 日，第 7 版。

④ 福建省中医药展览会秘书处：《介绍福建省中医药展览会》，《福建中医药杂志》1957 年第 1 期。

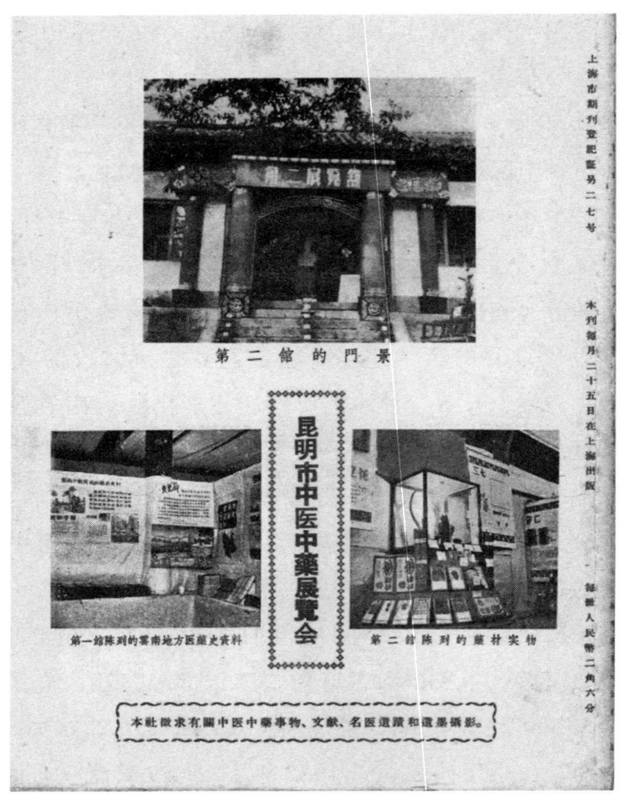
第二館的門景
昆明市中医中藥展覽会
第一館陈列的雲南地方医藥史資料
第二館陈列的藥材实物
本社徵求有關中医中藥事物、文獻、名医遺蹟和遺墨攝影。
上海市期刊登記證号二七号
本刊每月二十五日在上海出版
每册人民幣二角六分

图 3　1956 年昆明市中医药展览会场景（《新中医药》1956 年 12 期封底）

后，对祖国医药遗产的丰富，才恍然大悟！”①

1956 年 12 月，江西南昌举办了江西省中医药展览会，主要内容分为三大部分：第一部分介绍了世界从有人类开始就有医药的活动；第二部分介绍全国药材出产情况；第三部分介绍解放后的江西中医工作，“通过南昌西医学习中医班的各种活动照片，象征着全省中西医互相学习的良好开端”。②

---

① 福建省中医药展览会秘书处：《介绍福建省中医药展览会》，《福建中医药杂志》1957 年第 1 期。

② 江西省卫生厅中医科：《继承和发扬祖国医药遗产——江西省中医药展览会简介》，《江西中医药》1956 年第 11 期。

三 新色调：1958~1959 年的中医药展览会

在 1958 年，随着"技术革命与文化革命""大跃进"运动的开展，中医中药展览会也不可避免地增加了新的色调。[①] 1958 年 9 月 8 日，全国医药卫生技术革命展览会在北京劳动人民文化宫和中山公园开幕。当日，全国医药卫生技术革命经验交流大会同时举办，从卫生部部长李德全的开幕致辞"医药卫生工作进入了一个新的历史时期"，可以一瞥当时对中医药的态度。

> 重视中西医结合、土洋并重。继承发扬祖国的医学遗产是我们的既定方针，在这一医药卫生技术革命中，我们必须很好的进一步贯彻，事实也证明凡是这一方针贯彻得好的地方，那里的技术革命也就出现更大的惊人的成就。同样的，在一切土胜于洋的事实中，也说明土方法不但解决了很大的问题，而且也丰富了我们的医学科学，发展了我们的医药科学，因而我们在医药卫生技术革命中，必须土洋并重。[②]

全国医药卫生技术革命展览会于 11 月 5 日结束。据不同记载，展品有 4500 多种[③]或 7401 件[④]。"其中有许多赶上和超过国际水平，以及中国独有而国际上没有的，有许多是超过洋办法的土办法。中医中药摆在展览会的最重要位置。"[⑤] 《人民日报》如此评价全国医药卫生技术革命展览会："这个展览会说明了在卫生工作中只要政治挂帅，走群众路线、土洋并举、中西结合，一切为了病人、面向工农兵，密切结合生产，发扬祖国医学遗产，就一定能够掀起蓬勃的技术革命，造福人类，丰富世界医

① 笔者未查到 1957 年举办中医中药展览会的史料，上海中医学院历史博物馆 1986 年编印的《中文医史文献索引》亦未有 1957 年举办中医药展览会的记录。目前无法确定这一问题是否由史料遗漏造成，故本文暂不讨论 1957 年未举办中医药展览会的原因。

② 李德全：《医药卫生工作进入了一个新的历史时期——在全国医药卫生技术革命经验交流大会的开幕词》，《中医杂志》1958 年第 10 期。

③ 悍·素：《全国医药卫生技术革命经验交流大会》，《科学》1958 年第 4 期。

④ 陈恂清：《记"全国医药卫生技术革命展览会"》，《科学通报》1958 年第 22 期。

⑤ 悍·素：《全国医药卫生技术革命经验交流大会》，《科学》1958 年第 4 期。

学宝库。”①

几乎同时，福建省卫生展览会在 1958 年 9 月 10 日开幕，其中有一部分是关于中医中药的：“在展览会里的中医中药第一、二馆里，展出内容非常丰富，有图表、相片、实物、模型，生动地介绍出全省各地中医中药工作的优越成就，显示了中医中药对保障人民的健康和祖国建设所起的巨大作用。”② 图 4 展示了福建省卫生展览会中医中药馆的几处场景。

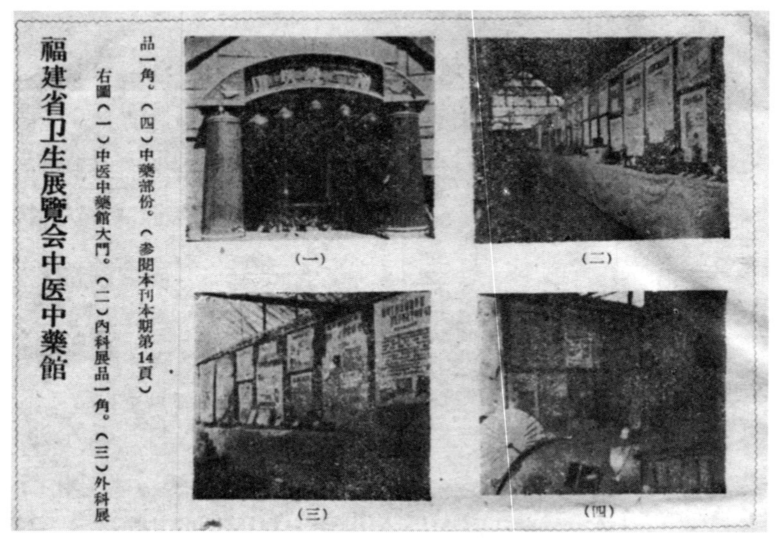

福建省卫生展览会中医中藥館

右圖（一）中医中藥館大門。（二）内科展品一角。（三）外科展品一角。（四）中藥部份。（参閱本刊本期第14頁）

（一）　（二）　（三）　（四）

图 4　1958 年 9 月，福建省卫生展览会中医中药馆
（《福建中医药》1958 年第 9 期插图）

1958 年 11 月 17 日至 12 月 2 日，在河北保定召开了全国中医工作会议，同时为了向大会汇报和献礼，举办了中医中药展览会。展览会分为“红旗”“采风”“回春”“卫星”“神农” 5 个馆。

> 红旗馆说明党的领导，政治挂帅，贯彻中医政策的工作方法，开

① 本报记者：《医药工作者要再创奇迹　全国医药卫生技术革命经验交流会和展览会在京开幕》，《人民日报》1958 年 9 月 9 日，第 7 版。

② 本刊讯：《祖国医药发射奇光异彩——介绍福建省卫生展览会中医中药部分》，《福建中医药》1958 年第 9 期。

展十大运动，以及中医的社会活动等。采风馆阐述全民动手、广泛搜集民间验方、秘方，开展三献运动（献技术、献经验、献一技之长），单方土法治大病，以及采风汇集等。回春馆介绍临床疗效、多种治疗方法，显示了祖国医学万紫千红、光辉灿烂的景象。卫星馆展出破除迷信，解决疑难病症，在中医学术上，大放卫星群的情况。神农馆介绍了南药北植、野药家种家养、制剂改革，以及全省中药资源等情况。①

《人民日报》特别报道了这次展览会的“卫星馆”，称“中医治好各种疑难病症的成绩琳琅满目，使人看了异常振奋。这成绩标志着从整风运动以来，在破除迷信、解放思想的浪潮里，在技术革命的冲击下，中医中药的宝库得到了进一步的发掘，放出了灿烂的光芒”，并总结道“展览会给参观的人上了一堂生动的祖国医学课程”。②

山东济南在1958年底召开了中医中药会议，同时受河北保定中医中药展览会的影响，济南市医疗部门举行了“采风访贤”运动，在1958年12月5日至1959年1月10日的35天内，一共采集了验方、秘方和单方49万多个。③

1959年2月15日，济南市中医中药展览会在共青团路麟趾巷74号举办，20日正式开展，到28日结束，9天内共有4071人参观，平均每天参观人数452人次，观众大多为省市党政负责人、省卫生行政会议代表、省市机关干部、中医中药工作人士。展览会“按照上级指示走群众路线，从群众中来到群众中去的方法收集展品”，选择了材料1003件，分为“红旗馆”“卫星馆”“采风馆”“神农馆”4个馆，共13室。④ 在之前“采风访贤”运动中收集到的验方、秘方和单方经过整理，也在该展览会上展出。⑤

① 本报讯：《发掘祖国医学伟大宝库——河北省中医中药展览会简介》，《中国防痨》1958年第6期。

② 虞锡圭：《伟大的祖国医学宝库——河北省中医中药展览会侧记》，《人民日报》1958年11月28日，第6版。

③ 济南市卫生局、济南中医学会编：《济南中医药志》1989年，第34页。

④ 济南市卫生局、济南中医学会编：《济南中医药志》1989年，第35页。

⑤ 济南市卫生局、济南中医学会编：《济南中医药志》1989年，第27页。

而 3 个月后，在 1959 年 5 月上旬，山东省卫生厅在济南趵突泉公园还举办了山东省中医药展览会。与河北省中医中药展览会和济南市中医中药展览会稍有不同的是，该展览会加了“跃进”一馆，总共分为“红旗”“跃进”“中西医合作”“采风献宝”“神农”五个馆。①

另外，1959 年初，河南省卫生厅举办了“河南省中医中药展览会”，分为“红旗”“宝库”“神农”三个馆，展出实物 1551 件。其中，宝库馆展出了中医治疗的经验和西医学习中医的成绩，神农馆展出了河南省中药的情况，特别是“四大怀药”。1959 年 3 月 26 日至 5 月中旬，安徽省中医中药展览会举办，中医馆展出了“贯彻中医政策、中医教育、临床资料、西医学习中医”等方面的展品，中药馆展出了安徽省出产的生药和加工成药约 1000 种。② 1959 年初，四川省卫生厅在成都市南郊公园举办的四川省中医中药展览大会，也分为“红旗馆”“回春馆”“神农馆”“卫星馆”。③

1954~1959 年，一些地方院校或者医学分会也举办了中医药展览会。这些展览会的规模没有上述的国家级或省级展览会那么庞大，但效果也非常显著。

上海第一医学院中医中药展览会在 1954 年 12 月 14 日开展，到 25 日截止，一共有 4000 多人参观。展览分为 4 个部分。第一部分包括用于解释针灸的书籍、用具、模型和图表，以及拔罐疗具。第二部分是 196 部书籍，“其中本草书籍有 20 余种，是按照辑录年代排列的。另外展出了 13 部本草纲目的英文、法文、日文等的翻译版本。医书计 170 余种，是按照医理、医方本草、内外科来排列的”。第三部分展出 360 种中药。第四部分是近代研究的中药论文、重要组织切片和重要化学提炼物。④

宜春卫生分会 1955 年 1 月 28 日举办中医药展览会，内容包括“秘

① 陈志超：《贯彻中医政策取得了辉煌成果　山东省中医药展览会即将开幕》，《山东医刊》1959 年第 5 期。

② 安徽省卫生厅编：《安徽省中医中药展览会验方集锦》，1959 年，第 1~2 页。

③ 三台县人民委员会卫生科编：《四川省中医中药展览会集锦》，1959 年，第 1 页。

④ 章寿杉：《记上海第一医学院中医中药展览会》，《上海中医药杂志》1955 年第 6 期。

方""民间草药""贵重中药""提炼中药""针灸器材""中医药文献"，展出5天，观众有8000余人，观众"有的自备笔记当场抄录，有的要求继续展览，这充分说明了有悠久历史的中医药，是与人民群众发生了密切的联系，大家一直体会到党和人民政府对待中医的政策是正确的"。[①]

1959年元旦，建院仅两年的苏州市中医医院就举办了苏州市中医医院中医中药展览会。[②] 1959年1月21日，上海市卫生局举行了"上海市中医中药、医学教育展览会"预展，"显示了党的中医政策在上海市开花结果的壮丽景象"。展览分为"元旦献礼""中医""中药""医学教育"四部分，"反映了上海市贯彻党的中医政策的情况和成就"。[③]

总之，1955~1959年的展览会以1957年为界，后期展览会与前期展览会的内容有了较大变化，"红旗""卫星""神农"等标语取代了之前的"中医"和"中药"。中医药学家叶橘泉（1896~1989年）1959年4月30日在中国人民政治协商会议第三届全国委员会第一次会议上的发言《中西医合作开发祖国医学宝藏》，可作为1959年展览会的一个时代注脚。

> 中西医技术合作发掘祖国医学遗产。在总路线光辉照耀下，技术革命和文化革命走向高潮的今天，全国各地学习中医、应用中医、中西医合作已在各地医疗单位里掀起一个热潮。中医中药在党的领导下，已发出了光芒。通过中西医临床合作，应用中医方法治疗急慢性阑尾炎、高血压、急慢性肾脏炎……既简便又有效，符合多快好省的方针。现在许多医院里正在组织中西合作专题研究小组向肿瘤放射病等尖端科学进军。[④]

当然，值得注意的是，在"大跃进"时期，浮夸风盛行，这可能也体

① 石山：《宜春卫协分会举办中医药展览会》，《江西中医药》1955年第3期。
② 苏州市中医医院编：《苏州市中医医院中医中药展览会资料汇编》，1959年，前言。
③ 许中和：《上海市中医中药、医学教育展览会》，《上海中医药杂志》1959年第1期。
④ 叶橘泉：《中西医合作开发祖国医学宝藏》，《人民日报》1959年4月30日，第15版。

现于这一时期的中医中药展览会，其给展览会带来的负面影响有待进一步探讨。

四　“风向标”与“扩声器”：中医药展览会的双重特征

（一）中医药展览会的“同”与“不同”

对于本文所讨论的 1954～1959 年的中医药展览会，首先要注意的是，许多中医药专家参与到这些展览会中，保证了展览会内容的准确性和权威性。如上文所述，著名中医、医史学家耿鉴庭曾在 1955 年 2～5 月赴南京参与筹备南京中医中药展览会。而另一位医史学家宋大仁（1907～1985 年）1955 年 4 月下旬也到南京筹备此次展览会，他还曾于 1956 年 9～10 月协助福建省卫生厅筹备福建省中医药展览会。宋大仁这样回忆在福建的经历——

> 我各部门都要顾问，忙到不亦乐乎，每晚只睡四小时，脑筋不停在跳动着，精神兴奋，身体不觉得怎样累。我负责的主要工作有六项：（1）筹划筹备工作；（2）编写各时代医学发展情况；（3）布展展品及说明；（4）训练讲解员；（5）答复咨询；（6）向参观团作报告和解答问题。[①]

宋大仁的作品如《人兽搏斗图》《梁陶弘景审药图》《晋葛洪炼丹图》也在展览会上展出。

如本文第二、三部分所示，以 1957 年为界，前后两个阶段的展览会各自具有一定的相似性，如 1955～1956 年的展览基本分为“中医”“中药”“工作概况”，1958～1959 年的展览则更多分为“红旗”“卫星”“跃进”

① 王国忠编著《“医林怪杰”宋大仁学术年谱长编（1907－1985）》，上海科学技术出版社，2022 年，第 168 页。

等部分。

在全国范围内中医药展览会的相似性之外，不同地方所办的展览也具有本地特色。如南京中医药展览会介绍了江苏、南京地区的中草药；昆明市中医药展览会列举了云南省及昆明市主要药材的产区分布；江西省中医药展览会展示了 1932 年瑞金成立的以中药为主的卫生制药厂，还重点介绍了江西特产中药薄荷、樟脑的制作过程；① 又如福建中医药展览会陈列了三头活鹿，展览方还举行了"宰鹿仪式"以配制古方全鹿丸，到场群众就有 2 万余人。②

1942 年，西人在华建立的震旦博物院曾举办"中国药物展览会"，该展览由震旦大学植物部门负责人生物学教授王兴义（Jacques Roi）和震旦大学医学院教授吴云瑞策划。蒋凡认为震旦博物院向中国社会开办这一展览，是当时西人在华博物馆实现"在地化"转型的体现。③ 本文所述中医药展览会的这种地方特色，也可看作展览"在地化"的一种表现。

（二）中医药展览会促进中医药知识传播

中医药展览会促进了中医药知识的传播，这首先体现在展览会的跨省示范效应，如 1955 年南京中医药展览会，在其举办的消息先后登在北京的《健康报》和上海的《新中医药》后，广东、江西等地卫生机构纷纷派人到南京参观；④ 而济南市的中医药展览会则直接受到了河北省中医药展览会的影响。

中医药展览会给西医专家提供了交流的平台，促进了中医和西医的发展，如对于重庆市中医药展览会，"不少中医参观了展览会以后，献出了用中医药治疗胆石病、骨折、喘咳和妇女痛经等病的家传秘方和验方。许多过去轻视中医或不相信中医药有效应的人，参观后对自己存在的错误思

---

① 江西省卫生厅中医科：《继承和发扬祖国医药遗产——江西省中医药展览会简介》，《江西中医药》1956 年第 11 期。

② 佚名：《介绍福建省中医药展览会》，《福建中医药杂志》1957 年第 1 期。

③ 蒋凡：《近代西人在华博物馆的"在地化"尝试——以震旦博物院"中国药物展览会"为例》，《博物院》2023 年第 1 期。

④ 耿鉴庭：《介绍南京中医药展览会》，《新中医药》1955 年第 9 期。

想做了批判”①。

1958 年 12 月，北京协和医院副教授张茝芬（1915~2010 年）写道，“我在全国医药卫生技术革命经验交流大会和参观了祖国医学馆后，感到祖国医学宝藏给我们解决这个问题提供了很多途径”，并开始采用中医的方法治疗病人。② 骨科医生孟继懋（1897~1980 年）、兰锡纯（1907~1995 年）、方先之（1906~1968 年）和陈景云（1910~1979 年）在 1959 年 4 月发言称，“直到去年九月间，通过全国医药卫生技术革命经验交流大会的学习和参观之后，我们对祖国医学的认识才开始有所转变……事实再一次证明了我们的想法是错误的，中医对骨折的治疗确有独到之处”③。

展览会在极短时间内会聚了大批观众，使得中医药知识以极高的效率传播开来：如重庆市中医药展览会为期 1 个月，观众有 11 万人；福建省中医药展览会持续 3 周，观众有 8 万多人。观众的学习热情多次见诸报道：如全国医药卫生技术革命展览会，“在馆里，尽管观众川流不息，却不时听到一阵阵沙沙沙的笔记声，经常看到观众流连忘返在详细地问这问那，深深流露了他们最浓厚的兴趣和感情”④。

展览会带来的知识流动还体现在：借助“资料汇编”或“医药集锦”的纸质书籍形式，展览会上展示的中医药知识得以在更长时间和更广地域上传播、流通。全国医药卫生技术革命展览会期间，曾编印 200 多种活页资料，供观众学习参考。因展览的内容太丰富，这些资料不到展出项目的 1/20，无法满足观众需要，因此，展览会结束前后，《全国医药卫生技术革命展览会资料汇编》由人民卫生出版社出版，共 34 本小册子，分别是《政治挂帅一切为了伤病员》《中西医大协作》《几种传染病的防治》《消灭流行性乙型脑炎》《消灭痢疾》《消灭寄生虫病》《消灭血吸虫病》《征服高血压》《恶性肿瘤》《积极防治结核病》《劳动卫生与职业病》《内科》

① 新华社重庆分社：《新华社新闻稿一九五六年一月六日》，1956 年，第 15 页。

② 张茝芬：《中西医结合治宫颈癌》，《人民日报》1958 年 12 月 3 日，第 8 版。

③ 新华社：《我们学习中医外科的体会　孟继懋　兰锡纯　方先之　陈景云委员的联合发言》，《人民日报》1959 年 4 月 28 日，第 16 版。

④ 本报讯：《祖国医学光芒万丈　全国医药卫生技术革命展览会介绍之一》，《中医杂志》1958 年第 10 期。

《神经精神病》《小儿科》《外科》《矫形外科》《烧烫伤》《阑尾炎》《痔瘘》《皮肤性病》《妇产科》《耳鼻咽喉科》《眼科》《口腔科》《经络测定器的研究》《针灸》《气功按摩及割治疗法》《验方》《临床检验》《放射医学与理疗》《药物》《药房工作》《医疗器械》《飞跃前进的医疗预防工作》。在这些册子中，“祖国医学”占据了主要地位，如《征服高血压》《阑尾炎》等书，中医的治疗方法都占了很大的比重。①

根据展览会展出内容编辑出版医药集锦似乎也成为这个时期、特别是1958~1959年展览会的“标准配置”，如1959年，河北省人民出版社出版了《河北省中医中药展览会医药集锦》以及15辑《十万金方——河北省中医中药展览会验方汇集》，河南人民出版社依据河南省中医中药展览会“宝库馆”内容出版了《河南省中医中药展览会锦方汇集》②，安徽省卫生厅编写了《安徽省中医中药展览会验方集锦》。一些省级卫生厅如青海省卫生厅、地方医学院如齐齐哈尔医学院还翻印了《河北省中医中药展览会医药集锦》，我们至今可在坊间找到《河北省中医中药展览会医药集锦》的内部油印本或个人手抄本——这些都从侧面证明了中医药展览会带来的知识传播的广度。

总的来说，1954~1959年的中医药展览会不仅是展示中医药的场所，其历史意义更在于，它是新中国中医政策变化的“风向标”，反映了政策制定者对中医药的态度和策略——中医药展览会的兴起，便应是各单位对中央1954年底对卫生部做出批评后的响应。同时，展览会以多种方式保证了中医药知识的有效传播，如“扩声器”一般将政府的政策以最大效力传播开来，极大地提升了中医药在公众心目中的形象和地位，增强了人们对传统医学的了解和认同。

五　余论

改革开放后，中国的博物馆事业持续发展，不少中医中药展览出现在

① 全国医药卫生技术革命展览会编：《全国医药卫生技术革命展览会资料汇编》，《药学文摘》1959年第1期。

② 河南省卫生厅编：《河南省中医中药展览会锦方汇集》，郑州：河南人民出版社，1959年，第1~2页。

各地的博物馆中。1990 年 9 月建成的北京中医药大学中医药博物馆分为“中国医学史”展厅和“中药”展厅两部分；2015 年成立的山东省中医药博物馆位于山东中医药大学长清校区，分为中医馆、中药馆、校史馆、贝壳馆、内经养生馆和生命科学馆。

2021 年 2 月，故宫博物院举办了“诚慎仁术——清宫医药文物展”，这是故宫举办的首次以医药文物为主题的展览。该展览分为四个单元，展出多件珍贵文物，如第一部分“清宫药房景象”展出了明万历年间的黑漆描金双龙药柜，第三部分“存诚慎药性——药材与药具”展示了清代的男性人体解剖模型、戥秤、眼科手术器械等器具，第四部分“调方最近情——档案存真”则有一些药房和进药底簿。

如今的中西医结合、中西药并用政策有其历史根源：在 20 世纪 50 年代，中医药政策开始聚焦于将传统医学与西方医学结合。中医药展览会在这一时期扮演了多重角色，而回顾中医药展览的历史，对于现在的我们也深有启发：以中医药大学和故宫博物院的这类展览为代表的中医药展览仍然是促进社会认识中医药的有效手段，或许“风向标”的作用已不明显，但“扩声器”的功能将长久彰显。

清代官修《律例馆校正洗冤录》中医药学知识的内容与来源初探*

孙伟航**

【摘要】 成书于南宋的《洗冤集录》是中国现存最早的系统性法医学著作。《洗冤集录》经过后世的不断传播与刊刻，至明代末年已经产生了诸多版本。清代在增补、校订《洗冤集录》的基础上颁布了《律例馆校正洗冤录》，作为指导检验尸体的“官书”。《律例馆校正洗冤录》从“药物毒性与食物中毒”“方剂学”“急救知识”三个方面补充了《洗冤集录》中医药学知识的不足。这些医药学知识的来源包括传统医药学著作、医史文献著作与律学著作等，具有来源广泛和以法医学实践为导向的特点。《律例馆校正洗冤录》丰富多样的医药学知识，既是清代在法医学著作编撰上的新进展，也体现了清代法医学发展中的医药学因素。

【关键词】《洗冤集录》　《律例馆校正洗冤录》　法医学史

南宋年间，宋慈编纂了中国古代现存最早的法医学著作《洗冤集录》，产生了巨大的影响，成为古代司法检验活动的重要参考文本。后世的相关法医学著作也多以“冤录”为名，如《无冤录》《平冤录》等。南宋以后，《洗冤集录》经过不断流传，产生了各类内容、篇幅、结构都不尽相同的版本，给司法检验工作带来了一定的困扰。于是在清朝乾隆初年，随

* 本文为国家社会科学基金项目（课题编号：23BZS038）、中国科学院战略研究与决策支持系统建设专项项目（课题编号：E4291G04ZY）成果。

** 孙伟航（2001~ ），男，中国科学院自然科学史研究所硕士研究生，邮箱：sunweihang22@mails.ucas.ac.cn。

着《钦定大清律例》的编撰，律例馆对各种版本的《洗冤集录》进行了修订和增补，形成了《律例馆校正洗冤录》一书。《律例馆校正洗冤录》以“官书”的身份被刊刻颁布于各省，成为清代各级政府进行司法检验和培训仵作的参考书。

早期学界对《律例馆校正洗冤录》的研究较少，且大多依附于《洗冤集录》的研究，如陈垣《洗冤录略史》[①]、李达祥《中国第一部法医学——“洗冤录”内容简介》[②]、仲许《中国最早的一部法医学——洗冤录》[③]以及林永匡、朱家源《宋代杰出的法医学家宋慈》[④]等。这些早期研究中大多存在两个问题。第一，将宋代的《洗冤集录》与清代的《律例馆校正洗冤录》混淆；第二，认为《律例馆校正洗冤录》成书于“康熙三十三年（1694 年）”。第一个问题在 21 世纪以来已经被一些学者重视，如钟赣生、黄玉环、吴志刚、王兴文、陈重方等，他们分别在论文中对宋代《洗冤集录》与清代《律例馆校正洗冤录》相互混淆的历史与成因进行了详细研究。[⑤]对于第二个问题，茆巍和陈重方通过相关档案材料进行了严谨的考证，指出《律例馆校正洗冤录》应成书于乾隆七年（1742 年）。[⑥]除了对《律例馆校正洗冤录》的版本和成书时间的研究，贾静涛对《律例馆校正洗冤录》在日本的传播与影响进行了介绍。[⑦]陈重方对《律例馆校正洗冤录》的技术实践进行了分析。[⑧]茆巍则关注到了《律例馆校正洗冤

① 陈垣：《洗冤录略史》，陈智超主编《陈垣全集·第一册》，合肥：安徽大学出版社，2010 年，第 207~217 页。

② 李达祥：《中国第一部法医学——“洗冤录”内容简介》，《中医杂志》1955 年第 5 期。

③ 仲许：《中国最早的一部法医学——洗冤录》，《法学》1958 年第 2 期。

④ 林永匡、朱家源：《宋代杰出的法医学家宋慈》，《西北大学学报》（哲学社会科学版）1980 年第 1 期。

⑤ 钟赣生：《〈洗冤集录〉考辨》，《北京中医药大学学报》1997 年第 1 期；黄玉环、吴志刚：《〈洗冤集录〉版本考》，《贵阳中医学院学报》2005 年第 2 期；王兴文：《也谈中国科技史的史料考据问题》，《自然辩证法通讯》2003 年第 6 期；陈重方：《清〈律例馆校正洗冤录〉相关问题考证》，《有凤初鸣年刊》2010 年第 6 期；陈重方：《清代检验知识的常规与实践》，《清史研究》2018 年第 3 期。

⑥ 陈重方：《清〈律例馆校正洗冤录〉相关问题考证》，《有凤初鸣年刊》2010 年第 6 期；茆巍：《洗冤：清代命案检验取证研究》，北京：商务印书馆，2022 年，第 51~56 页。

⑦ 贾静涛：《中国古代法医学史》，北京：群众出版社，1984 年，第 213~214 页。

⑧ 陈重方：《清代检验知识的常规与实践》，《清史研究》2018 年第 3 期。

录》所增加的毒物与“食禁”知识。①

综合来看，目前学界关于《律例馆校正洗冤录》的研究大多集中于其版本信息、成书时间与法医学知识实践，尚无对《律例馆校正洗冤录》中的医药学知识进行的专题研究。而医药学知识是《律例馆校正洗冤录》的重要组成部分，同时也是其区别于《洗冤集录》的重要特征，体现了清代在传统法医学领域中的新进展。故本文以《律例馆校正洗冤录》中的医药学知识为研究对象，系统地探索其主要内容与来源，以求理清清代法医学发展中的医药学因素。

一　《律例馆校正洗冤录》的编纂

法医学既是医学的重要组成部分，也是医学在司法领域的实践应用。中国具有悠久的司法检验传统。从现存的传世文献来看，早在《礼记·月令》中就有“瞻伤、察创、视折、审断”的相关要求。在湖北省云梦县出土的《睡虎秦简》中也有记载法医学相关内容的《法律答问》与《封诊式》。因此，不论是从传世文献还是出土文献来看，我国至迟于战国时期就已经出现法医学发展的萌芽。② 而在南宋时期，中国出现了现存最早的系统性法医学著作《洗冤集录》。对《洗冤集录》，清代《四库全书总目》的评价是“后来检验诸书，大抵以是为蓝本”③，可见《洗冤集录》在中国所产生的深远影响。

然而，成书于宋代的《洗冤集录》经过长时间的传播与刊刻，到明代末年已经出现各种不同的版本，如王肯堂笺释本、《永乐大典》收录本等。雍正年间，就有官员指出当时各地充斥各种版本的《洗冤集录》《无冤录》《平冤录》等检验用书。④ 而清代需要进行司法检验的重要案件，往往是

① 茆巍：《洗冤：清代命案检验取证研究》，第68~69页。

② 贾静涛：《中国古代法医学史》，第1~3页。

③ （清）永瑢等编《四库全书总目（上）》，北京：中华书局，2003年，第850页。

④ （清）朱曙荪：《奏为敬陈改革科场表判及检验洗冤录等三书禁革刊刻邪说等管见并恭缴硃批折件事》，硃批奏折，雍正四年十月二十六日，中国第一历史档案馆藏，档案号：04-01-30-0413-008。

徒、流以上的重大案件，最后需要上报到“天下刑名之总汇”的刑部。如果各地所上报的案情有不合理之处或未严格按照相关律例定罪，则会被刑部驳回。[①] 所以各地使用的《洗冤集录》一旦与刑部所使用的版本不同，就有可能出现因为案情不清而被驳回的情况。这也使得地方官员亟须朝廷统一校订与颁发《洗冤集录》。

（一）编纂过程

编订新版《洗冤集录》的活动在雍正年间就已经开始。雍正七年（1729 年）时任湖南巡抚的马会伯提出——

> 令各省督抚按察司将《洗冤录》原本全文细加考校，并从前诸刻本于原文之外添增之条可取者，附载于后，或各省督抚臬司自有见闻有益于检验者，亦续载篇末以备参考。各具一部咨送刑部汇齐，再加核订刊发各省，令各行刊刻转发州县，附入律例，当心查阅。[②]

各省根据此次修订的要求将所搜集的各类《洗冤集录》的版本与续增内容送至刑部。但是，雍正年间刑部的大火将十一个清吏司所收到的各版《洗冤集录》烧毁，所以刑部再次咨文各省重新将《洗冤集录》原本和续增内容送至刑部。直到雍正十三年（1735 年）刑部才将这些重新搜集完整的各类材料交由律例馆，并在乾隆元年（1736 年）通过刑部尚书傅鼐上奏“准奉”。这时，律例馆已经开始新律例的修订工作，于是刑部只能于乾隆三年（1738 年）再次上奏，提请在律例馆完成律例修订后开始新《洗冤集录》的修订工作。[③] 所以早在雍正年间就开始准备的《洗冤集录》的相关修订工作，出于种种原因直到乾隆初年才被逐渐提上日程。经过诸多波折，新版《洗冤集录》的修撰工作直到乾隆六年（1741 年）才得以开展。

---

① 郑小悠：《人命关天：清代刑部的政务与官员（1644—1906）》，上海人民出版社，2022 年，第 19~27 页。

② （清）李锡秦：《奏请颁发校定洗冤录事》，题本，乾隆六年十一月十六日，中国第一历史档案馆藏，档案号：04-01-01-0072-011。

③ （清）来保等：《题为查议江西按察使奏请速颁洗冤录以便遵行事》，题本，乾隆三年十一月初四日，中国第一历史档案馆藏，档案号：02-01-007-015073-0005。

新修订的《洗冤集录》以《律例馆校正洗冤录》为名，于乾隆七年正式刊刻颁布。关于《律例馆校正洗冤录》刊发颁布的过程，目前已有学者进行了详细的考证。① 除先前研究已发现的三泰与那图苏的奏折外，乾隆十九年（1754 年）山东按察使阿尔泰的奏折也指出了《律例馆校正洗冤录》于乾隆七年刊发的事实——

> ……则《洗冤录》一书通行各省督抚、按察使详细考校，咨进刑部汇齐校订，经律例馆请奏，刊刻于乾隆七年，颁发各省照刊，转发各问刑衙门。②

类似的内容也可以在满文题本中找到，如绰尔多等《题为叩谢赏赐〈洗冤录〉事》中记载了乾隆七年收到《律例馆校正洗冤录》之事。③ 综上所述，雍正七年皇帝批准了对《洗冤集录》的修订，后经历刑部大火，雍正十三年又重新准备修订的各项工作。刑部在乾隆元年上奏开始修订后，又因为律例馆修订律例的工作而不得不再次延后。直到乾隆七年才以《律例馆校正洗冤录》的名义刊刻颁发各地。

虽然《律例馆校正洗冤录》经过了刑部的重新校正与增补，但是仍然存在着一些与《洗冤集录》相似的问题。在颁发初期最引起地方官员争议的问题就是《律例馆校正洗冤录》缺少“检骨格图”。

对尸体或伤痕进行检验时，经常会出现需要检查骨骼是否受伤、缺失与破损的情况。这就使得负责基层检验的人员和相应官员需要有一个检验骨骼的对照“格图”，以标准化检验流程。而《洗冤集录》中虽然有检验骨骼的流程与方法，但是并没有给出相应的骨骼位置和形态图。《律例馆校正洗冤录》在修撰时，也没有考虑到添加“检骨格图”，只有用于体表检验对照的“尸格”与“尸图”。但是随着清代以来“检骨”技术的发展

① 陈重方：《〈洗冤录〉的文献问题》，赵晶主编《中国古代法律文献研究·第十三辑》，北京：社会科学文献出版社，2019 年，第 237~294 年。

② （清）阿尔泰：《奏请州县官员以讲〈洗冤录〉定为考课成规事》，录副奏折，乾隆十九年闰四月二十二日，中国第一历史档案馆藏，档案号：03-0089-028。

③ （清）绰尔多等：《题为叩谢赏赐〈洗冤录〉事》，满文题本，乾隆七年十一月十一日，中国第一历史档案馆藏，档案号：02-02-012-000848-0012。

与广泛应用，已有的“尸格”已经难以满足基层官员的填注需求，并且已经影响到了刑部对于案件的复核。[①] 于是在乾隆三十五年（1770 年）时任安徽按察使的增福上奏——

> 敕部亦照洗冤录中所载相验图格，讲人身骨节定位检骨图格。先绘仰面、合面人形周身各骨图一幅，于前次列仰面、合面沿身名目各骨格于后，男女各分一本不致混淆。刊刻式样颁发直隶各省，遵照填用，则骨之大小先后，既有图像可稽。而骨之交接合离复有行格可拟，无论初任久任，登场检验俱可按籍填写，书件难以舞弊，实于检骨命案甚属有益。[②]

增福的建议得到了批准，于是刑部开始了对于“检骨格”与“检骨图”的修撰工作。

> 臣等遴派熟练司员，传集各衙门经习仵作，复汇查臣部历来办过检验成案，与《洗冤录》所论沿身骨脉名色形式，逐细推究，臣等复详加考核。先绘仰面、合面人形周身骨节全图，次列仰面、合面沿身骨格名目于后，并注明男女异同各处。绘图格一本，恭呈御览，伏俟钦定后交律例馆刻板刷印，颁发直省。仍将检骨图格续纂入《洗冤录》尸格之后，永久遵行。[③]

经过了增福的上奏与刑部的修撰后，《律例馆校正洗冤录》于乾隆三十五年后加入了《检骨格》与《检骨图》两部分，形成了最终通行清代的检验“官书”。《检骨格》主要用于对各类骨骼伤情检验的填注。而《检骨图》除用于对骨骼伤情的标注外，也展示了传统法医学视野下的人体骨骼图景，补充了传统医学著作中缺少的骨骼图片。

---

① 茆巍：《洗冤：清代命案检验取证研究》，第 60 页。

② （清）增福：《奏为重民命昭明允请颁检验骨格并疑难检法事》，硃批奏折，乾隆三十五年闰五月初二日，中国第一历史档案馆藏，档案号：04-01-26-0005-036。

③ 《刑部题定检骨图格一件通行事》，（宋）宋慈、（清）王又槐：《重刊补注洗冤录集证·第二册》，成都：四川大学出版社，2018 年，第 90~91 页。

因为《律例馆校正洗冤录》是由刑部颁发的具有官方性质的检验用书，各地留存了诸多刻本。目前常见的刻本有乾隆七年刻本（残本）、乾隆九年序刻本、乾隆甲辰刻本、乾隆丁酉刻本、中国社会科学院法学研究所图书馆藏本、上海市历史文献馆藏本等。除汉文的各种刻本外，还有藏于德国柏林国家图书馆和中央民族大学图书馆的两种满汉合璧抄本。本文的研究对象为现存版本中较早且较为完整的《律例馆校正洗冤录》乾隆九年序刻本。

（二）《律例馆校正洗冤录》与《洗冤集录》的关系

从《律例馆校正洗冤录》的修撰过程可以看出，虽然其所依据的底本是各省流传的《洗冤集录》版本和后世增补、载入《洗冤集录》中的各类知识，但《律例馆校正洗冤录》不仅仅是对《洗冤集录》的校正和增补，而是将《洗冤集录》中的司法检验知识与医学知识进行了重新整合。整体上，《律例馆校正洗冤录》将《洗冤集录》的五卷整合为四卷，并将一些分散于不同卷中的知识加以整合，使其处于同卷之中。《洗冤集录》与《律例馆校正洗冤录》在结构上的具体差异见表1。

表1　《洗冤集录》与《律例馆校正洗冤录》的目录对比

版本 卷数	《洗冤集录》 （北京大学图书馆藏元刻本）	《律例馆校正洗冤录》 （乾隆九年序刻本）
卷一	条令、检覆总说上、检覆总说下、疑难杂说上	检验总论、验伤及保辜总论、尸格、尸图、验尸（附未埋、已攒）、洗罨、初检、覆检、辨四时尸变、辨伤真伪、验妇女尸（附胎孕、孩尸）、白僵、已烂尸、验骨、检骨（辨生前死后伤）、论沿身骨脉、滴血、检地
卷二	疑难杂说下、初检、覆检、验尸、妇人（附小儿尸并胞胎）、四时变动、洗罨、验未埋瘗尸、验已殨（横）殡尸、验坏烂尸、无凭检验、白僵死猝死	殴死、手足他物伤、木铁等器砖石伤、踢伤致死、杀伤（辨生前死后）、自残、自缢、被殴勒死假作自缢、溺水（辨生前死后）、溺井、焚死（辨生前死后）、汤泼死
卷三	验骨、论骨脉要害去处、自缢、打勒死假自缢、溺死	疑难杂说、尸伤杂说、论中毒、服毒死（辨生前死后）、诸毒、意外诸毒
卷四	他物手足伤死、自刑、杀伤、尸首异处、火死、汤泼死、服毒、病死、针灸死、劄口词	急救方、救服毒中毒方、治蛊毒及金蚕蛊、辟秽方

续表

版本 卷数	《洗冤集录》 （北京大学图书馆藏元刻本）	《律例馆校正洗冤录》 （乾隆九年序刻本）
卷五	验罪囚死、受杖死、跌死、塌压死、压塞口鼻死、硬物瘾痞死、牛马踏死、车轮拶死、雷震死、虎咬死、蛇虫伤死、酒食醉饱死、筑塌内损死、男子作过死、遗路死、仰卧停泊赤色、虫鼠犬伤尸、发冢、验邻县尸、辟秽方、救死方、验状说	

资料来源：表格内容为作者自行统计、整理。

从表 1 中可以看出，在司法检验知识上，《律例馆校正洗冤录》将《洗冤集录》中分属两卷的“疑难杂说”整合到卷一中，并将卷二中属于整体检验的部分也放入卷一，使得卷一的内容更加全面与完整。此外，《律例馆校正洗冤录》还将《洗冤集录》内分属于卷三、卷四与卷五的不同尸伤检验措施放入卷二、卷三，使得这两卷集中论述了尸体检验中所遇到的常规与特殊情况。

在医药学知识上，《律例馆校正洗冤录》将“检骨”“论沿身骨脉”等涉及骨骼知识的部分提到卷一中，以强调其在检验工作中的重要性。同时，《律例馆校正洗冤录》着重将《洗冤集录》卷四中未详细展开的“毒”的相关知识放在卷三中详细说明，并将“辟秽方”与“救死方”等专论医药学知识的内容加以拓展，单独成为卷四，以强调辟秽与急救的医药学知识。经过这种调整，原本散落于全书各处且叙述较少的医药学知识在书中的地位与占比得以提高，突出了司法检验活动中医药学知识的重要性。

这种对于《洗冤集录》的重新编排也与清代初年所使用的《洗冤集录》版本有关。清代修订《律例馆校正洗冤录》时，并非直接采用《洗冤集录》原本或较早的元刻本，而是采用明代所辑出的引文或刻本。这种使用明代版本《洗冤集录》的情况在清代前期较为常见。例如，康熙年间任刑部陕西司郎中的王明德在《读律佩觿》中指出其采用的《洗冤集录》并非原本——

> 初闻录（即《洗冤集录》）之全集，约十余卷，余为旁搜广构，几四十余年，卒莫可得，不意太仓王君笺释集中，乃载及之，惜乎止以仅存其文。[①]

由此可知，在清代初年，即使是在刑部任职的王明德，可以找到的《洗冤集录》也仅为王肯堂笺释中所摘抄出的二十余条，而非原本。到了乾隆年间修撰四库全书时，所采用的《洗冤集录》底本也只是从《永乐大典》辑出的明刻本。[②] 曾在乾隆中后期担任刑部奉天司郎中、律例馆纂修官的曾恒德在修编《洗冤录表》时也提及了王肯堂、王明德等人寻找《洗冤集录》原本却最后只找到"二十余条"之事。曾恒德在编纂《洗冤录表》时，也只能将二人所留下之残篇《洗冤集录》参照《律例馆校正洗冤录》的结构增补为四卷。[③] 缺少原始、完整的《洗冤集录》底本，导致某些从《洗冤集录》中延续下来的医药学知识在《律例馆校正洗冤录》中存在着不同解释。

如《律例馆校正洗冤录》卷一所保留的"论沿身骨脉"（对应《洗冤集录》卷三）一节，既在正文中使用了"髀骨之中陷者缺盆"，又在注释中使用了"髀骨中陷之血盆"。前者为现存最早的元刻本《洗冤集录》的说法，[④] 为明代王士翘《慎刑录》辑录之《洗冤集录》采用。[⑤] 后者则因为注释整段引用了《读律佩觿》对《大明律附例笺释》所辑《洗冤集录》的注释，所以应是源于《大明律附例笺释》中的说法。[⑥] 同一节中前后文的差异，显示了因引用明代产生、辑录的不同《洗冤集录》版本，《律例馆校正洗冤录》在保留《洗冤集录》中医药学知识的传统时又产生了新的变化。

---

① （明）王明德：《读律佩觿》卷八上，何勤华等点校，北京：法律出版社，2001年，第309页。

② （清）永瑢等编《四库全书总目（上）》，第850页。

③ （清）曾恒德：《洗冤录表》卷四，日本内阁文库藏本，第1页a。

④ （宋）宋慈：《洗冤集录》卷三，韩健平校注，长沙：湖南科技出版社，2019年，第86~87页。

⑤ （明）王士翘：《慎刑录》卷一，明嘉靖二十九年刻本，第13页a。

⑥ （明）王明德：《读律佩觿》卷八上，何勤华等点校，第311~313页。

二　《律例馆校正洗冤录》中医药学知识的主要内容与来源

《律例馆校正洗冤录》在编纂时，并非以较为原始的宋本或元本《洗冤集录》为底本，而是使用了由明代流传下来的各类刻本与辑本，而且在编纂之初就强调了各地须将“有益于检验者”的知识附于上交的各类版本中“以备参考”。所以，《律例馆校正洗冤录》在编纂时也加入了部分《洗冤集录》以外的医药学知识。如清代学者瞿中溶曾指出，《律例馆校正洗冤录》中引用了大量王明德《读律佩觿》中的知识。[①] 这些在编撰过程中所引用的其他著作中的医药学知识，与《洗冤集录》中原有的医药学知识组成了《律例馆校正洗冤录》中独具特色的医药学知识。综合来看，《律例馆校正洗冤录》中的医药学知识主要分为三类：药物毒性与食物中毒知识、方剂学知识，以及急救知识。

（一）药物毒性与食物中毒知识

在药物毒性方面，《律例馆校正洗冤录》在“诸毒”一节中指出了 18 种药物及其毒性。“诸毒”中引发中毒的药物一般本身即具有一定的毒性，只要是接触、误服或食用过量都可以直接导致中毒，其中最为特殊的是银黝。银黝，也作“银铕”、“银釉”或“乌银”，一般指熔银之罐底所余之黑渣[②]，常用来制备外用膏药，如《外科心法真验指掌》[③]、《元汇医镜》[④]中的“白锭子”，《伤科补要》[⑤] 中的“陀僧膏”等。虽然银黝入药在清代

① （清）瞿中溶：《洗冤录辨正》，（宋）宋慈、（清）王又槐等《重刊补注洗冤录集证 · 第二册》，第 213~214 页。

② （清）赵学敏：《本草纲目拾遗》卷二，刘从明校注，北京：中医古籍出版社，2017 年，第 43 页。

③ （清）刘济川：《外科心法真验指掌》卷三，周兴兰、王一童校注，北京：中国中医药出版社，2021 年，第 102 页。

④ （清）敲蹻道人：《元汇医镜》卷四，席春生、雷向阳校注，北京：中医古籍出版社，2018 年，第 217 页。

⑤ （清）钱文彦：《伤科补要》卷三，盛维忠校注，北京：中国中医药出版社，2003 年，第 65~66 页。

中后期较为常见，但是清代以前的文献对银黝的记载往往较为模糊，如《重修政和经史证类备用本草》中记载“乌银辟恶”，所以“养生者为器，以煮药”[①]。关于银黝的主治及毒性，目前发现的最早的完整记载见于《律例馆校正洗冤录》——

> 服银黝死，检验伤痕法各书中俱无载。
>
> （以下为注文）按银黝性主腐烂皮肉，今人每用以去痣。此物投入肠胃非比砒药诸毒性烈，服之即口眼鼻窍流血，唇齿豁裂，指甲青黑，现有外伤，可以检验。系粘入肠胃，渐渐腐烂，令人如患病状，或半月一月而死，却无外现伤形……此种人命既无检验之法，姑阙疑以俟留心体察。[②]

按照《律例馆校正洗冤录》的记载，银黝“主腐烂皮肉，今人每用以去痣”，是一种外用药，一旦进入肠胃便会毒发甚至致人死亡。《律例馆校正洗冤录》对中毒检验的流程一般是使用银钗、饭团、棉絮等工具探入人体内，寻找是否有“洗之不去”的青黑色，以此判断尸体是否有中毒的迹象。[③] 但是，这种检验的前提是所谓的“毒气”可以在咽喉或谷道（即肛门）附近检测到。然而，如银黝“粘入肠胃”，并不沿着肠胃向上或向下移动，使肠胃腐烂且没有外伤显现，传统检验中毒的手段就会失效。所以，《律例馆校正洗冤录》中反复强调银黝如果“粘入肠胃”则“无检查之法”。这也从侧面说明在清代人们就已经发现某些药物因为其特殊性质无法使用“银钗验毒”一类的方法检验出来，体现了当时对于药物毒性认识的深化。

在食物中毒方面，“意外诸毒”则以案例为依据讲解了日常饮食中可能引发中毒的特殊情况，主要体现了古代的“食禁”思想。“食禁”一般可以理解为“饮食禁忌”，其相关知识在传统医药学与古代律法中都深受

---

① （宋）唐慎微等：《重修政和经史证类备用本草》卷三，陆拯等校注，北京：中国中医药出版社，2013年，第229~230页。

② 《律例馆校正洗冤录》卷三，清乾隆九年序刻本，第21页a。

③ 《律例馆校正洗冤录》卷三，清乾隆九年序刻本，第16页a~第17页b。

重视。在传统医药学方面，张仲景的《金匮要略》最后两卷即是“禽兽鱼虫并治禁忌”与“果实菜谷禁忌”。在孙思邈的《千金方》中，相关的饮食禁忌更是达到了百余处。[①] 在古代律法中，长期都有关于触犯“食禁”的处罚，在“御膳”中尤为严格。如《唐律疏议》中将“误犯食禁”列为“十恶”中的“大不敬”，一旦有触犯“食禁”的情况，就要“主食者绞”。[②]《宋刑统》则将“若造御膳，误犯食禁”列为“十恶”中的“大不恭”，刑罚与唐代相同。[③] 到了清代，“误犯食禁”仍处于“十恶”范围内，只是将处罚降为“厨子杖一百”。[④] 虽然经过长期的发展，刑罚最终有所减轻，但是在御膳中“误犯食禁”依旧被视为“十恶”之一。由于“食禁”知识在传统医药学与古代律法中的重要性，《律例馆校正洗冤录》在修撰时增加了“意外诸毒”部分，以补充《洗冤集录》在“食禁”知识上的缺失。

《律例馆校正洗冤录》中的“食禁”知识表现为“食物并食”与“食物变改”两类。“食物并食”部分主要讲述了 6 个案例，都见于张杲的《医说》，且行文与《医说》基本一致。

从《医说》的引用情况来看，“苋鳖并食毒”源自《琐碎录》[⑤]，“食驴肉吃荆芥茶杀人”与“茅舍漏滴肉上食之杀人”源自《本草》[⑥]，“蜜鲊并食毒”与“河豚风药并食毒”源自《夷坚志》[⑦]。其中，《律例馆校正洗冤录》在“食驴肉吃荆芥茶杀人”一处还保留了《医说》中所标记的引用来源。现存的文献中只发现《医说》中有“食驴肉吃荆芥茶杀人”的条目，且标注来源为《本草》，而该条目下的内容实则为“食黄颡鱼不可服荆芥”，最早见于《夷坚志》，也被《医说》引用。[⑧] “茅舍漏滴肉上食之

① 茆巍：《洗冤：清代命案检验取证研究》，第 68 页。

② 《唐律疏议》卷一，岳纯之点校，上海：上海古籍出版社，2013 年，第 10 页。

③ 《宋刑统》卷一，薛梅卿点校，北京：法律出版社，1999 年，第 7 页。

④ （清）阿桂等：《大清律例》卷十七，北京：中华书局，2015 年，第 453 页。

⑤ （宋）张杲：《医说》卷七，王旭光、张宏校注，北京：中国中医药出版社，2009 年，第 273～274 页。

⑥ （宋）张杲：《医说》卷七，王旭光、张宏校注，第 275 页。

⑦ （宋）张杲：《医说》卷七，王旭光、张宏校注，第 277 页。

⑧ （宋）张杲：《医说》卷七，王旭光、张宏校注，第 276 页。

杀人”一条在《医说》中未得到展开，《律例馆校正洗冤录》也只有条目，并无具体事例。虽然《律例馆校正洗冤录》并未明确表明其对《医说》的引用，但是其“食禁”知识所来源的宋代及宋代以前文献在《医说》中均有收录，并且部分引文具有《医说》转引文献的特点，很可能受到了《医说》的影响。

“食物变改”部分，《律例馆校正洗冤录》基本与娄居中《食治通说》的理论一致。娄居中《食治通说》已经亡佚，现存的医学文献中只有张杲《医说》卷七“禽兽虫鱼肉异不可食”一节，完整、明确地引用了娄居中关于“食物变改”的理论。娄居中将“食物变改”分为几种情况——

> 物有形质变异者，如兽有岐尾，蟹有独螯，羊一角，鸡四距是也。物有形色变异者，如白鸟玄首，乌鸡白首，白马青蹄，白马黑头是也。有形色无异，其肉变怪者，如落地不沾灰尘，经宿肉体尚暖，曝炙不燥、入水自动之类是也。有皮肉无异，肠脏变改者，如肝色青黯，肾气紫黑，鱼无肠胆、牛肝叶孤之类也。①

通过上述引文可以看出，娄居中《食治通说》认为动物的形状、颜色、肉质、肝脏都可能发生“变改”。按照这个理论，《律例馆校正洗冤录》列举了常见的几种因“食物变改”而导致中毒的情况，包括“饮蛇遗水毒”“饮瓶花水毒”“守宫毒”等饮用受污染之水而中毒的情况，以及“食三足鳖毒”“鸡毒”“鳝毒”等食用“变改”动物中毒的情况。

综合来看，“食禁”知识中显示的“食物并食”与“食物变改”导致食物中毒的思想是有益于减少食物中毒发生的。但是，如“食驴肉吃荆芥茶杀人”与“河豚风药并食毒”等案例在今天看来颇显荒诞，体现了《律例馆校正洗冤录》在修订时杂采各书而缺乏详细的“考校辨异”。②

（二）方剂学知识

在方剂学知识上，《律例馆校正洗冤录》共收录了分别用于急救、解

① （宋）张杲：《医说》卷七，王旭光、张宏校注，第278页。

② 茆巍：《洗冤：清代命案检验取证研究》，第68页。

毒与辟秽的 7 个成方，依次为官桂汤、花蕊石散、四物汤、保灵丹、三神汤、辟秽丹与苏合丸。其中三神汤与辟秽丹为《洗冤集录》原载之方，官桂汤、花蕊石散与苏合丸（即苏合香圆）于《洗冤集录》中则是载名而无方，四物汤与保灵丹为《律例馆校正洗冤录》新增之成方。在 7 个成方中，虽然官桂汤与花蕊石散的方名早已被《洗冤集录》记载，但是其药方来源较为特殊。

官桂汤出现于《律例馆校正洗冤录》卷四《急救方》中的“救缢死”一节，其药方为“广陈皮八分、厚朴一钱、肉桂五分、制半夏一钱、干姜三分、甘草三分”。[①] 而此处在讨论“救缢死”时，基本沿用了《洗冤集录》中“救自缢死”的方法——

> 又以少官桂汤及粥饮与之，令润咽喉。更令二人，以笔管吹其耳内。若依此救，无有不活者。[②]

《洗冤集录》此处内容最早可以追溯到《金匮要略》。《金匮要略》的原文与《洗冤集录》之引文有所出入——

> 须臾，可少桂汤及粥清含与之，令濡喉，渐渐能咽，及稍止。若向令两人以管吹其两耳，罙好。此法最善，无不活者。[③]

两处对照，可以看出，在《金匮要略》中所使用的是“桂汤”，而《律例馆校正洗冤录》沿袭了《洗冤集录》的用法，使用了“官桂汤”。历代对于《金匮要略》的考释也均未详细探究“桂汤”究竟为何，根据丹波元简对《金匮要略》的研究，“桂汤”最初可能指“桂枝”之汤。[④] 目前的传世文献中，最早使用类似《洗冤集录》与《律例馆校正洗冤录》引文的很可能是南宋时期吴彦夔所编纂的《传信适用方》——

---

① 《律例馆校正洗冤录》卷四，清乾隆九年序刻本，第 1 页 b。

② （宋）宋慈：《洗冤集录》卷五，韩健平校注，第 168~171 页。

③ ［日］丹波元简：《金匮玉函要略辑义》卷六，赵雨薇、王明亮、田思胜校注，北京：中国医药科技出版社，2019 年，第 254 页。

④ ［日］丹波元简：《金匮玉函要略辑义》卷六，赵雨薇、王明亮、田思胜校注，第 255 页。

可以少官桂汤与粥清与之，令润喉咽，更令两人以笔管吹其耳中，尤好。若依此救，无不得活。①

《传信适用方》中对《金匮要略》的引用介于原文与《洗冤集录》之间，成书时间却又早于《洗冤集录》，很可能影响到《洗冤集录》中的“救自缢”一节。在南宋时期出现引用《金匮要略》时将“桂汤”变为“官桂汤”的情况后，出现了一批在“救自缢”处使用“官桂汤”而非“桂汤”的医书，例如，明代的《奇效良方》②《识病捷法》③等，清代的《活人心法》④《救生集》⑤等。但是，正如丹波元简所言：“《洗冤录》引本经之文（即《金匮要略》），后载官桂汤方未知何本。”⑥虽然诸多医书中提及“官桂汤”，但是却如《洗冤集录》一般并未载明药方。故依据现存文献，“官桂汤”药方应该最早出自《律例馆校正洗冤录》，体现了《律例馆校正洗冤录》在方剂学上的发明。

花蕊石散则是一种较为常见的外伤成方，经常被用于治疗外伤的敷贴和产后败血不尽。《太平惠民和剂局方》卷六就给出了花蕊石散的用途与药方——

花蕊石散，治一切金刃箭镞伤中，及打扑伤损，猫、狗咬伤，或至死者，急于伤处掺药，其血化为黄水，再掺药便活，更不疼痛。如内损，血入脏腑，热煎童子小便，入酒少许，调一大钱，服之立效……妇人产后败血不尽，血迷、血晕，恶血奔心，胎死腹中，胎衣不下至死者，但心头暖，急以童子小便调一钱，取下恶物如猪肝片，终身不患血风、血气。

---

① （宋）吴彦夔：《传信适用方》卷下，臧守虎校注，上海：上海科学技术出版社，2003年，第119页。

② （明）董宿：《奇效良方》卷六十八，北京：中国中医药出版社，1995年，第647页。

③ （明）缪存济：《识病捷法》卷八，长沙：湖南科学技术出版社，2014年，第1000~1001页。

④ （清）刘以仁著，（清）王文选辑：《活人心法》卷四，王宏利、朱辉校注，北京：中国中医药出版社，2015年，第174~175页。

⑤ （清）虚白主人：《救生集》卷一，王力等点校，北京：中医古籍出版社，1994年，第3页。

⑥ ［日］丹波元简：《金匮玉函要略辑义》卷六，赵雨薇、王明亮、田思胜校注，第255页。

硫黄上色明净者，捣为粗末，四两；花蕊石捣为粗末，一两。[①]

在《太平惠民和剂局方》之后，常见的中医药学著作大多沿用了此种花蕊石散的药方，只是花蕊石与雄黄的比例有所差异。例如，《妇人大全良方》中为“花蕊石一斤，上色硫磺四两”[②]。而与常见的花蕊石散方不同，《律例馆校正洗冤录》中所采用的花蕊石散药方为——

花蕊石散：乳香、没药、羌活、紫苏、蛇含石（童便煅三次）、草乌、厚朴、白芷、细辛、降香、当归、南星、轻粉、苏木、檀香、龙骨各二钱，麝香三分，花蕊石五钱（童便煅七次）。

右共研极细，罐收听用。葱汤洗净，用此糁之，软棉纸盖扎，一日一换，神效。[③]

通过两方对比可以明显看出，虽然方名一致，但是在内容上差异很大。《律例馆校正洗冤录》的花蕊石方散删去了原有的硫磺，加入了大量其他药材。从《律例馆校正洗冤录》颁布前的中医药文献来看，此花蕊石散方及用法与明代陈实功的《外科正宗》卷十《跌仆门六十九》处基本一致。[④] 清代就有学者发现《外科正宗》中的特殊花蕊石散方存在一定问题，如徐大椿在评注《外科正宗》时指出——

此系掺药，内中多不入掺药之品，其方甚无法度。另有好方，此等不足取也，只消减去几味，遂成方矣。[⑤]

这也解释了后世医书绝大多数未采用《外科正宗》中花蕊石散方，而

① （宋）太平惠民和剂局编《太平惠民和剂局方》卷八，刘景源整理，北京：人民卫生出版社，2007 年，第 213~214 页。

② （宋）陈自明：《妇人大全良方》卷十八，余瀛鳌等点校，北京：人民卫生出版社，1992 年，第 503 页。

③ 《律例馆校正洗冤录》卷四，清乾隆九年序刻本，第 5 页 a~第 5 页 b。

④ （明）陈实功著，（清）徐大椿评批，（清）许楣订：《徐评外科正宗》卷十，马琳、林晶整理，北京：中国中医药出版社，2014 年，第 302 页。

⑤ （明）陈实功著，（清）徐大椿评批，（清）许楣订：《徐评外科正宗》卷十，马琳、林晶整理，第 302 页。

采用《太平惠民和剂局方》中原方的原因。但是与《律例馆校正洗冤录》同年成书的《医宗金鉴》同样采用了这种特殊的花蕊石散药方，用于治疗“血痣”“跌仆”等症。《医宗金鉴》卷七十五“血痣”一节指出——

> 触破时流鲜血，用花蕊石散撒之。血已止，宜冰蛳散枯去本痣，以月白珍珠散搽之，太乙膏盖贴，生皮即愈。血出甚者，服凉血地黄汤，兼戒厚味发物。①

此处用于治疗“血痣”的药方与《外科正宗》中的大体相同，仅增加了《外科正宗》中特殊的“花蕊石散”与“太乙膏”。其中“太乙膏”之药方又与《外科正宗》中使用的“加味太一膏”基本相同。《医宗金鉴》出现前，治疗“血痣”时同时出现“冰蛳散”“白珍珠散”“凉血地黄汤”等药方的中医文献也仅有《外科正宗》②。例如，在治疗“血痣”方面，《本草纲目》③与《本草单方》④都采用了杨拱《医方选要》中的五灵脂，《识病捷法》⑤则使用了滑石散。结合《医宗金鉴》在外科部分与《外科大成》《外科正宗》等书的密切关系⑥，可以基本判定《医宗金鉴》中花蕊石散方应源自《外科正宗》。而《律例馆校正洗冤录》编纂时间（1741 年）又略晚于《医宗金鉴》（1739 年），且花蕊石散的药方与用法和《外科正宗》中的药方相同，所以《律例馆校正洗冤录》很可能受到了《医宗金鉴》或《外科正宗》的影响。

（三）急救知识

在法医学检验实践中，如果遇到了重伤但未死者，或被误认为死亡

① （清）吴谦等：《医宗金鉴·外科心法要诀》卷七十四，北京：人民卫生出版社，1973 年，第 416 页。

② （明）陈实功著，（清）徐大椿评批，（清）许楣订：《徐评外科正宗》卷十，马琳、林晶整理，第 313~314 页。

③ （明）李时珍：《本草纲目》卷四十八，北京：人民卫生出版社，1981 年，第 2647 页。

④ （明）缪仲淳：《本草单方》卷十七，李顺保校注、褚玄仁审订，北京：学苑出版社，2015 年，第 422 页。

⑤ （明）缪存济：《识病捷法》卷三，长沙：湖南科学技术出版社，2014 年，第 421 页。

⑥ 王缙：《基于古籍文献的中医外科学术流派研究》，博士学位论文，广西中医药大学，2022 年，第 85~95 页。

者，就需要对其进行急救。《洗冤集录》中的“急救方”一节中就收录了面对缢、水溺、暍死、冻死、魇死、中恶客忤、杀伤、胎动不安、惊怖死、五绝、堕、打、卒死、卒暴、堕攧、筑倒、鬼魇死等 17 类情况可采取的急救方法。在清代曾恒德的《洗冤录表》中，曾对《洗冤集录》收录急救知识做出解释：“救得一人不死，便全得两人性命，此急救之方所由录也。”[①] 这种“全人性命”的思想，在《律例馆校正洗冤录》的编纂上也得到了充分发挥。

《律例馆校正洗冤录》基本保留并增补了《洗冤集录》中所收录的应对水溺、暍死、冻死、杀伤等的急救方法。如《洗冤集录》中的急救杀伤一节仅收录了“不透膜”时口服乳香、没药，并敷花蕊石散、乌贼鱼骨末或龙骨末的救治方法。[②]《律例馆校正洗冤录》的“治刃伤”一节增补了“被刀伤血出不止”“刀刃伤痛不可止”“金疮肠出”“箭镞伤”等部分。其中“被刀伤血出不止”的急救方法见于张杲《医说》卷七中周崇班受伤用花蕊石散不治，而用紫藤香即愈的故事，应引用自《名医录》；[③]“刀刃伤痛不可止”则引自王明德《读律佩觿》卷八“刎杀二伤补”中所记载的亲身经历。[④]

在增补原有急救方法的同时，《律例馆校正洗冤录》还增加了救汤火伤、治蛇虫伤、治癫狗伤等三类急救措施。救汤火伤共有 6 种急救措施，其中“蚌浆救法”“油粉调涂救法”“陈酱宽涂救法”等均引自《读律佩觿》卷八“汤泼伤补”中王明德的亲身经历；[⑤] 而“刘寄奴救法”“禁用冷水救法”“大黄救法”均见于张杲《医说》卷七，行文与《医说》基本一致。从《医说》的引用来看，“刘寄奴救法”源于《普济本事方》，“禁用冷水救法”源于《诸病源候论》，“大黄救法”源于《夷坚志》。[⑥] 在治

① （清）曾恒德：《洗冤录表》卷四，日本内阁文库藏本，第 1 页 a~第 1 页 b。

② （宋）宋慈：《洗冤集录》卷五，韩健平校注，第 175 页。

③ （宋）张杲：《医说》卷七，王旭光、张宏校注，第 270 页。

④ （明）王明德：《读律佩觿》卷八上，何勤华等点校，第 332 页。

⑤ （明）王明德：《读律佩觿》卷八上，何勤华等点校，第 340~342 页。

⑥ （宋）张杲：《医说》卷七，王旭光、张宏校注，第 268~269 页。

蛇虫伤上，《律例馆校正洗冤录》除了收录了常见的“割肉法”和“吮毒法”，[①] 还收录了“大蓝汁雄黄法”“白芷麦冬法”“五灵脂雄黄法”。这几种方法也都见于《医说》，其中“大蓝汁雄黄法”出自《集验方》，“白芷麦冬法”出自《夷坚志》，“五灵脂雄黄法”出自《本草衍义》。[②]《律例馆校正洗冤录》中治癫狗伤则采用了《大明律附例笺释·附医救死伤法》中应对“猘犬伤人”的“斑猫鸡蛋法”、“斑猫炒米法”与“清洗姜汁法”，其中斑猫（即斑蝥）的用量用法与《大明律附例笺释·附医救死伤法》中的特殊药方完全一致。[③]

从急救知识的来源可以看出，除传统医药学著作中的急救知识外，《律例馆校正洗冤录》中还收录了诸多律学著作中的急救知识。这些急救知识往往经过了一定的实践，具有一定的可操作性和疗效，如在《律例馆校正洗冤录》卷四“急救方”中，采用的《读律佩觿》中的“蚌浆救法”、治“刀刃伤痛不可止”法。根据王明德在《读律佩觿》中的记载，“蚌浆救法”来自其幼时被烫伤的经历——

> 此愚三四龄时，随先公赴任八闽，将近武林，舟中有以铜为炉表，内实泥土，供茶具者……愚以嬉戏失足，皆竟跌倚炉侧，其在上所沸之水复倾，比为急救，则背已几熟……先公解而后已，欲为觅医，乃舟行旷野，急不可得，先夫人命用此方以治，取之河中甚易，果即应手痛止，不数日即大消，然完复如常。[④]

在船上发生烫伤，不便延请医生，情况紧急，只能就近、就便采取“蚌浆救法”进行急救，最后竟然达到了“完复如常”的效果。这种急救方法给王明德留下了深刻印象，于是“询之先公，更备言其详，是以念之不忘，谨笔以广其传”。

---

① （明）王肯堂著，（清）顾鼎重编：《王仪部先生笺释·附医救死伤法》，杨一凡编《中国律学文献（第2辑）》，哈尔滨：黑龙江人民出版社，2005年，第578~579页。

② （宋）张杲：《医说》卷七，王旭光、张宏校注，第262~264页。

③ （明）王肯堂著，（清）顾鼎重编：《王仪部先生笺释·附医救死伤法》，杨一凡编《中国律学文献（第2辑）》，第579~580页。

④ （明）王明德：《读律佩觿》卷八上，何勤华等点校，第341页。

治“刀刃伤痛不可止”法则源于王明德幼时一次“断指”的经历——

> 愚年少侍先继母时，偶有所需，欲以银剪碎之，继母力不能胜，愚为代劳，误以无名指置入剪末，用力而指几断，血流如注，昏晕莫可自解，幸素爱积药以施人，稍苏，命急取试之。不独其痛立止，且其药裹定伤处，入水更不濡，直至完好如常，方为自脱。其方计费最微，功效极大。①

王明德在剪银时几乎将手指剪断，幸以继母所积之药急救，得以保留手指。因为这些急救方法“系身所经历”，所以王明德在《读律佩觿》中“特详而笔之”，体现了其对医药学知识的严谨态度和司法中的人文关怀。这类来源于律学著作且有实践检验的医药学知识，也成为《律例馆校正洗冤录》在内容上的一大特色。

三　《律例馆校正洗冤录》中医药学知识的特点与流传影响

《律例馆校正洗冤录》中的医药学知识是在《洗冤集录》原有的医药学知识的基础上，结合其他众多著作中的医药学知识形成的，具有来源广泛的特点。同时，《律例馆校正洗冤录》作为清代官方所颁发并指定的“检验用书”，其中的医药学知识必然是要服务于法医检验实践的，具有以法医学实践为导向的特点。《律例馆校正洗冤录》中广泛的医药学知识，也随着法医学实践的发展而不断传播，对后世产生了重要影响。

（一）《律例馆校正洗冤录》中医药学知识的特点

《律例馆校正洗冤录》所收录的医药学知识具有来源广泛和以法医

① （明）王明德：《读律佩觿》卷八上，何勤华等点校，第 332 页。

学实践为导向两大特点。第一个特点是，《律例馆校正洗冤录》在编纂时所参考的资料众多。清代学者瞿中溶曾尝试对其中的资料来源进行分析——

> 《律例馆校正洗冤录》四卷为现行官书，所采各书于宋时《洗冤录》外，有《元颁降新例洗冤录》《无冤录》《慎刑说》《读律佩觿》《未信编》《洗冤集说》《结案式》《智囊》，及《素问》《奇效良方》《证治准绳》《名医录》《巢氏病源》《本事方》《集验方》《本草衍义》《食治通说》《琐碎录》《铁围山丛谈》《夷坚志》《广舆记》。①

此外，结合上文的论述可以看出，《律例馆校正洗冤录》还可能采用了《医说》《外科正宗》《医宗金鉴》等书中的医药学知识。虽然有着广泛的医药学知识来源，但是《律例馆校正洗冤录》在引用时，并不对所引用之出处加以说明。这导致读者很难根据原文确定相关医药学知识的来源，难以辨别相关知识的可靠性。而其中有些内容经过多次辗转摘抄，也产生了不少疏漏。② 因为“杂采各书、校订迅速”，《律例馆校正洗冤录》并没有对这些来源广泛的医学知识进行一定的考辨，收录了一些颇显荒诞的医药学知识。

《律例馆校正洗冤录》卷三“意外诸毒”一章，虽然其主要目的是介绍导致意外中毒的诸多情况，但是其中掺杂了部分志怪故事情节，如关于“三足鳖”的记载——

> 太仓州民，道见渔者持一鳖而三足，买归令妇炰之，既熟，呼妇共食，妇不欲食，出坐门外，久不闻其夫声。入视已失所在，地上止存发一缕，衣服冠履事事皆在，如蜕形者。③

① （清）瞿中溶：《洗冤录辨正》，（宋）宋慈、（清）王又槐：《重刊补注洗冤录集证·第二册》，第 213~214 页。

② （清）瞿中溶：《洗冤录辨正》，（宋）宋慈、（清）王又槐：《重刊补注洗冤录集证·第二册》，第 213~214 页。

③ 《律例馆校正洗冤录》卷三，清乾隆九年序刻本，第 24 页 b。

在此故事中，太仓州百姓因食用“三足鳖”而消失，其状态犹如“蜕形”。食用三足鳖而“蜕形”的故事在明代就已经广泛流传，如明代张九德《折狱要编》卷二《平反》中“三足鳖”一节，情节基本相同，只不过增加了黄庭宣断案的过程。[①] 明代陆粲的《庚己编》也讲述了这个故事，叙述基本一致。[②] 这个故事再经由《律例馆校正洗冤录》进一步传播，影响了清代博物学著作关于“三足鳖”的描述。例如，方旭在《听钟轩虫荟》中对“能”的解释就来源于《律例馆校正洗冤录》的“三足鳖”。[③] 最后，这个故事还被改编为莆仙戏《傅天斗》，在民间广为流传。[④] 由此可见，虽然广泛的来源为《律例馆校正洗冤录》提供了丰富的医学知识，但其在校对、考证上的薄弱使医药学知识的可靠性和合理性出现了问题，产生了一定的负面影响。[⑤]

《律例馆校正洗冤录》中医药学知识的第二个特点是主要以法医学实践为导向。法医学是研究人体的死亡、损伤及个人识别等相关问题，并为司法实践提供科学证据的医学科学。[⑥] 法医学实践中的常见对象主要是尸体、各类伤者或濒死之人。所以《律例馆校正洗冤录》收录的医药学知识以身体结构、外伤、毒性与急救等在法医学实践中常用的知识为主，而并不是传统医药学意义上用于“治病”的知识。

因为法医实践上的需要，《律例馆校正洗冤录》在颁定后不久便增补了《检骨图》部分，补充了传统医学中长期缺乏的人体骨骼位置与形态图像。而医药学知识最为集中的卷四中，涉及治疗的《急救方》《解毒方》等章节所给出的急救与解毒措施也大多与卷二、卷三所提及之死亡、受伤或中毒类型相对应，具体的对应情况可见表 2。

---

① （明）张九德：《折狱要编》卷二，明天启六年刻本，第 20 页 a。

② 江畬经：《历代小说笔记选·金元明》（一），上海：商务印书馆，1935 年，第 108～109 页。

③ （清）方旭：《听钟轩虫荟》，清光绪刻本，第 8 页 b。

④ 陈纪联：《南人说南戏》，北京：中国戏剧出版社，2008 年，第 241～242 页。

⑤ 茆巍：《洗冤：清代命案检验取证研究》，第 69 页。

⑥ 王保捷、侯一平：《法医学（第 7 版）》，北京：人民卫生出版社，2018 年，第 1 页。

表 2 《律例馆校正洗冤录》卷四中的医药学知识与其他卷内容的对应关系

卷四中的医药学知识	其他卷中的死亡、受伤或中毒类型
救缢死	自缢、被殴勒假作自缢（卷二）
救溺死	溺水、溺井（卷二）
治刃伤	手足他物伤（卷二）
救汤火伤	焚死、汤泼死（卷二）
解砒毒	中砒霜毒（卷三）
解巴豆毒	中巴豆毒（卷三）
解煤薰（熏）毒	中煤炭毒（卷三）

资料来源：表格内容为作者自行统计、整理。

从表 2 中可见，《律例馆校正洗冤录》卷四所收录的医药学知识大多与卷二、卷三中的法医学实践相互对应，体现了以法医学实践为导向的特点。

（二）《律例馆校正洗冤录》中医药学知识的流传与影响

在未颁定《律例馆校正洗冤录》时，清廷就已经要求官员仔细掌握“洗冤录”（即当时流传的各版《洗冤集录》）中的验伤、验尸知识。[①]《律例馆校正洗冤录》颁定后，分发到各地“问刑衙门”，成为官方的检验用书，在清代产生了深远且持久的影响。[②] 清代中后期的法医学著作大抵是在增补、考订或注释《律例馆校正洗冤录》的基础上产生的，如《洗冤录辨正》《续增洗冤录辨正参考》《洗冤录详义》《洗冤录义证》等。甚至在民国时期北京的法医学教育中仍然会考查《律例馆校正洗冤录》中的相关内容。[③]《律例馆校正洗冤录》中的医药学知识也因此广为流传，影响了一批后世医学著作。这些影响主要分为两个方面。

一方面，《律例馆校正洗冤录》丰富了对药物毒性与解毒方法的认识。如《续名医类案》就引用了《律例馆校正洗冤录》中误食“断肠草”而

① （清）田文镜：《州县事宜》，《官箴书集成·第三册》，合肥：黄山书社，1997 年，第 672 页。

② （清）阿尔泰：《奏请州县官员以讲〈洗冤录〉定为考课成规事》，录副奏折，乾隆十九年闰四月二十二日，中国第一历史档案馆藏，档案号：03-0089-028。

③ 《司法部、京师高等检察厅、地方检察厅关于拟定检验吏招生实地学习条规、汇报学习考试情况等的指令、呈、禀、函》，北京市档案馆藏，档案号：J174-001-00027。

死的案例，以说明“断肠草”的毒性与隐蔽性——

> 绍兴十九年三月，有客自番禺至舟中，士人携一仆，仆病脚弱不能行。舟师悯之曰：“吾有一药，治此病如神”……既然赛庙毕，饮胙颇醉，乃入山求得药，渍酒授病者，令天未明服之。如其言，药入口，即呻吟云：“肠胃极痛，如刀割截”。迟明而死。士人以咎，舟师恚，随即取昨日所余渍，自渍酒服之，不逾时亦死。盖山多断肠草，人食之辄死。而舟师所取药，为根蔓所缠结，醉不暇择，径投酒中，是以及于祸。①

丹波元简在《救急选方》中则收录了《律例馆校正洗冤录》中“解斑蝥毒”的方法。②

另一方面，《律例馆校正洗冤录》提供了一系列行之有效、方便快捷的急救方法。吴尚先对《律例馆校正洗冤录》中的急救方法给予了极高的评价——

> 又《洗冤录》所载五绝救法，大都外治，起死回生，有功匪浅，盖服药者至此技亦穷矣。夫绝症可以外治法救，未绝者更易救也。倘医家能以其法推之，而体察于人情物理，于无法中别生妙法，则治诸症莫不可起死回生。③

一些医书所涉及的急救知识也都来源于《律例馆校正洗冤录》。如《律例馆校正洗冤录》中的急救方法与药物就是龚自璋《家用良方》中的《急救解毒附》一章重要的知识来源。④ 清代文晟所撰《急救便方》中的《救自缢良方》所使用的“官桂汤”也出自《律例馆校正洗冤录》。⑤

---

① （清）魏之琇：《续名医类案》卷二十二，蒙木荣点校，北京：人民卫生出版社，1997 年，第 676 页。

② ［日］丹波元简：《救急选方》，北京：人民卫生出版社，1983 年，第 77 页。

③ （清）吴尚先：《理瀹骈文：外治医说》（修订本），张年顺、张向群、萧龙生编校，北京：中国中医药出版社，2007 年，第 42 页。

④ （清）龚自璋：《家用良方》卷四，王唯一等点校，北京：中医古籍出版社，1988 年，第 265 页。

⑤ （清）文晟：《急救便方》，刘忠德等编《中医古籍临证必读丛书：外科卷（下）》，长沙：湖南科学技术出版社，1994 年，第 1316 页。

在现代法医学视野下，《律例馆校正洗冤录》中的一些医学知识仍然是符合科学依据且行之有效的。例如《律例馆校正洗冤录》中“解砒毒”的方法——

> 砒霜服下未久者，取鸡蛋一二十个，打入碗内搅匀。入明矾末三钱，灌之，吐则再灌，吐尽便愈。①

从现代科学的角度分析，砒霜是砷的化合物，与鸡蛋清中的蛋白质相遇后，形成凝固蛋白而不易被吸收。明矾具有催吐作用，可使人将已凝固的含砷化合物吐出，减少砷的吸收。② 这种方法和原理被沿用至今，催吐与服用 10~20 个鸡蛋清保护胃黏膜，仍是砒霜中毒的有效急救措施。③ 综合来看，《律例馆校正洗冤录》的医药学知识在清代产生了重要影响，其中的部分理念与方法在今天仍发挥着重要作用。

四　结语

作为清代尸体检验“官书”的《律例馆校正洗冤录》在修订、校正《洗冤集录》的基础上增补了诸多医药学知识，其中包括药物毒性与食物中毒知识、方剂学知识，以及急救知识。这些医药学知识的来源可能包括《传信适用方》《医说》《外科正宗》《大明律附例笺释》《读律佩觿》《医宗金鉴》等，具有来源广泛和以法医学实践为导向两大特点。虽然部分医药学知识因为缺乏考辨，存在着合理性和可靠性不足的问题，但是《律例馆校正洗冤录》中的解毒与急救知识仍然对清代医学的发展产生了重要影响，甚至在现代医学中仍然具有一定的价值。对《律例馆校正洗冤录》中医药学知识的溯源，有助于理清我国法医学发展中的医药学脉络。

---

① 《律例馆校正洗冤录》卷四，清乾隆九年序刻本，第 14 页 a。

② 刘清泉、方邦江：《中医急诊学（新世纪第 2 版）》，北京：中国中医药出版社，2021 年，第 48 页。

③ 潘钟鸣：《砷中毒的防治》，昆明：云南人民出版社，1980 年，第 29 页。

民俗博物与医疗

社会因素与药物形象

——以清代民国大力丸案例为中心的探讨

秦　甜　章梅芳　刘　兵*

【摘要】 以药物为中心的物质文化研究近几十年来逐渐成为医药学研究的重点内容。本文以大力丸为例，通过分析其在药堂里的形象和街头形象，探讨影响其社会形象的多种因素，尝试从物质层面和知识层面揭示药物的社会建构性，为药物的社会形象研究提供一个新案例。研究发现，不同群体参与了药物的流通过程，药物的社会形象受到物质技术、宣传表述以及医学共同体的综合影响，因而认识药物社会形象的复杂性有助于引导药物作用的合理发挥。

【关键词】 药物形象　大力丸　物质文化　科学技术与社会

20 世纪下半叶，西方医疗史的研究重点逐渐从作为知识体系和社会实践的医学转向药物，这是值得注意的研究动向之一。20 世纪 80 年代开始，国内也有学者将药物与社会文化背景联系起来，探究药物与社会制度、文化之间的相互建构。例如，刘焱与边和研究了社会因素在药物演变过程中如何参与药物知识的建构。其中，刘焱从建构毒性概念的医者的身份、地区以及毒药的使用等几个方面来解释“毒药”这一概念是如何被建构起来的；[①] 边和提到，明清时期很多具有士人背景的药商成为药物知识的建构

* 秦甜，北京科技大学科技史与文化遗产研究院硕士研究生；章梅芳，北京科技大学科技史与文化遗产研究院教授；刘兵，山东中医药大学中医文献与文化研究院教授。

① Yan Liu, “Healing with Poisons: Potent Medicines in Medieval China,” *Journal of the History of Medicine and Allied Sciences*, Vol. 79, Issue 1 (Jan. 2024), pp. 90-91.

者，且药物在流通过程中被不同的人建构。[①] 在药物演变过程中，药物的社会形象不是单一的、永恒不变的，不同的群体、不同的话语权力和社会文化都对其产生影响。本文将在这些研究的基础上探究药物的社会形象如何在药物演变过程中发生变化。

秦启文和周永康在《形象学导论》一书指出："从本论的角度看，形象是人和事物的外观特征；从人的感官角度看，形象是使人产生印象、观念、思想和情感活动的物质；从哲学的角度看，形象是具体与抽象、物质与精神的结合。"[②] 徐国定在《形象学》一书中认为："形象是客观具体事物的主观映像，是内容和形式的统一体，是'先天'形象和'后天'形象的综合。"[③] 通过以上概念界定可知，形象不仅是客观的外在特征，更是主观对客观的认知。本文所讨论的药物的社会形象可以分为两个层面：一是人们对药物物质属性的认知，包括人们对药物成分、功能、制作方式以及药物背后的文化的认知；二是具体社会活动中药物使人产生的总体性的印象、观念与思想情感。

药物形象的变化影响药物作用的发挥与公众健康。探究药物形象的影响因素，对于揭示药物在物质层面和知识层面的社会建构性质，丰富科学、技术与社会（Science，technology and Society）研究的学术维度，引导公众正确认知药物背后的知识与文化意涵，进而合理发挥药物的健康价值与社会作用，具有重要意义。本文分析讨论的大力丸，就是一种非常特殊且值得关注的药物：一方面，大力丸被记载在药目中，曾是在药堂销售的正规药物；另一方面，大力丸后来又与街头卖艺相结合，逐渐失去了正统性，成为"街头野药"。这两种截然不同的形象是如何产生的？社会因素如何影响公众对大力丸的认知？这些问题非常值得进行深入的学理性研究。为此，本文系统梳理了与大力丸相关的药堂药目、医书及民俗研究、文化史研究等文献，同时与相关医生、学者开展访谈，以探究大力丸形象

① Bian He，*Know Your Remedies*：*Pharmacy and Culture in Early Modern China*，Princeton University Press，2020，pp. 127-146.

② 秦启文、周永康：《形象学导论》，北京：社会科学文献出社，2004 年，第 2 页。

③ 徐国定：《形象学》，海口：南海出版公司，2001 年，第 1 页。

变化过程中产生的偏差及其影响因素，从而提供一个研究药物的社会形象如何被多种复杂因素影响的案例。

一　药堂里的大力丸

药物的产生与社会需求和医生所依据的医药理论有关。山东省中医药博物馆馆长刘川在采访中表示，他认为大力丸的产生可能与当时社会的需求有关。[①] 明清时期温补文化盛行，补药成为医生开方的常见选择，也是病人普遍推崇的药物。大力丸的出现可能是受到了这种文化的影响，药堂药目记载中的大力丸有着明确的成分和功能，遵循一定的医学理念和药材药性原理，属于温补类药物。

（一）有关大力丸的文献记载

明清时期，以赵献可、张景岳为代表的“温补”学派主张使用温补药物。在其影响下，明清时期补药文化盛行。人参、熟地、鹿茸等药材均被用作当时常见的补药。同时，还出现了很多补药药方。如张景岳创制了五福饮、大补元煎、左归饮。从药物成分上看，大力丸与这一时期流行的补药十分相似；从功能上看，它们也均为补益之用。

在目前所查文献中，关于大力丸出现的时间缺乏明确记载，不过在清代医书和药堂的药目中，发现了许多关于大力丸的药名和药方记载。就笔者所见，在药目中出现大力丸的博物志有 14 部（详见表 1）。其中，成书于 1689 年的《育宁堂颐世方书》中出现了“补天大力丸”的药目，作者提到其为育宁堂制售的丸剂。该药目提及，脾土为人身体之总，大力丸可以调理脾胃，从而治疗百病，主要功能有强筋健骨、调理脾胃肝肾、补气益气等，甚至可以返老还童，重获生育能力。[②] 之后的《益寿堂医方总目》所载与之一致。

---

① 访谈人：秦甜；访谈对象：刘川；访谈时间：2024 年 5 月 28 日；访谈地点：线上。

② （清）育宁堂：《育宁堂颐世方书》，康熙二十八年（1689 年）本，第 58 页。

表 1　有关大力丸的博物志与药目记载

博物志或药目名称	成书时间	作者及版本	药物描述或药物成分
《育宁堂颐世方书》	1689 年	（清）育宁堂编/共 1 卷/清刻本	补天大力丸，夫人之生也，必以先天为主，当培养荣卫，则后天无有不足者也。倘斫丧太过以致肝肾之亏，脾胃虚弱之症见矣，大抵肝肾者下部也，脾胃者四肢也。但脾土为万物之总，司荣卫足一身滋润，邪火自消，阴阳既济，则百病不生焉。余修合此药名曰补天大力丸，能补肝肾，添精髓，壮筋骨，长膂力，调脾土，养气血，进饮食，止劳伤，疏风定痛，除湿清热，强腰健步，能返老还童，久服并获毓麟之庆。其功不能尽述，每早晚服一丸，温酒或滚白水送下，每丸纹银二分四厘。①
《本经逢原》	1695 年	（清）张璐撰/共 4 卷/清康熙长洲张氏刻本	大力丸方用熊筋虎骨当归人参等分为末，酒蒸大鳝鱼取肉捣烂为丸，每日空腹酒下两许，气力骤长。②
《医林口谱六治秘书》	1698 年	（清）周指航撰/共 4 卷/民国二十年抄本	大力丸补益气力。黄牛肉膏一两，黑狗肉膏一两，黑羊肉膏一两，鹿角胶一两，鱼胶一两，龟胶一两，菟丝子一两，虎骨八两酥炙，黄芪蜜炙八两，於白术八两，茯苓八两，当归八两，熟地八两，天门冬八两，麦门冬八两，枸杞子八两，萸肉八两，杜仲八两，续断八两，金狗脊八两，覆盆子八两，巴戟八两，肉苁蓉八两，骨碎补八两，五味子八两，沙菀蒺藜八两，柏子仁八两，蜜丸盐汤晚服。③
《新刊良朋汇集》	1711 年	（清）孙伟辑/共 6 卷/清光绪上洋校经山房刻本	大力丸（冯嘉宝方）：蒺藜（酒洗炒去刺）、白茯苓、白芍、苁蓉（酒洗）、杜仲（酥油炒）、菟丝子（酒煮）、续断、当归、覆盆子、威灵仙、破故纸、薏苡仁各一两五钱，牛膝（酒洗）、无名异、自然铜（醋煅七次者）一两，乳香、没药、朱砂（飞过）、血竭、青盐各五钱，天雄二两（童便浸五日），象鳖十个（去头、足、翅，如无，用土鳖），跳百丈十个（去足），龙骨二两（酥油炙）。共为细末，炼蜜丸二钱半重，早晚盐汤或黄酒送下，少时用力行功，散于四肢。 大力丸（王永光方）：土鳖（酒洗去肠秽）十五个，地龙（去土酒洗）、无名异（焙）、当

① （清）育宁堂：《育宁堂颐世方书》，康熙二十八年（1689 年）本，第 58 页。
② （清）张璐：《本经逢原》，清康熙长洲张氏刻本，第 404 页。
③ （清）周笙：《医林口谱六治秘书》，清康熙抄本，第 105 页。

续表

博物志或药目名称	成书时间	作者及版本	药物描述或药物成分
《新刊良朋汇集》	1711 年	（清）孙伟辑/共 6 卷/清光绪上洋校经山房刻本	归（酒洗）、自然铜（醋炒成粉）、乳香（去油）各四两，白蒺藜（炒，去刺）一斤。右为细末，炼蜜丸，重二钱五分，每服一丸，空心盐汤或黄酒送下。 如意大力丸（满人葛保方）：蒺藜（净末）半斤，当归（酒洗）二两，大生地（酒洗）、牛膝、木瓜（酥炙）各一两，杜仲（盐水拌炒）、枸杞、骨碎补（去毛盐水拌炒）、熊掌骨（酥炙）各一两，虎胫骨（酥炙）一两二钱，甜瓜子（微炒）一两，乳香（去油）、没药（去油）各五钱，黄柏八钱（盐水炒），菟丝子（酒浸拌蒸）、龟板（酥炙）、白茯苓（人乳泡）、知母（盐水炒）、续继（酒洗）、大熟地各一两。右为细末，炼蜜为丸，三钱重，每服一丸，空心滚白水送下。①
《顾氏医镜》	1718 年	（清）顾靖远撰/共 16 卷/民国二十年抄本	嘉言谓如夹虚者须用人参大力丸主持其间，则驱逐之药始能奏功，果虚而夹寒者云可议加桂。②
《医林纂要探源》	1758 年	（清）汪绂撰/共 10 卷/清光绪江苏书局刊本	角笋：咸平，长筋力（全力在角，角力在笋，故大力丸主之）。 蟹……性横行，故能强四肢筋力，大力丸用之。③
《本草纲目拾遗》	1765 年	（清）赵学敏编/共 10 卷/清同治十年吉心堂刻本	……夏日黎明日将出时，将长勺坐碗于首，向荷池叶上倾泻之，以伏露为佳。秋露太寒，花上者性散，有小毒，勿用。味甘，明目，下水臌气胀，利胸膈，宽中解暑。大力丸用之。④
《净缘一助》	1804 年	（清）乐云主人撰/共 16 卷/清嘉庆抄本	滋补大力丸：当归八两（酒洗），川断八两，白术一斤（土炒），茯苓八两，麦冬八两（去心），牛膝一斤（酒炒），蒺藜两斤（炒黄去刺），人参四两，自然铜八两（醋煅七次），土鳖八两，鱼鳔十二两（蛤粉炒），白芍一斤（酒洗），熟地一斤半，枸杞一斤（酒洗）。以上俱为细末，和蜜为丸，每丸重两钱五分，朱砂为衣。⑤

① （清）孙伟：《新刊良朋汇集》，清光绪上洋校经山房刻本，第 244~245 页。
② （清）顾靖远：《顾氏医镜》，民国二十年（1931 年）抄本，第 349 页。
③ （清）汪绂：《医林纂要探源》，清光绪江苏书局刊本，第 240、257 页。
④ （清）赵学敏：《本草纲目拾遗》，清同治十年（1871 年）吉心堂刻本，第 33 页。
⑤ （清）乐云主人：《净缘一助》，清嘉庆抄本，第 21 页。

续表

博物志或药目名称	成书时间	作者及版本	药物描述或药物成分
《富春堂经验方书》	1828 年	(清)马兆鳌撰/共 17 卷/清抄本	凡人之元气受于脾胃，脾胃虚弱则饮食减少。以致肌体羸瘦四肢无力，大抵皆因酒色太过耗损元气之故耳。此药专补腰肾，调理脾胃，进饮食、养气血、添精髓、壮筋骨、能膂力、润肌肤、悦容颜、健步轻身，益气和血之圣药也。每服三钱，早晚淡盐汤送下或滚白水亦可。每两价银六分。①
《王鸿翥堂丸散膏丹集》	1882 年	(清)王鸿翥堂编/共 1 卷/清刻本	滋补大力丸,通行方,治劳伤诸损、五脏虚衰,久服填精补髓,膂力过人。②
《归安凌氏饲鹤亭集方》	1893 年	(清)凌奂撰/共 1 卷/清刻本	滋补大力丸,治五脏虚衰、劳伤诸损,久服健脾开胃、强筋壮骨、填精髓、进饮食、肌肉充长、膂力过人。③
《王上全堂丹丸全录》	1905 年	(清)王上全堂编/共 1 卷/清浙江上全堂王氏刊本	每两制钱六十四文，补诸虚百损五劳七伤，久服健脾胃、进饮食、长肌肉、填精髓、壮筋健骨、劳顿不倦、膂力过人，每服三钱，空心开水送下。④
《益寿堂医方总目》	1911 年	(清)益寿堂主人辑/共 1 卷/清刻本	补天大力丸，夫人之生也，必以先天为主，当培养营卫，则后天无有不足者也。倘斫丧太过以致肝肾之亏，脾胃虚弱之症见矣。大抵肝肾者下部也，脾胃者四肢也。但脾土为万物之总司，营卫足一身滋润，邪火自消，阴阳既济，则百病不生焉。余修合此药名曰补天大力丸，能补肝肾，添精髓，壮筋骨，长膂力，调脾土，养气血，进饮食，止劳伤，疏风定痛，除湿清热，强腰健步，能返老还童，久服并获毓麟之庆。其功不能尽述，每早晚服一丸，温酒或滚白水亦可。⑤

① （清）马兆鳌：《富春堂经验方书》，清抄本，第 45 页。
② （清）王鸿翥堂：《王鸿翥堂丸散膏丹集》，清刻本，第 10 页。
③ （清）凌奂：《归安凌氏饲鹤亭集方》，清刻本，第 12 页。
④ （清）王上全堂：《王上全堂丹丸全录》，清浙江上全堂王氏刊本，第 25 页。
⑤ （清）益寿堂：《益寿堂医方总目》，清刻本，第 15 页。

续表

博物志或药目名称	成书时间	作者及版本	药物描述或药物成分
《续广博物志》	清末	（清）徐寿基辑/共16卷/清光绪十二年刻志学斋集本	……蚁力最大能举等身之铁，故外壮家大力丸方用之。①

资料来源：笔者根据文献自行整理。

《本经逢原》《医林口谱六治秘书》《新刊良朋汇集》等书也都记载了大力丸的具体药方。不同药堂的药目对大力丸具体药方的记载不完全相同。例如《本经逢原》记载的药方成分为："熊筋、虎骨、当归、人参、鳝鱼。"②《新刊良朋汇集》记载的成分更为复杂，增加了蒺藜、白茯苓、白芍、苁蓉、杜仲、菟丝子等植物与矿物药材。③《医林口谱六治秘书》采用了更多的动物药材，如黄牛肉膏、黑狗肉膏、黑羊肉膏、鹿角胶、鱼胶、龟胶、虎骨。④ 不同的药方体现不同的组方法度。"所谓法度，是指治疗疾病的法则和从众多方剂中总结而来的治疗规律。"⑤ 例如，虽然都是为了增长力气，《本经逢原》中的方子重在通过补元气、强筋健骨来实现增力；《新刊良朋汇集》中的冯嘉宝方重在通过补脾益肾、活血通络、续筋接骨来增力；王永光方重在通过活血化瘀、接骨来增力。⑥ 不过，大力丸的制作方法基本相同，都是将药物研制成末，炼成蜜丸，服用方式也都是早晚用盐汤、黄酒或白水送下。

除大力丸这样的统称外，不同药堂药目中的大力丸名称略有差异，如"人参大力丸""滋补大力丸""鱼鳔大力丸""补天大力丸"等，成分上大体为当归、续断、茯苓、蒺藜、人参、土鳖、鱼鳔之类，功能上

① （清）徐寿基：《续广博物志》，清光绪十二年（1886年）志学斋集本，第133页。

② （清）张璐：《本经逢原》，清康熙长洲张氏刻本，第404页。

③ （清）孙伟：《新刊良朋汇集》，清光绪上洋校经山房刻本，第244~245页。

④ （清）周笙：《医林口谱六治秘书》，清康熙抄本，第105页。

⑤ 刘尚义、崔瑾主编《中国医学大家经验集萃》第5卷，贵阳：贵州科技出版社，2020年，第2145页。

⑥ 访谈人：秦甜；访谈对象：范磊；访谈时间：2024年7月4日；访谈地点：线上。

均以长力、补虚为主，制作方法也是“俱为细末，和蜜为丸”，用盐汤或水送下。可见，这些药物只是名称上略有不同，实际都是同一类温补药物。

综上，大力丸是源自温补文化、以滋补类药物为主要成分炼制而成的丸剂，是在不同药堂里存在的成分有细微差别、功能基本相似、名称近似、制作方法与服用方法相同的一类补药，并非有单一、固定药方的药物。大力丸最晚出现在清康熙年间，被认为可以治疗五脏虚衰，填精补髓，调理脾胃，增强气力。

（二）药堂里大力丸的营销形式

18世纪末医生和药剂师之间的分工发生变化，医生负责开药方，不配药；药剂师连接药物市场，根据已有药方自主配药。药堂通过保证药物的疗效获取顾客的信任。一方面，药堂宣扬严格采用正宗药材，通过严谨的制配方式制配药物。另一方面，药堂刊行药方总目，向顾客介绍药物配方，以取得顾客信任。[①] 载有大力丸的药目就属于这一类，如《王鸿翥堂丸散膏丹集》《益寿堂医方总目》。

药堂主要利用药目对药物进行宣传，如《育宁堂颐世方书》宣传大力丸可以“补肝肾，添精髓，壮筋骨，长膂力，调脾土，养气血，进饮食，止劳伤，疏风定痛，除湿清热，强腰健步，能返老还童，久服并获毓麟之庆。其功不能尽述……”。[②]《王鸿翥堂丸散膏丹集》中宣传的滋补大力丸也有类似功效：“通行方，治劳伤诸损、五脏虚衰，久服填精补髓，膂力过人。”[③]《归安凌氏饲鹤亭集方》《王上全堂丹丸全录》《益寿堂医方总目》中使用了类似描述，均宣称大力丸可补精填髓、壮筋骨、长膂力。除这些基础功能外，清代医家孙伟在《良朋汇集》里还写道：“以上四方（三个大力丸药方和一个鱼鳔丸药方）君子服之保命护

① Bian He, *Know Your Remedies: Pharmacy and Culture in Early Modern China*, Princeton University Press, 2020, p. 148.

② （清）育宁堂：《育宁堂颐世方书》，康熙二十八年（1689年）本，第58页。

③ （清）王鸿翥堂：《王鸿翥堂丸散膏丹集》，清刻本，第10页。

身，小人服之丧命亡身。”[①] 在此，大力丸不仅被宣传为可以治病强身，似乎还具有分辨好人坏人、惩恶扬善的功能，这使得大力丸的形象蒙上了神奇色彩。

（三）药堂里的大力丸形象

从成分来看，药目里记载的大力丸成分虽各有不同，但基本上可以总结为各种补药的集合，如鳝鱼、枸杞、土鳖、人参等都是中药里传统的滋补类药物。从功能来看，大力丸功能丰富，可以“进饮食、养气血、添精髓、壮筋骨、增膂力”，甚至能滋阴补阳，提高生育能力。可以说，大力丸符合当时的补药文化，遵循一定的医学理念和组方法度。从营销形式来看，药堂通过对药物原材料的精挑细选和对药物配置过程的严格把控来保证药物的疗效，并刊行药物总目向社会展示药物配方，保证质量，从而吸引顾客。

关于大力丸的疗效，当代依然有学者在进行研究。例如，张立华通过案例研究大力丸治疗坐骨神经痛的效果。其所用药方为马钱子、麻黄、乳香、没药、杜仲、自然铜、防风等炼蜜为丸，通过观察，11 位患者均通过服用大力丸痊愈。[②] 还有学者在研究郑氏（郑怀贤）大力丸时提到其由龟甲、黄柏、牛膝、杜仲、天门冬、麦门冬、五味子、熟地黄等 12 味中药配制，这与药目记载中的大力丸成分类似，临床使用多年，治疗肝肾两虚、气血气阴两损所致的骨质疏松及兼症效果显著。[③] 可见，大力丸作为药物仍被认为具有一定的治疗作用。笔者的访谈也表明，虽然大力丸不再出现在中医教材中，临床使用也几乎不可见，但不排除有医生和学者在研究和使用该药物。并且尽管中医重视辨病辨证辨体质，药方相同的中成药用在不同人身上可能有不同效果，但上述医书药目中记载的

① （清）孙伟：《新刊良朋汇集》，清光绪上洋校经山房刻本，第 244~245 页。

② 张立华：《用大力丸治疗坐骨神经痛 11 例疗效观察》，《天津中医》1987 年第 6 期，第 21 页。

③ 巨少华、谭友莉、杨溢东等：《郑氏大力丸制备工艺及质量标准研究》，《湖南中医杂志》2018 年第 6 期，第 165~167 页。

大力丸药方符合中医组方法度，具有中医理论基础。[①] 可见，明清药堂里售卖的大力丸药方对于个体的使用效果如何，今天的医师对此虽存有疑问，但总体来说，药堂里的大力丸遵循的是传统的中医学理念，药材成分的选用亦有所依据，其当时的社会形象是正规的温补类药物。

二　街头的大力丸

在江湖上游走行医卖药的形式自古有之。出于寻找患者、寻求经济利益或寻找药材等目的，经常有医生云游四方，看病卖药。这种游走江湖的医生和药郎于宋代开始被称为铃医。后来，这些人逐渐分化为两类：一类专门医病，一类专门卖药。[②] 明清时期铃医的数量逐渐增多。街头卖药的艺人由卖药的铃医演化而来，后又成为一种专门的江湖行当，称为皮行。明清时期，温补文化盛行，社会推崇补药，补药的价格随之上涨。普通人家看病不易，买不起上好的补药，街头药物因价格相对低廉而为其所接受。街头卖药之人正是利用这种社会需求，售卖一些号称可以治疗各种疑难杂症及跌打损伤的药物，如狗皮膏药、跌打损伤丸等。大力丸作为一种可以增强力气、补精填髓、接骨续筋的补药，自然被街头艺人关注，成为他们的赚钱工具。在此过程中，一方面大力丸的成分逐渐发生了变化，另一方面其营销模式也发生了根本改变，使得大力丸呈现了另一种截然不同的社会形象。

（一）街头大力丸的成分与功能

关于江湖艺人卖药的记载，多见于方志、文化史、艺术史、民俗史和报刊文章之中。例如，《京跤史话》便提及《新民日报·天桥百写》里对

① 访谈者：秦甜；访谈对象：中国中医科学院刘医生；访谈时间：2024 年 5 月 6 日；访谈地点：线上。访谈者：秦甜；访谈对象：某中医院李医生；访谈时间：2024 年 5 月 15 日；访谈地点：线上。访谈者：秦甜；访谈对象：某中医诊所朱医生；访谈时间：2024 年 5 月 27 日；访谈地点：线上。

② 刘平：《中国民俗通志·江湖志》，济南：山东教育出版社，2005 年，第 61～62 页。

摔跤场附带卖药的描述：“摔跤场多附卖药品，药方皆有相当的传授，并经过官方的化验手续。”并说，这些药品多是从珠市口南庆堂批发的大力丸。[①] 但是，仍有大量记载表明其为江湖艺人自制而成，成分多为药铺剩下的各种药渣子——“买来后碾成细末，用糖稀合成丸子，每丸合不到一二文钱，街头艺人却卖一角二角，吃下去无益无损，也被叫切糕丸”。[②] 再如，在天桥卖过大力丸的街头艺人朱国良说他们也在药铺里当过伙计，“那个药（卖的大力丸）就是药铺的药渣子。反正吃了就是开胃，能多吃饭”。[③] 也有一些记载称，大力丸由粮食、草药加蜂蜜制成，也叫切糕丸。[④] 可见，街头所卖的大力丸确乎多为艺人自制，成分基本为药堂的药渣子或者粮食、蜂蜜等，虽对人体没有大的伤害，但也没有街头艺人口中所说的包治百病、增强力气的功能。与药堂里售卖的大力丸相比，街头艺人售卖的大力丸作为药物本身的质量下降，基本的药物功能消失，原本有着明确药方记载的正规温补药物变成了挂“羊头”卖“狗肉”的假药。

（二）大力丸街头营销形式

大力丸的街头售卖结合了不同的卖艺形式，主要可分为“说药”和“挑子表演”。耿瑛在《宋代曲艺演唱形式琐议》一文中写道：“‘说药’者就是瓦市间卖药的，如同近代北京天桥卖大力丸的江湖艺人。他们卖药前总要说些笑话、故事，称为‘说口’，招引观众，等人多时再拿出药来，宣传什么‘祖传秘方’之类。其中不少是卖假药骗财的，也有的是卖真药，但故意夸大其作用。因为此辈能说善言，故被人称为‘说药’。也有先变戏法后卖药的，他们也有不少垫场笑话，后来被相声吸收，如《铃铛谱》《反七口》等。”[⑤] 在售卖时，江湖艺人会先讲一段故事，比如某人体

---

① 苏学良、李宝如：《京跤史话》，北京：新华出版社，2004 年，第 182 页。

② 李然犀：《走江湖的形形色色》，《近代中国江湖秘闻》（上），石家庄：河北人民出版社，1997 年，第 426~440 页。

③ 岳永逸：《空间、自我与社会：天桥街头艺人的生成与系谱》，北京：中央编译出版社，2007 年，第 291 页。

④ 王文玉：《曲苑杂谭：南市艺谈旧闻录》，天津：天津社会科学院出版社，2022 年，第 134 页。

⑤ 中国曲协研究部：《曲艺艺术论丛》第 6 辑，北京：中国曲艺出版社，1985 年，第 14 页。

弱多病、久治难愈，吃了大力丸之后身强体壮。他们主要是利用这类故事提高大力丸的可信度，吸引人购买。

除口头讲故事外，售卖大力丸的艺人还会通过杂要表演来吸引顾客。民间也称杂技活动为挑子，北京的“天桥八大怪”有诸多版本，在其中一个版本中，第八怪就是卖大力丸的常傻子：“他在天桥卖艺时，常带着他的弟弟一块要石头。他们表演时地上放着大大小小的一堆石头，旁边是铁匣子，里面装着大力丸。表演时，他手里拿着一块青石，屏气凝神鼓足气力之后，大喊一声用青石砸向大石头，大石顿时粉碎。这时，他告诉现场的观众这是吃了大力丸之后才有的力气，撺掇大伙儿买药。”①

在街头卖药的过程中，街头艺人更多是将这两种形式结合起来，既要有精彩的表演，也要能说会道，才能吸引观众。例如在北京天桥的掼跤者，摔跤之前两人先要来一段相声，一问一答，吸引观众，然后开始表演摔跤，互相配合，营造精彩热闹的氛围。在上一场摔完，接下来的一场又摔完了一跤之后的时间间隙里，观众情绪最为高涨，此时开始卖药，有时还会不停地喊，制造大家都要买的气氛。②

（三）街头的大力丸形象

从成分来看，街头的大力丸一般由药渣子、粮食、糖稀、蜂蜜等混合成丸，与药堂药目记载中的各种补药相去甚远。从功能来看，艺人自制的大力丸对人体没有害处，但也没什么功效。因街头大力丸并没有真正的药物成分，虽隐含的是温补派医药理念，但无真正的组方依据。从营销形式来看，也不将重点放在药物成分和药方的详细介绍与展示上。其主要通过街头艺人卖力吆喝、讲顺口溜、编故事、要杂要、表演各种绝活去吸引观众，最后销售大力丸。这样的营销模式使得大力丸更多以一种江湖野药的形象深入人心，以至于一提起大力丸，人们首先想到的是江湖上要把式卖艺的艺人。

① 刘一达：《典故北京》，北京：北京十月文艺出版社，2020 年，第 157~158 页。
② 苏学良、李宝如：《京跤史话》，第 183~184 页。

端木蕻良在小说里描写过一群卖大力丸的人："我想起了，在白马关菜场里卖'大力丸'的一帮跑江湖的，把用醋浸过了的黄马石，用手掌切断开，博得观众们的喝彩声，然后向大家兜售大力丸……可是观众只看切石头，没有人买大力丸，因为他们心里明白，饭吃不饱时，尽吃大力丸也不见得手掌就会变成刀锯……"① 在这里，卖大力丸的人有着经典的江湖形象，他们靠着骗人的手段兜售大力丸，卖不出去时甚至只能去抢劫。文学作品描绘了艺人在街头卖药的场景，塑造了典型的江湖艺人形象，在作品传播的过程中也加深了社会对街头卖药的印象，使得大力丸的形象与江湖野药的联系更为紧密。以至于对今天的某中医医师而言，提起大力丸，其第一印象便是小说《玉娇龙》里的角色在街上卖大力丸的场景。②

三　从药堂到街头：大力丸社会形象的影响因素

药物形象主要体现社会对药物的认识，尤其是内在的药物知识如何被认知。从药堂到街头，大力丸的形象发生了变化，药物质量下降，社会可信度降低，对其产生影响的不仅是药物自身的性质，还有各种社会因素。《利维坦与空气泵：霍布斯、玻意尔与实验生活》中提到："知识，如同国家一样，是人们活动的产物。"③ 下文将从物质、表述、社会这三个层面探讨大力丸社会形象的变化。

（一）物质：大力丸的成分与药物形象

在物质层面上，药堂的大力丸遵循着中医传统的医学理念和组方规范。无论是通过调理脾胃、补充元气来增强力气，还是通过舒筋健骨来强身健体，都符合中医使用药物的规范。其成分是经过长期实践检验的中医药材，按传统的中医制剂方法来炮制：将药材以酒煮、水洗、火炒等工序

① 王富仁：《端木蕻良》，北京：商务印书馆，2018 年，第 199 页。

② 访谈者：秦甜；访谈对象：中国中医科学院刘医生；访谈时间：2024 年 5 月 6 日；访谈地点：线上。

③ ［美］史蒂文·夏平、西蒙·谢弗：《利维坦与空气泵：霍布斯、玻意尔与实验生活》，蔡佩君译，上海：上海人民出版社，2008 年，第 344 页。

加工，最后研制成末，蜜炼成丸。这是在长久的中医实践中形成的一套制药程序，被中医普遍认可。尽管大力丸的具体成分不能被它的消费者直接观察到，但药堂通过公布药目，能有效地获得社会的信任。

相反，街头的大力丸忽略了药物成分的正规性。街头艺人并不在乎大力丸的成分是否有效，使用价格低廉、易于获取的材料是街头大力丸制作的特点之一。如前文所述，不同于从药堂批发的大力丸，艺人自制的大力丸中，成分几乎与药物无关。在药堂打过工的艺人用药堂剩下的药渣子来制作大力丸，其他的则更多是用粮食、蜂蜜等生活中易于获取的食物来制作。即使街头艺人在售卖过程中反复强调自己的大力丸具有珍贵的成分，但没有采取相应的措施向大众证明这一点，因此当社会对街头大力丸进行质疑时，其成分问题便首当其冲。小说与漫画经常暗指街头大力丸粗制滥造，是骗人的把戏。①

（二）表述：大力丸的宣传方式与药物形象

在表述层面，药堂的宣传采用了符合传统医学的表达方式与语言特点。药目最初指具体的医籍文献，后也代指药物、药方。清代，“药目”的含义逐渐由于药堂的广泛使用而被固化为制药堂号编目而成的成药药品目录，② 用以宣传本店药物。药目被认为是诚实地记载了大力丸的制作方法、成分与功效，通过朴素客观的语言表述向社会传播其药物知识。通过对表 1 中的药目进行梳理可以发现，出现最多的描述为“调理脾胃”“长膂力”，其次有“健脾胃、进饮食、长肌肉、填精髓、壮筋健骨”等。可见，药堂对于大力丸功能的表述并不局限于“增强力气”，而是使用多重功能的堆叠赋予大力丸丰富的功效。但其语言风格较为朴素，较少使用修辞或夸张化的手法，而是直接给出药名、成分和功能，表达方式清晰直白，有利于社会对药物产生信任感。药堂通过刊

① 见姚振声《百年天桥》，北京：中国商务出版社，2021 年；刘政光《狼烟沈水》，沈阳：沈阳出版社，2022 年；姚团丝《你看他那把子骨头也卖大力丸》（漫画），《时代漫画》第 22 期（1935 年二周年十月特大号），第 11 页。

② 韩凯利、王凤兰：《“药目”考释》，《中医文献杂志》2019 年第 2 期，第 21~23 页。

行药目确立了大力丸的成分与功效，形成了一种客观化的表达规范。

街头售卖则采用了不同的表达方式，街头艺人在叫卖时虽也会提及药堂药目中的成分，但语言表达更加口语化、多样化、夸张化，同时配以街头表演。如艺人王国聘的叫卖——

我这大力丸可不是葱鼻子、蒜瓣子、砖头蛋子、石灰面子做的，我这药是乳香、没药、血竭、儿茶、生熟地黄、龙眼肉、当归、白芍、枸杞子、首乌、阿胶、鸡血藤、蝎子、蜈蚣、白僵蚕、丹参、玄胡、五灵脂30多味药组成。专治五劳七伤，腿疼、胳膊疼、腰疼、闪腰岔气、关节扭伤，梦遗滑精，阳痿不起，还有活血化瘀、清热解毒、壮筋健骨、补精益气、消肿止疼的功效。特别是青年男女婚后不能生儿育女，那不是男的精冷精淡精不射，就是女的经不调，或赶前错后，或经闭癥瘕，吃了大力丸，保你早生贵子。[①]

街头艺人有时也会使用提问的方式增强互动性，将生活中的各种疑难杂症作为营销重点，渲染大力丸包治百病的功能。尽管街头艺人尽量采用“活血化瘀、清热解毒、壮筋健骨、补精益气、消肿止疼”等药堂售药的语言来获取社会的信任，但其夸张化的表演反而让围观者产生了怀疑，以至于只看表演，却不买大力丸。

（三）社会疆界：身份认同与药物形象

在社会因素而非医学健康因素的影响下，明清时期民间组织代替国家成为疾病救助的主体。[②] 同时，清代的医疗市场比较开放，能识字读书即可行医，医生的种类和数量增多。[③] 由于药物贸易的发展和药物供应链的

① 齐守成：《都市里的杂巴地　中国传统闹市扫描》，沈阳：辽宁人民出版社，2000年，第276页。

② Angela Ki Che Leung, “Organized Medicine in Ming-Qing China: State and Private Medical Institutions in the Lower Yang Zi Region,” *Late Imperial China* , Vol. 8, No. 1 (June 1987), pp. 134-166.

③ 余新忠：《清代江南的瘟疫与社会——一项医疗社会史的研究》，北京：中国人民大学出版社，2003年，第309~310页。

延伸，药物的真实性依赖于贸易者。医药分离，医生不再掌控药品的配制，药品的权威逐渐从医生转为药堂。为乾隆南巡所绘、完成于 1759 年的画卷《姑苏繁华图》显示，药堂成了繁华街道中的重要景观。[①] 社会对药堂非常信任，药堂掌握着药物知识的解释权。

相较于世医、儒医，铃医属于体系的最下层，是民间地位不高的一种医者。铃医的治疗手段特殊，他们常用廉价药材，治病追求见效快而不顾安全，多用伪药。[②] 因此，他们常受正统医家批评。自儒医发展以来，“草泽铃医者，其格日卑，其技亦日劣”。[③] 晚清民国时期，受西方思想影响，国家建立起一套卫生行政体系，从制度与政策的角度进行了医学改革，对中医的发展产生影响。铃医更是由于其治疗手段和边缘化的社会地位，被排除在正规医疗体系之外。“在追求医学现代化的过程中，草泽铃医不论是医疗手段还是角色地位，都与医学的现代化格格不入，因此，很难被纳入国家化的医疗体系”，其污名化现象越发明显，被视为庸医。[④] 街头卖药最初是由铃医医药分化发展出来的一种专门的行当。铃医的被污名化，在一定程度上也导致了街头药物的被污名化。民国时期的报纸常常刊载讽刺大力丸的漫画和小故事。例如卖大力丸的艺人常被描绘为赤裸着上身、露出瘦小身子的形象，姚团丝的漫画旁边更是配上一句：“你看他那把子骨头也卖大力丸。”[⑤]

要而言之，大力丸的售卖者所属共同体的身份界定与认同，直接影响了大力丸的社会形象。这不仅体现在药堂与铃医、街头艺人之间，体现在西医与中医之间，也体现在中医内部。如上文所述，大力丸的产生受到了温补文化的影响。清末，一些医生对这一文化提出了质疑，批判过于依赖补药而导致患者病情加重甚至死亡的情况。其中，人参在温补文化盛行时被当作重要

---

① （清）徐扬：《姑苏繁华图卷》，上海博物馆网站，https://www.shanghaimuseum.net/mu/frontend/pg/m/article/id/CI00005093。

② 王静：《清代走方医的医术传承及医疗特点》，《云南社会科学》2013 年第 3 期，第 161～165 页。

③ 谢观：《中国医学源流论》，福州：福建科学技术出版社，2003 年，第 101 页。

④ 许三春：《清以来的乡村医疗制度——从草泽铃医到赤脚医生》，博士学位论文，南开大学，2012 年，第 66 页。

⑤ 姚团丝：《你看他那把子骨头也卖大力丸》（漫画），《时代漫画》第 22 期（1935 年二周年十月特大号），第11 页。

的补药，甚至在清代成为社会上的日常消费性药材；在温补文化受到质疑时，则被很多医生批评，名医徐灵胎更是称“先破人之家，而后杀其身者，人参也”。[①] 由此可见，当思想理念变化时，对药物的认知与态度也会发生变化。这种思想理念的批判，可能也对大力丸的形象转变产生了影响。

四　余论

根据目前所查到的药堂药目，大力丸一词最早于 1689 年出现在《育宁堂颐世方书》中，[②] 直到 1911 年的《益寿堂医方总目》依然有大力丸方子的记载。[③] 1935 年，医学期刊《丹方杂志》刊登了一则大力丸的药方，[④] 此后大力丸逐渐从药堂药目中消失，现在药店与临床已几乎不再使用大力丸。出现这一情况的原因，尚需开展深入的研究。但毫无疑问的是，清代至民国大力丸从药堂的正规药物到街头野药的形象转变，在一定程度上影响了它的命运。上文的分析表明，大力丸之所以被抛弃并不是由于完全失去了治疗效果，而是因为在流通的过程中，街头艺人的参与使其在物质上失去了药物的本质，在宣传上又过度营销，从而在社会大众那里逐渐失去了信任。而一旦药物的整体社会形象受损，失去了公众的信任，药物便很难再被广泛使用，发挥其该有的作用。

上文表明，药物的社会形象并非静止不变的，药物形象的改变意味着社会对药物背后的知识和文化意涵的认知也发生了改变。而且药物的社会形象并非由自身的物质属性单一决定，药物的宣传形式直接影响社会对药物的认知以及信任；医生共同体的态度与地位影响着药物的地位，当某一医生共同体被排除在体制化的系统之外时，与之相关联的药物也被一并排除在外。只有重视药物形象的复杂性，才能更好地引导社会对药物的正确认知，才能合理发挥药物的作用。

① （清）徐灵胎：《医学源流论》，北京：中国医药科技出版社，2019 年，第 133 页。

② （清）育宁堂：《育宁堂颐世方书》，康熙二十八年（1689 年）本，第 58 页。

③ （清）马兆鳌：《富春堂经验方书》，清抄本，第 45 页。

④ 逸人：《大力丸》，《丹方杂志》1935 年第 9 期，第 45~46 页。

论“民俗医疗”与“正典医疗”的互动

钱　寅*

【摘要】通过考察不同医疗模式对疾病以及身体的理解，考察目录学中不同类型的医书如何进行分类演进，考察在圆融的中国思想世界中不同医疗模式如何互相影响，考察民间共享的知识如何横跨不同的文化，可以看出民俗医疗与正典医疗存在着互动关系。一方面，部分民俗医疗被正典医疗吸纳，成为正典医疗的一部分；另一方面，正典医疗的理论也在递降为民间医疗的知识，实现民俗医疗的更新。两种不同的医疗模式产生于不同的文化，不同的文化彼此“被理解”，从而促成了不同医疗模式的互动。

【关键词】民俗医疗　正典医疗　疾病　身体认识　文化

民俗医疗是基于对身体与病因的民俗认识而产生的医疗观念和手段。正典医疗则经过系统、专业的医学教育，对身体与病因有一套学理性认识，并在此基础上形成医疗观念和手段。简单举例来说，当人们生病时，去求神问卜，或依照偏方、以食疗等方式来治疗的行为，即可视为民俗医疗；而当人们生病时，求助于专业的中医或西医则是诉诸正典医疗的行为。因此，相比较而言，民俗医疗是大众的、零散的、普及的，其相关知识是由社区成员所共享的；正典医疗是精英的、专业的、体系的，其相关知识是为少数人所掌握且文献化的。

关于民俗医疗，学界早已有所关注，尤其是在我国台湾地区，民俗医

* 钱寅（1986～　），河北工业大学人文与法律学院讲师、日本爱知大学中国研究科民俗学方向博士研究生，研究方向为古文献学与民间文化，邮箱：qihonglou@ 163. com。

疗的话题受到历史学、民俗学、人类学等多学科关注。医疗是嵌入于社会文化的，无论是对疾病的命名，还是对病因的理解和对施治手段的选择，都会受到文化的影响。也就是说，医疗本身就可以被视作文化现象。而其中的“民俗医疗”更明显地体现了对文化的因袭。戴望云指出，“大众”的医疗活动会使用本文化中共享的医疗知识，这些知识离不开文化的因袭，而“传统”部分中世俗与宗教两类在实际医疗过程中也难以严格区分，因此，“民俗医疗”在较宽泛的意义上，可理解为“传统”与“大众”医疗活动的交叠、集合，具有多个面向，是一个基于民间、源于生活、由地方性的文化知识孕育出来的医学体系。① 台湾学者张珣将台湾地区的民俗医疗区分为“经验”和“超自然”两大类②，事实上这两个类别之间并没有完全分明的界限，比如很多“经验”的起源是“超自然”的。而民俗医疗与正典医疗之间也并非一直泾渭分明，二者存在着持续的互动。特别是中国传统医学，其区别于现代科学文化背景下的现代医学，却在漫长的历史发展中与民间共享一套文化体系，因此有不少“经验”类的民俗医疗逐渐被文献化和理论化，成为中医的“正典医疗”。反过来说，中医的“正典医疗”也不断向民间渗透，被民众了解并掌握，成为其共享的知识，进而形成“经验”。于是，本文将从民俗医疗与正典医疗互动的角度来展开讨论，以期有所启迪。

一 名实：疾病的理解与治疗

医疗是一种文化行为，疾病自然也是一种可以借由文化来解释的现象。关于疾病的命名，在不同文化中有着不同的方式。也就是说，诸如“霍乱”“抑郁”等疾病，其实并没有一个本质主义意义上的“通名”，而是受到不同文化的影响而得名的。因此，人们要想治疗一种疾病，前提是

---

① 戴望云：《民俗医疗、医疗民俗与疾痛叙事研究述评——兼论建构医疗民俗学理论范式的可能性》，《杭州师范大学学报》（社会科学版）2019 年第 6 期，第 127 页。

② 张珣：《台湾民俗医疗研究》，《疾病与文化——台湾民间医疗人类学研究论集》，台北：稻乡出版社，2004 年，第 92 页。

为其命名。给疾病命名也反映了人们对疾病的认知。这种认知是要被所在社会的文化制约的。

罗伯特·汉为疾病下了定义："疾病乃是一种自我不想要的状况，或某种会导致出现这种状况的实质性威胁。"① 这道破了疾病的本质，是疾病之"实"。如何去描述和界定这种"自我不想要的状况"，就出现了对疾病不同的命名。维克多·特纳描述的恩登布人将疾病唤作"奈松古"，并区分了很多种类。这是因为恩登布人把疾病看成"歹运"，而"歹运"一词内涵广泛，包括打猎时的坏运气、生育问题、人身事故和意外事故。恩登布人认为"歹运"及其所带来的灾祸和不幸是由某种神秘力量引起的。于是，特纳发现恩登布人赋予了"奈松古""独立的生命"，希望用苦的、热的和难闻的草药将其驱赶。②

恩登布人对疾病的治疗是带有巫术色彩的，这符合其文化对疾病的认识。从恩登布人的例子可以看出，他们将"自我不想要的状况"命名为"奈松古"，而"奈松古"则貌似一种可以被驱除的神秘生命。这是因为他们的"自我不想要的状况"就是"歹运"，即一切灾祸和不幸所带来的切身体验，而"歹运"成形的原因又在于神秘力量。在这样的文化理解下，恩登布人将疾病的名实相对应，并在自己社会的文化中找到了解决办法。可见，名实相应是对疾病进行治疗的基础，而名与实的建构深受文化的影响。

范进中举是《儒林外史》中的一则脍炙人口的故事。范进在得知自己中举后猛然间发疯了，报录的人明白这是欢喜过度，痰迷了心窍，被其平常惧怕的岳父胡屠夫打一个嘴巴便清醒了。"痰迷心窍"是中国民间比较常见的对疾病的理解和命名，与之相符的治疗方法就是"倒痰"。从范进的故事中可以发现一个问题，即从现代科学的角度来看，"发疯"是精神心理上的症状，如何能够与"痰"发生联系？实际上，在中国民间的传统

① ［美］罗伯特·汉：《疾病与治疗：人类学怎么看》，禾木译，上海：东方出版中心，2010年，第16页。

② ［英］维克多·特纳：《象征之林——恩登布人仪式散论》，赵玉燕等译，北京：商务印书馆，2006年，第412~413页。

认识中，精神心理上的症状往往会被“躯体化”。所谓“躯体化”，是把心理上的状况、令人痛苦的心灵或人际关系问题感知成身体上的状况。躯体化在中国很常见，因为在中国，如果一个人说自己精神有问题是会受到鄙视污蔑的，而身体上的症状则可以被接受。[①] 在这种文化环境的影响下，中国民间将精神上“自我不想要的状况”感知成躯体上的，“痰迷心窍”即是对躯体上“自我不想要的状况”的理解与表述之一，不仅表明了致病原因，也提供了治疗方案——“倒痰”。岳永逸描述了都江堰人对“倒痰”的认知：“你这个人神经不正常，有精神病，应该找会倒痰的人给整治整治。”[②] 从“痰迷心窍”和“倒痰”治疗的实例可以看出，中国民间对疾病本质的感知和理解受到文化的影响，基于自我对疾病本质的感知而为疾病命名也影响到了治疗方法的择取。这样一种医疗文化是不能被现代医学文化理解的，却反映了一整套的民间知识。这种“名实相符”就是在这样的文化背景下，为民间知识所建构。

刮痧是受到中国人普遍欢迎的一种治疗与养生手段，不仅正规的医院和理疗机构有刮痧的项目，连一些主营洗浴和保健的服务场所也有刮痧的项目。刮痧的普及与其功能的多样化是其他文化难以理解的。2001 年郑晓龙执导的电影《刮痧》就讲了去美国探亲的爷爷为孙子刮痧治病，被美国的儿童权益保护机构以虐待儿童罪告上法庭的故事。从中可以看出，不同文化对疾病的认识是不同的，其治疗方式也是不同的，相互之间却难以理解。虽然中国人普遍刮痧，但痧具体指代什么病却鲜有人知道。在宋代以前，“痧”写成“沙”。从文字孳乳角度看，“沙”是最早对相应疾病的描述和命名，而加上“疒”只是为了区隔开“沙”字的其他意义。在宋代以前，“沙症”是指由虫子引起皮肤起疹如沙粒的症状。[③] 可见，“沙症”之“沙”是沙粒等意义的借用，是对疾病直观感受的描述，在命名上做到了“名实相符”。而此时的“刮沙”，则是对症刮去虫子。时至明代，“痧”

① ［美］罗伯特·汉：《疾病与治疗：人类学怎么看》，第 20 页。

② 岳永逸：《忧郁的民俗学》，杭州：浙江大学出版社，2014 年，第 56 页。

③ 纪征瀚：《古代“痧”及治法考》，博士学位论文，中国中医科学院，2008 年，第 32~55 页。

取代了“沙”，“痧症”所对应的疾病也逐渐扩大范畴，不仅由虫子引起的皮疹被称作“痧”，由瘴气所引起的疹子和因为出痘所长的疹子都有被视为“痧症”的实例，甚至在明末疾疫流行时，疫病也有被认为是“痧症”的情况。到了清代，一些医家认为可以被“刮放疗法”治愈的疾病就是“痧症”，也有医家认为“怪病谓之痧”。[①] 这意味着，历史上“痧症”的范畴是不断扩大的，其所对应和囊括的“自身不想要的状况”越来越多，正是基于这样的命名实情，刮痧疗法才逐渐普及，造就了刮痧的多功能性。

罗伯特·汉描述了社会文化影响疾病与治疗的三种各不相同又互相关联的方式：“建构”、“调节”和“生产”。[②] 社会文化建构了其社会成员思考、感受与治疗疾病的方式；社会文化所拥有的概念、观点和价值会引导该社会成员的行为，调节人与病源及医疗资源的接触；社会观念和常规的人际关系可能本身就是病源或疗法，疾病或治疗都可能直接起源于此。从“倒痰”和“刮痧”的分析中可以看出，社会文化影响了其成员对疾病的感知和认识，并将与疾病的感知和认识相契合的症状命名为“痰”和“痧”，而这种观念也预示了治疗方法，即“倒痰”和“刮痧”。这一切的逻辑起点就在于社会文化。因此，可以认为民俗医疗对疾病的认知源于民俗对身体的认识与感知，它在民间知识的建构下理解和命名疾病，并指出治疗方法。

二　包容：知识体系的重构

目录学是古典文献学学科的重要组成部分，也是研究古代学术思想和知识体系的津梁。在目录学的分类变迁中，我们可以窥测到知识和思想体系的发展演进。因此，通过古典目录学的分析可以看出古典的精英的医学领域与其他民间疗法的互动，及其相互之间的接受和吸纳。

① 祝平一：《清代的痧症——一个疾病范畴的诞生》，《汉学研究》2013 年第 31 卷第 3 期，第 193~227 页。

② ［美］罗伯特·汉：《疾病与治疗：人类学怎么看》，第 92 页。

西汉时期，汉成帝命陈农访求天下遗书，又令刘向、刘歆父子整理经传诸子诗赋类的书籍，侍医李柱国校理方技类的书籍。校勘整理之后，刘向又"条其篇目，撮其指意，录而奏之"[①]。刘向殁后，其子刘歆承继父业，综理群书而作《七略》。此为最早的群书目录。《七略》分为辑略、六艺略、诸子略、诗赋略、兵书略、术数略、方技略。《七略》原貌今已不得见，所幸班固作《汉书·艺文志》将其删减引用，可见其大概的模样。从以上的史实可以看出，侍医李柱国校理方技类的图书意味着医学在当时被视为方技。

在《汉书·艺文志》中，方技略下分医经、经方、房中、神仙四类，其中医经有《黄帝内经》《黄帝外经》《扁鹊内经》《扁鹊外经》《白氏内经》《白氏外经》《旁篇》，经方有《五藏六府痹十二病方》《五藏六府疝十六病方》《五藏六府瘅十二病方》《风寒热十六病方》《泰始黄帝扁鹊俞拊（跗）方》《五藏伤中十一病方》《客疾五藏狂颠病方》《金创瘲瘛方》《妇人婴儿方》《汤液经法》《神农黄帝食禁》。医经是医学理论类的书籍，即"原人血脉经络骨髓阴阳表里，以起百病之本，死生之分"[②]，其基础是对身体的理解；经方则是具体的治疗用药之法，即"本草石之寒温，量疾病之浅深，假药味之滋，因气感之宜，辩五苦六辛，致水火之齐，以通闭解结，反之于平"[③]，其根据是药物之性与疾病之因。可以认为，医经和经方两类是根据对身体的理解和对药物的认知来解释疾病并治疗疾病的，是一种理性的医学。

房中类所著录者是与男女阴阳交合相关的著作，班固认为"情性之极，至道之际，是以圣王制外药以禁内情，而为之节文……乐而有节，则和平寿考"[④]。也就是说，房中一类是教人如何在两性生活中保养身体。神仙类所著录者即托名神仙圣王的导引按摩之书，即"所以保性命之真，而游求于其外者也。聊以荡意平心，同死生之域，而无怵惕于胸中"[⑤]。可以

① （汉）班固：《汉书》卷三十《艺文志》，第6册，北京：中华书局，1962年，第1701页。
② （汉）班固：《汉书》卷三十《艺文志》，第6册，第1776页。
③ （汉）班固：《汉书》卷三十《艺文志》，第6册，第1778页。
④ （汉）班固：《汉书》卷三十《艺文志》，第6册，第1779页。
⑤ （汉）班固：《汉书》卷三十《艺文志》，第6册，第1780页。

看出，房中与神仙两类并非治疗之术，而是保养之术，其基础也不是依据脉络血气等建构的身体认知，反而带有强烈的民俗特色，在汉代的学术界已经出现了不赞成这类医疗模式的观念。[①]《汉书·艺文志》方技略所著录者都是治病养生的门类，其中医经、经方作为理性的具有正典特色的医疗与房中、神仙具有民俗特色的医疗并立，二者互不统摄，同属方技之下。这就意味着在彼时的知识世界中，方技是上位概念，正典医学尚不能涵括其文化理论之外的医疗模式。

《隋书·经籍志》在史志目录中按照四分法来分类著录，这是《汉书·艺文志》之后一次重要的革新，对后代影响深远的经、史、子、集分类法完全确立。《隋书·经籍志》在子部之下设立医方类，著录了二百五十六部典籍。其中既有《黄帝素问》《黄帝八十一难》等医学理论书籍和《华佗方》《张仲景方》等药方书籍，也有《玉房秘诀》《徐太山玉房秘要》等房中之术和《仙人金银经并长生方》《导引图》等神仙之术。[②] 当然，在《隋书·经籍志》子部医方类下，还囊括了针石、食疗、兽医等多种新门类，但是可以看出此时在医方之上并不存在“方技”这样的上位概念，其地位与子部其他类并立。医方不再是与神仙、房中并立的概念，而成为统摄神仙、房中的上位概念。这就意味着，在此时的知识世界中，以医方为核心的理性医学，涵盖并吸纳了其他医疗模式。

清代乾隆年间纂修《四库全书》乃是中国古代史上最后一次重要的文化总结工程，而由四库馆臣编写的《四库全书总目》也被后代学者视为“治学门径”。在《四库全书总目》的著录体系中，医学相关的文献著录于子部医家类。四库馆臣在为医家类所作的“叙”中，提到“儒有定理，医无定方，病情万变，难守一宗，故今所收录，兼众说焉”[③]。这显示了《四库全书》对医疗文献的收录是开放的，对医疗知识的采纳是包容的。但是，四库馆臣又提到：“《汉志》医经、经方二家后有房中、神仙，后人误

① 张舜徽：《四库提要叙讲疏》，昆明：云南人民出版社，2005 年，第 99 页。

② （唐）魏徵等：《隋书》卷三十四《经籍三》，北京：中华书局，1997 年，第 4 册，第 1040~1050 页。

③ （清）永瑢等：《四库全书总目》，北京：中华书局，1965 年，上册，第 856 页。

读为一，故服饵导引，歧途颇杂，今悉删除。”① 这又显示了在四库馆臣的知识体系中，理性的医学、可以被国家庋藏的医学文献，不应该包括房中、神仙这些具有民俗特色的医疗模式。因此，在《四库全书》中民俗医疗模式被正典医疗模式排除。

根据对不同时代目录的考察，可以发现，民俗医疗与正典医疗在知识体系中产生过并立、吸纳、排斥等互动形态，体现了正典医疗对其他医疗模式的理解程度与接受程度。有学者认为，在公元 3 世纪前后出现了从“方士医学”往“正统医学”演进的轨迹。② 这就解释了为何在《隋书·经籍志》中不再有“方技”的概念，而是以“医方”统摄这类文献。李建民也认为公元 3 世纪是中国医学向正典医学发展的分水岭③，而《隋书·经籍志》医方类正是在这次转型发展之后的总结。因此，《隋书·经籍志》医方类在收纳上略显粗糙，包罗过广。此后，中国医学在理论上不断建构，形成了正典医学独有的文化，重新对曾经杂入医方类下的典籍文献进行审视，剔除了正典医学所认为与医学理性不相符的其他医疗模式。于是，在《四库全书》的知识体系中，房中、神仙二家被正典医学排斥。它们从正统退回民间，保持了民俗医疗自有的特色。

三　整合：思想世界的交融

《周礼·秋官·大司寇》有云“以肺石达穷民”④，宋沈括《梦溪笔谈》云：“长安故宫阙前，有唐肺石尚在。其制如佛寺所击响石而甚大，可长八九尺，形如垂肺，亦有款志，但漫剥不可读。按《秋官·大司寇》‘以肺石达穷民’。原其义，乃伸冤者击之，立其下，然后士听其辞，如今

① （清）永瑢等：《四库全书总目》，上册，第 856 页。

② 姜生、汤伟侠主编《中国道教科学技术史（汉魏两晋卷）》，北京：科学出版社，2002 年，第 550~552 页。

③ 李建民：《从中医看中国文化》，北京：商务印书馆，2016 年，第 53 页。

④ 杨天宇：《周礼译注》，上海：上海古籍出版社，2016 年，第 679 页。

之挝登闻鼓也。所以肺形者，便于垂。又，肺主声，声所以达其冤也。”[①]由于肺能够呼吸和发声，所以设立肺石制度帮助底层民众诉说其冤。可以看出，《周礼》与《梦溪笔谈》的记述表达了身体与政治相通的思维模式，即将对身体的认知移置于政治设计上。

古人这样的思维模式，实际上是将身体认知与政治设计都统摄于一种哲学框架之下，在同一的思想世界中，万事万物在表征上虽然不同，但其本质具有一致的属性。也正是因为这个道理，中国古人的思想世界是圆融的，医学、巫术、哲学、政治可以借鉴彼此的理论，也可以形成不同文化之间的理解与沟通。例如，古人对精神疾病的解释有“中恶”之说，即人身为邪祟所侵附。这是将疾病归因为神秘力量和超自然现象，可以说是一种具有民俗思维的医疗模式，在现代科学文化中很难被理解和认同。现代科学文化下的主流医学会将精神问题归因为心理疾病，但是在传统中医的正统医学中邪祟和鬼神是可以被理解的，正典中医是可以利用理论来诠释“中恶”的。李建民在其研究中梳理了戴元礼、王肯堂、沈金鳌、罗越峰、陈岐等数位名中医和中医理论家关于“中恶”的记述和解释，[②]这反映了中医的正典医学是可以理解和认同民俗医学的，其原因就在于中国古代思想世界的圆融性。

称人有魂魄，死后化作鬼神，是巫术之言，但是从民俗医疗的视角来看巫术是其中的超自然类型。在古代巫医同源，即便是正典医疗知识和理论不断得到理性的发展，巫术思想仍然不曾完全脱离。李时珍所作《本草纲目》，是集中国 16 世纪前本草学大成的中医典籍，更是今日中医药学的经典文献。可以认为，《本草纲目》所承载的是被之后历代中医及其理论家所共同认可的正典中医理论，是专业且理性的。然而，在《本草纲目》中依然有缢死之人魂魄存在的记录和解释：“（人魄）此是缢死人，其下有物如麸炭，即时掘取便得，稍迟则深入矣。不掘则必有再缢之祸。盖人受阴阳二气，合成形体。魂魄聚则生，散则死。死则魂升于天，魄降于地。

① （宋）沈括：《元刊梦溪笔谈》卷十九《器用》，北京：文物出版社，影印茶陵东山书院刊本，第 8 页。

② 李建民：《从中医看中国文化》，第 129~140 页。

魄属阴，其精沉沦人地，化为此物；亦犹星陨为石，虎死目光坠地化为白石，人血入地为磷、为碧之意也。”[①] 李时珍解释道，人魄是有形有质的，在缢死之人尸体的下方可以采集到。采集到的人魄也是有药用功能的，可以“镇心，安魂魄，定惊怖癫狂，磨水服之”[②]。李时珍的理解体现了：正典中医在以血气脉络建构的身体认识之外，还有一套以阴阳魂魄来建构的身体认识；正典中医药除了有以本草学说建构的药学理论，也有一套类似于民间巫术的民俗知识。因此，从中可以看出，以李时珍等著名中医理论家为代表的正典中医医疗模式对部分民俗医疗模式做出了理论解释并且有一定程度的认同和吸纳。

艾灸是中医常用的治疗方法，关于为何选择艾草作为火源，李建民认为原因是艾草本身是引取天火的主要燃料，中国早期的甲骨占卜很有可能也用艾草作燃料。这体现了艾草作为燃料的神圣性，艾草所引来的火源即是被视为天火的太阳之火，也称“阳燧之火”。古人认为太阳具有纯洁之气，可以起到祓除人身污秽和邪祟的作用。据此，李建民总结道，灸法的逻辑在于以阳燧接引太阳之火，燃烧艾草，纯阳的洁气产生的热力与气味用来祓除患者身体的不洁，并且舒通其血脉。[③] 此外，“阳燧”作为符号或套语，雕刻在墓室或建筑上也有祈求吉祥和驱避邪祟的意义。可以看出，艾灸作为中医治疗方法的起源很大程度来自天火信仰，是民俗信仰的范畴。民俗信仰与中医治疗在一个圆融的思想世界中互相影响，使正典医学接纳了信仰的理论和文化，并发展为自己独有的理性医疗模式。这也说明，在中国的思想世界中，正典医疗与民俗医疗存在着互动和理解的基础。

由于正典医疗与民俗医疗处于同一个圆融的思想世界中，所以二者存在互相理解与互相吸纳的可能：正典医疗采用了民俗医疗的模式，并对其背后的文化予以理解或改造；正典医疗的理论知识也在不同程度上被民俗医疗接受，在民间成为可以共享的知识并得到传承。

---

① （明）李时珍：《本草纲目（金陵本）》卷五十二，北京：中国医药科技出版社，2016年，第20册，第5545页。

② （明）李时珍：《本草纲目（金陵本）》卷五十二，第20册，第5545页。

③ 李建民：《从中医看中国文化》，第166~178页。

四　互动：民间知识的共享

人类文化具有多样性，不能用一种文化去评述另一种文化的优劣。同样，镶嵌于文化之中的医疗模式也具有多样性，不能用一种医疗模式完全取代另外一种医疗模式。[①] 医疗模式的理性是相对的，是由文化建构的。当文化被理解时，医疗模式的理性也被理解，医疗模式之间也会产生良性的互动，彼此吸纳。西方医学最初由外国传教士传入中国，由于文化的差异，西医曾遭受来自民间的误解，如著名的天津教案之中就流传着洋人拐小孩并摘取其器官做药的谣言。可见，近代早期对于西医的抵制，很大程度上是来自民间文化的。彼时即便是上海这样的开放口岸，西医在数量上也是少之又少，与中医对话都不可能。[②] 随着现代科学文化在中国的普及，西医也成了现代医学的代表，接受了现代科学文化的人开始不理解在传统五行、阴阳等文化理论上建构的中医。20 世纪 10 年代，北洋政府的《壬子癸丑学制》设置了医学与药学两科，但是其中并没有中医药学的内容；之后袁桂生、余云岫等医界精英相继提出了废除五行、批判与否定中医等观点，继而引发了中西医的论战。[③] 在今天的中国，文化多元性逐渐被社会认同，不同文化都得到了一定程度的理解，中西医由论争不断走向融合，中西医结合并用成为当下时代的趋势。中西医在两种文化中从互不理解到结合并用的过程，说明不同的医疗模式在文化理解的基础上是可以产生良性互动的。

不同医疗模式间的良性互动也存在于民俗医疗与正典医疗之中。民俗医疗在民间应用，然后被正典医疗理解和文献化，形成正典医疗中的理性医疗模式，在此基础上得以推广和传承。前文提及的刮痧，即可被视为民俗医疗通过文献化成为正典医疗的案例。宋代以来虽有“刮痧”或“刮沙”，但对其病因病理的理解庞杂无绪，这种疗法是在民俗实践中产生的。

① 周大鸣、廖子宜：《烧蛋：对于一种湘西边城民俗医疗的探究》，《民俗研究》2015 年第 4 期，第 140 页。

② 何小莲：《近代上海医生生活》，上海：上海辞书出版社，2017 年，第 39~40 页。

③ 季伟平：《上海中医药发展史略》，上海：上海科技出版社，2017 年，第 156 页。

清初的儒医郭志邃写作《痧胀玉衡》，是第一部专论痧症的文献，刮痧疗法至此才被正式文献化。郭志邃用脉来解释各种痧症，并配合刮痧疗法使用其他方药。[①] 这是正典医学区别于民间治疗的显著特征。在《痧胀玉衡》之后，逐渐涌现了很多与痧症和刮痧有关的医学文献，这些文献几乎都以《痧胀玉衡》的理论为基础，是文本间的重组、改编、合辑、撮要。[②] 痧症与刮痧被理论化以及文献化之后，在早先民俗医疗的身份之上，成为中医正典医疗的一部分。由于得到中医正典医疗的认可和解释，刮痧更受民间知识重视，被视为能够治愈多种疑难杂症的手段，在民间医疗养生中广泛实践，在传承中生生不息。民间的刮痧实践并不全是由专业的医生操作，更多的是一种民众之间的互助与服务，比之于中医正典医疗中的刮痧治疗仍然体现着显著的差异。可以看出，文献化是医学文本传统对民俗知识的挪用和吸纳。痧症和刮痧治疗的文献化是民俗医疗被正典医疗接受和利用的标志性事件，而被正典医疗接受和利用促进了其在民间的普及。

与“痧症”和“刮痧”疗法一样，前文提及的“痰症”和“倒痰”疗法也经历了文献化的过程，并且在文献化过程中逐渐得到中医理论的解释。清代医生陈士铎的《辨证录》就记载了“倒痰汤”的药方。[③] 倒痰汤的成分包括参芦一两、瓜蒂七枚、白芍一两、白芥子一两、竹沥二合。[④] 从药方的成分来看，倒痰汤类似于祛痰化痰之类的药，似乎与精神心理方面的疾病没有关系。但是《辨证录》中五郁门、怔忡门、虚烦门、呆病门、中邪门中所载药方也都与祛痰化痰有关。[⑤] 清宫太医院编纂的《太医院秘藏膏丹丸散方剂》中，针对“痰迷心窍”的症状也开出了用于“倒痰”的药方。[⑥] 可以看出，“倒痰”这一扎根于民间的治疗方法，在中医理论家的努力下逐渐被精英中医理解并吸纳。中医理论家对“痰症”和“倒

① 祝平一：《清代的痧症——一个疾病范畴的诞生》，第 197~199 页。

② 祝平一：《清代的痧症——一个疾病范畴的诞生》，第 203 页。

③ 岳永逸：《忧郁的民俗学》，第 64 页。

④ 陈士铎：《辨证录》，北京：人民卫生出版社，1965 年，第 338 页。

⑤ 岳永逸：《忧郁的民俗学》，第 65 页。

⑥ （清）太医院编《太医院秘藏膏丹丸散方剂》，伊广谦、张慧芳点校，北京：中国中医药出版社，1992 年，第 47 页。

痰”疗法的解释与文献化，无疑“加持”了“倒痰”的正当性和功能性，使其在民间拥有更强的生命力。

除了被医学精英理论化、文献化，被政府或行政机构认可并利用也是民俗医疗与正典医疗的互动之一。民间武术习练者出于缓解习武竞技中的伤痛以及养气练功等目的，逐渐形成了包括按摩、推拿、正骨、气功等在内的一系列民俗疗法。这些民俗疗法是武术习练者自己根据武术文化中对身体的认识形成的。这些疗法是在中医与西医的范围之外的保健疗法，却与武术息息相关，因此台湾街头很多武术馆都设置了此类民俗医疗的项目，甚至成为武术馆的主营业务。这种民俗医疗不是精英的正典医疗，但是得到卫生管理部门特许，成了官方认可的保健养生体系。同时，很多民俗医疗的从业者也参与中医医院的理疗保健工作，体现了民俗医疗与正典医疗的互动。[①] 从武术的事例可以看出，民俗医疗被官方承认或支持，无疑使本来扎根于民间的医疗模式具备了合法性与正当性，也使其更容易与精英的医学模式良性互动。

通过以上诸例的讨论可见，民俗医疗中的一部分与正典医疗有着良性的互动，两者互相促进也彼此吸纳。这意味着民间知识在“被理解”的前提下，可以在不同阶层、不同文化体系、不同医疗模式中共享。这种共享对参与诸方都有所影响。罗伯特·汉指出：“在复杂社会中，不同的社会阶层可能构建出不同的医学事实；专业的医护人员持有一种（或多种），赤脚医生们则有另一种，而普通人的又是另外一种。不过他们所有人首先都被灌输了一种关于疾病与治疗的共享的、大众的事实；其导向将影响后来对专业医护人员的培训。而另一方面，大众媒体又会把专业的医学事实回馈给赤脚医生和普通大众。社会成员在自己的一生中可能会遭遇到好几种医学事实。”[②] 罗伯特·汉的这段论述准确地揭示了民俗医疗与正典医疗双向的互动和影响，也为理解病人在寻求治疗时多方求助的原因提供了启发。同时，也提示我们去思考理性专业的现代医学知识在向民间传播和普

① 花家涛：《中国台湾民间武术四维一体文化考》，《体育学研究》2018年第3期，第63页。

② ［美］罗伯特·汉：《疾病与治疗：人类学怎么看》，第92页。

及之后，是否会产生基于其理论和文化的民俗医疗。当前，民间流传着高血压患者服用阿司匹林可以预防脑梗和动脉硬化的说法，成为民间流行的偏方。这种说法在专业的现代医学中有所解释，即阿司匹林的溶血功能可以降低血黏稠度，也就降低了动脉硬化和脑梗的风险。但是阿司匹林的溶血功能也可能造成身体已有的出血点持续出血，所以高血压患者是否可以服用阿司匹林还需要根据专业的检查来确定。可见，民间所共享的现代医学理论知识并不准确和完整，缺乏精英的、专业的训练。正因如此，部分服用了阿司匹林的高血压患者出现了贫血或肠胃出血的症状。因此，可以认为在不同阶层和不同文化体系上建构的不同医疗模式之间存在着互动，也可以成为共享的民间知识，但是彼此所吸纳和理解的知识与文化并不是一模一样的，很多时候仍是模棱两可、不完整、不准确的。

五　结语

综上所述，可以看出产生民俗医疗与正典医疗的文化土壤有所差异，从而形成了不同的知识体系。在历史和现实中民俗医疗与正典医疗之间却出现了频繁的互动，体现了异文化间从被理解到被认同的可能性。民俗医疗的模式可能不具备正典医疗专业、理性的特点，但是其积累的经验以及对身体的认知可以为正典医疗提供启发。正典医疗利用独有的专业和理性去理解民俗医疗的文化，并进行学理化解释，将部分民俗医疗的原理和方法吸纳，使之成为正典医疗的一部分。反过来，正典医疗也在向民间散播医疗知识。在民间，民众以自己的文化立场来理解精英的、专业的医疗知识，虽然不能做到百分百精确，但是在民众之间足以形成共享的知识，从而对民俗医疗的内容进行再更新。民俗医疗与正典医疗正是如此生生不息地互动着，包罗万象、形态各异的文化也在理解着彼此。

古代中医丧孝禁忌的嬗变及解析*

周　曦**

【摘要】 中医丧孝禁忌指医疗活动中避忌守丧者的禁忌。古代世俗生活中，守丧者是人们普遍避忌歧视的对象。有唐一代，道医孙思邈秉持道教清净观念，将丧孝禁忌引入中医。宋代以后，中医丧孝禁忌广泛演进至内外妇儿各科。而且受农业活动影响，丧孝禁忌见于中医采药活动。进入明清时期，丧孝禁忌在中医领域内呈现集聚化特征，主要见于劳瘵和疮疡两类疾病。从过渡礼仪理论来看，中医丧孝禁忌是病人实现“净化”、从异常人群脱离出来、重返正常社会生活的有效途径。

【关键词】 古代中医　丧孝禁忌　嬗变

稽之古代中医文献，从理论到临床，禁忌无所不在。现今学界对中医禁忌虽多有关注，但关注焦点主要在药物禁忌、饮食禁忌和针灸禁忌，本文欲探讨的丧孝禁忌则未见前人涉及。中医领域的“丧孝禁忌”是指古代医疗活动中对守丧者的避忌。丧孝禁忌自唐代始见之，贯穿古代中医发展的各阶段，且在不同阶段呈现不同特征。

禁忌源于社会生活，是“规范人们的行为、语言和心理的一种基本力

* 本文为2024年度教育部人文社会科学研究一般项目（24YJAZH184）、2024年度长沙市哲学社会科学规划课题（2024CSSKKT20）、湖南中医药大学2022年国家级项目校级预研基金项目（0002011/9981）成果。

** 周曦（1986～　），男，汉族，湖南湘潭人，博士，湖南中医药大学中医学院讲师，研究方向为俗文化文献、中医文献和中医文化，邮箱：369386875@ qq. com。

量”[①]。古代社会生产力水平相对低下，人们时常利用禁忌来限制人的思想行为，避免灾祸和意外。中医医疗活动作为古代社会生活的重要内容，亦不能例外，古代医者为保障人们不受疾病侵害，帮助患者尽快痊愈，临床上常以医学理论为指导，结合实际生活设置禁忌来规范医患双方的思想行为。因此，考察古代中医禁忌不能局限于中医理论，还需结合社会生活和文化观念综合分析研究。

古代社会流动性不高，社会生活有着高度的聚合性，“各个方面的日常实践的空间是融合在一起的”[②]，源于日常的民俗禁忌很容易从社会生活某一领域演进至众多领域。本文所说中医丧孝禁忌便是如此。丧孝禁忌是一种文化现象，是古代大文化场中的一部分，也是根植于中国传统文化的大土壤的。这一禁忌本见于中医之外，在社会生活中被赋予了深刻多样的文化内涵，逐渐成为影响古人思想意识和社会行为的守则。一旦丧孝禁忌成为古人普遍认同的守则，古代中医医疗活动难免不受熏染，所以丧孝禁忌逐渐被古代中医医疗活动接受吸纳，并被记录在中医文献之中。进入古代医疗活动之后，丧孝禁忌并非一成不变。时移世易，社会实践发生变迁，中医丧孝禁忌也不断嬗变，在不同时代展现了不同风貌。

一　世俗生活中的丧孝禁忌

每个人都会经历出生、成长再到衰微、死亡的历程。死亡是人生的必然，意味着形销神灭，生命不复存，也代表着一段时间的终止。古往今来，谈及死亡总是“能够激起我们内心的强烈情感，是我们再熟悉不过的事件”[③]。漫长岁月中，人们不断面对死亡，逐渐形成了关于死亡的丰富情感体验。在中国人看来，死亡不只是生命特征消失的生理现象，“人们将

① 钟敬文：《民俗学概论》，上海：上海文艺出版社，2009 年，第 2 页。

② 黄剑：《日常实践的分化与回归：生活文化嬗变的机理分析》，《民俗研究》2020 年第 6 期，第 64 页。

③ ［法］罗伯特·赫尔兹：《死亡与右手》，吴凤玲译，上海：上海人民出版社，2011 年，第 2 页。

一系列的信仰、情感和行为加诸这个只与机体相关的生理现象，从而使它具有了独特的性质”①。受到万物有灵观念的影响，中国古人普遍信奉鬼神，相信人死化而为鬼。他们认为这些由人幻化的鬼可能对活着的人造成损害，王充在《论鬼》篇首就曾说：“世谓人死为鬼，有知，能害人。”②正因如此，古代典籍中时常可见死者化鬼害人之事，譬如，《太平广记》就收录了不少此类轶事，如卷三百二十二《陶继之》记乐伎被杀化鬼报复生者事——

> （陶继之）枉杀乐伎。夜梦伎来云：“昔枉见杀，诉天得理，今故取君。”遂跳入陶口，仍落腹中。须臾复出，乃相谓曰：“今直取陶秣陵。”③

又如，卷三百二十二《袁乞》记女子化鬼伤人事——

> 吴兴袁乞妻临亡，把乞手云：“我死，君再婚否？”乞曰“不忍。”后遂更娶。白日见其妇语云：“君先结誓，何为负言！”因以刀割阴，虽不致死，人理永废也。④

由于迷信死者化鬼可能害人，古人极为惧怕死亡，关于死者，中国古代文献中遗存了大量避讳之说，如，《礼记・曲礼》对不同等级的人死亡有不同称法：“天子死曰崩，诸侯死曰薨，大夫死曰卒，士曰不禄，庶人曰死。”⑤ 在古代，不同年龄的人死亡，所用指称语亦有所不同：不满八岁而死为无服之殇，八至十一岁而死为下殇，十二至十五岁而死为中殇，十六至十九岁而死为长殇。因极其忌讳死者，古人总是想方设法避免死亡，尽可能不提及死者，甚至对那些与死者有过接触的人、事、物也避之不及。作为死者亲属，守丧者或和死者有血缘关系，或与死者在同一时空生活过。他们与死者关系密切，近距离见证了死亡，古人认为这些人沾染了

---

① ［法］罗伯特・赫尔兹：《死亡与右手》，第 3 页。

② （汉）王充：《论衡校释（附刘盼遂集解）》，黄晖校释，北京：中华书局，2017 年，第 871 页。

③ （宋）李昉等编《太平广记》，北京：中华书局，2013 年，第 2565 页。

④ （宋）李昉等编《太平广记》，第 2555 页。

⑤ 王文锦：《礼记译解》，北京：中华书局，2001 年，第 54 页。

死亡气息，而这种气息“一经互相接触，在中断实体接触后还会继续远距离的互相作用”[①]，一段时间之内不会因斯人已逝而减损。因此，古代社会生活中，守丧者和死者一样被活着的人视作一种潜在的威胁，人们时常以异样的眼光看待这类人。在古代日常占卜中，但凡说到凶兆就必然提及守丧者。宋陈抟《河洛真数》以卦象论吉凶，他认为大小两象相克乃是凶险之兆，问卜人遇之可能遭遇亲人死亡，须披麻戴孝。[②] 明代占卜文献亦有以守丧者为凶兆的记载，《法海遗珠》载根据灯焰判吉凶之法：灯焰“垂泪黑花”预示有人死亡，问卜人要穿戴孝服，为大凶。[③] 古代占卜频繁将孝服和凶兆联系起来，无疑直观反映了守丧戴孝为凶兆已成为古代社会的普遍共识，是深植古人内心的文化观念。

守丧者为大凶的文化观念之下，日常生活中人们只要处于服丧守孝期间就会被区别对待，行动上会受到严格限制，不能随意外出。譬如，《说岳全传》第四十六回说岳飞母亲去世后，他“在家守孝，足迹不出门户”[④]。又如，清李绿园《歧路灯》第八回，王氏欲托孔亲家为孩子请教书先生，马上有旁人提醒：“孔亲家现在孝服之中，如何乱出门，与你说先生?”[⑤] 守丧者不但行动受限，诸般社会活动都不得开展，像婚姻大事就绝不可在丧葬戴孝期间举行。《金瓶梅词话》第十六回说到李瓶儿欲结亲，但因花子虚逝世不久不能迎娶，西门庆便说：“你孝服满时，我自有处。”[⑥] 古人戴孝期间不只是婚姻大事受限，小到请客吃饭亦被禁止。《歧路灯》第十三回，王家因“屡年咱家在孝服中，不曾请客”，直到孝服换了，王中终于有机会答谢好友，“把娄爷、孔爷、程爷、张爷、苏爷们请来坐坐，吃顿便饭”[⑦]。

随着守丧者为凶兆观念的深入，守丧者不但日常行为和社会生活受

① ［英］詹姆斯·乔治·弗雷泽：《金枝》，徐育新、汪培基、张泽石译，北京：大众文艺出版社，1998 年，第 26 页。
② 参见（宋）陈抟《河洛真数》起例卷上，明万历刻本。
③ 参见《法海遗珠》，《正统道藏》第 26 册，上海：上海涵芬楼，1916 年，第 34 页。
④ （清）钱彩：《说岳全传》，杭州：浙江古籍出版社，2016 年，第 1039 页。
⑤ （清）李绿园：《歧路灯》，《古本小说集成》，上海：上海古籍出版社，1994 年，第 169 页。
⑥ （明）兰陵笑笑生：《全本金瓶梅词话》，香港：香港太平书局，1993 年，第 407 页。
⑦ （清）李绿园：《歧路灯》，第 296 页。

限，人物形象还被古人妖魔化。古人相信死而化鬼，戴孝者又与死者有关，故古代守丧戴孝者常与鬼怪联系起来。《子不语》中，袁枚记录了一种名为“披麻煞”的鬼。据袁氏言，此鬼“麻冠麻鞋，手扶铜杖”[①]，一望而知，显是现实戴孝者衍化而来。

守丧者长期受歧视，加之形象被妖魔化，使得戴孝者逐渐成为古代社会的禁忌对象。日常生活中，人们对守丧者百般忌讳抵触。譬如，清代体弱多病者常被叮嘱应避忌守丧者，《清实录》中就说：“再满洲旧例，年老有疾者，皆以孝服为忌。”[②] 又如，《八旗通志》明确规定八旗子弟不得去戴孝者家。若不得已必须入“有服之家”，也只得每月月建日或沐浴三日后才能进门。[③] 在古代，甚至连走南闯北的手艺人也极为忌讳守丧者，据清赵学敏《火戏略·禁忌》记载，“火戏本无禁忌，以其性猛烈而生光若日之照临，诸邪不得近也”，但唯忌怕遇见戴孝之人。若炼制火药“于孝服之家，凶室殡宫”，必会招致火灾；若买药时“遇重服，必不得已用红细一方悬于合药室中，则借此可解”。[④]

通过以上叙述，不难看出，守丧者暗含凶险之意，与鬼神相关，在古代守丧者常被视为不祥之人，世人对之充满歧视，回避守丧者已成古代社会普遍认同的禁忌，避忌守丧者也内化为大众约定俗成的行为准则，融入生活文化。而任何社会的生活文化又源于生活实践，“生成于地方社会的知识、价值与符号体系，具有民间性、通俗性、大众化等特点”[⑤]，只要是生活在同一地方社会的人就极易受到生活文化的熏染，形成文化认同。在文化认同之下，那些达成共识的行为、观念、认知往往会演进至社会各个领域，被更多的人接受。丧孝禁忌作为一种被世人广泛认同的文化现象，其影响必会随着人的活动延伸至社会生活的方方面面。中医治疗是古代社

---

① 参见（清）袁枚《子不语》，济南：齐鲁书社，2004 年，第 56 页。

② 《清实录》第 6 册，北京：中华书局，1985 年，第 703 页。

③ （清）鄂尔泰：《八旗通志》，《景印文渊阁四库全书》第 665 册，台北：商务印书馆，1982 年，第 626 页。

④ （清）赵学敏：《火戏略》卷一，清抄本。

⑤ 黄剑：《日常实践的分化与回归：生活文化嬗变的机理分析》，《民俗研究》2020 年第 6 期，第 65 页。

会生活的重要领域，医疗活动与世俗生活有着广泛的互动，而且医疗的对象是有感情的人，他们既是亟待治疗的患者，也是生活文化的承载者和实践者，这无疑为丧孝禁忌进入中医治疗领域提供了可能性、创造了有利条件。

二　孙思邈与中医丧孝禁忌

中医领域的禁忌早在中医理论诞生之初便可见之，《灵枢·终始》中说针法有“十二禁”[①]。时至东汉，张仲景所著《伤寒杂病论》为方书之祖，书中不时提及食物禁忌，譬如，服用桂枝汤后需“禁生冷、黏滑、肉面、五辛、酒酪、臭恶等物”[②]。时间推移至魏晋南北朝，中医禁忌频繁见于典籍，禁忌对象愈加多样化，从开始的针法、食物逐渐延伸至动物、人物。众多动物禁忌中，鸡犬是最常见的禁忌对象，如，东晋陈延之《小品方》云：“别离散，……合药勿令妇人、鸡犬见之。又无令见病者，病者家人见合药，知药者，令邪气不去，禁之为验。”[③] 诸多人物禁忌中，妇人禁忌最为常见，如，《肘后备急方》用羊蹄草根治肠痈肺痈时，就明确要求“勿见风日及妇人、鸡犬”[④]。

虽然中医禁忌屡见不鲜，但直到孙思邈所著问世，丧孝禁忌才逐渐见于医籍，《千金要方》《千金翼方》以前的传世医籍之中似未见将守丧者列为禁忌。长期以来学界对孙思邈生年聚讼不已，卒年却无争论，认为其逝于永淳元年（682 年）。唐代重视道教，道教繁盛一时。孙思邈被颂为“真人”，又被尊为“药王”，其人信仰道教，又是一代大医，道与医兼通，所著《千金要方》《千金翼方》等医书传承至今，被奉为经典。孙思邈一生游艺于中医和道教，细察其书，可知他医学思想之基础实为“道枢”。

① 《灵枢经》，北京：人民卫生出版社，2021 年，第 27 页。

② （汉）张仲景：《伤寒论校注》，刘渡舟校注，北京：人民卫生出版社，2016 年，第 43 页。

③ ［日］丹波康赖：《医心方》，高文柱校注，北京：华夏出版社，2013 年，第 440 页。

④ （晋）葛洪：《〈抱朴子内篇〉〈肘后备急方〉今译》，梅全喜等译，北京：中国中医药出版社，2015 年，第 328 页。

孙思邈于《千金翼方序》篇首开宗明义：“原夫神医秘术，至赜参于道枢。”① 为了达到中医与“道枢”沟通，他在《大医习业》中还敬告学医者必须重视道教经典：“不读老庄，不能任真体运，则吉凶拘忌，触涂而生。”② 而在临床实践中，孙思邈也常以道教咒禁祝由之法治疗疾病，《千金翼方》就保存了大量治病的咒禁和祝由文献，如，卷二十九《禁疟病》收“禁疟鬼法”治疗疟疾：“将狗上山下使入海中有一虫，不食五谷，只食疟鬼，朝食三千，暮食八百。一食不足，下符更索。速出速去，可得无殃。急急如律令。”③ 诸多文献皆表明，道教是融汇于孙思邈医学信念、理论和实践之中的，“从思想观念上看，医疗与道教都分享着同一个基于宇宙论的知识体系；从实践的角度出发，医疗和道教在身体炼养及修炼的方式上存在着互相交叉”④。他的道教信仰潜移默化地影响了他的中医理论观念和实践活动。无论在医学思想还是临床实践中，“医之与道的支支蔓蔓，的确难以分割清楚，所以孙氏的著作把道教思想渗透溶解于医学中来，也是毫不足怪的”⑤。

道教服食药饵本是隐秘慎重之事，故修合丹药必须在清净场所，且一定先斋戒沐浴，六朝的《上清太上帝君九真中经·太上帝君九真中经内诀》就说：“（炼丹制药）当令先斋三十日，日讫乃捣，别处静室，洁其衣服，日数沐浴，每从清香。合药可将三四人耳，同心齐意，隐静而处，禁忌之法，一如斋禁。”⑥ 由于炼丹合药讲求清净，对破坏清净者颇为忌讳，故许多俗世间视作污秽的人、事、物，道教亦多界定为不洁之物，世人厌恶的死亡就是如此。据唐代道士所辑《赤松子章历》卷二《殗秽》记载：“家有死亡，无论大小，妇人生产，大丧，殗一百日。”⑦ 死亡既为污秽，

---

① （唐）孙思邈：《千金翼方校释》，李景荣等校释，北京：人民卫生出版社，2017 年，第 19 页。

② （唐）孙思邈：《备急千金要方校释》，北京：人民卫生出版社，2017 年，第 3 页。

③ （唐）孙思邈：《千金翼方校释》，第 725 页。

④ 程乐松：《身体、不死与神秘主义：道教信仰的观念史视角》，北京：北京大学出版社，2017 年，第 154 页。

⑤ 干祖望：《孙思邈评传》，南京大学出版社，1995 年，第 125 页。

⑥ 《上清太上帝君九真中经》，《正统道藏》第 1042 册，第 11 页。

⑦ 《赤松子章历》，《正统道藏》第 335 册，第 32 页。

与死亡相关的守丧者不可避免地也被道教当成了污秽，炼丹合药时尤需避忌，六朝道教典籍《太清金液神丹经》就明言："合药不过二人至三人，务当加精，勿入丧污家。欲飞药时，勿令愚人、妇女、小儿，及丧污之人见也。"① 隋代太清真人所撰《九转流珠神仙九丹经》中亦有类似说法，卷上《前阙》云："欲作神药，勿令愚人、妇女、小儿、丧家、污人见之。"② 中医治病用方和道教炼丹一样亦需合药。药物是组成方剂的基本要素，合药直接关系方剂功效，是以，古代中医非常重视"合药须解节度"③。这里的"节度"不单指药物用量多寡，其实还涉及合药环境和制药过程。针对合药环境，孙思邈非常强调清净，要求"烧香洒扫净洁，不得杂语喧呼"④。至于制药过程，孙思邈同样要求清净，《千金要方》卷一《合和》曰——

> 比来田野下里家，因市得药，随便市上雇人捣合，非止诸不如法，至于石斛、菟丝子等难捣之药，费人功力，赁作捣者隐主悉盗弃之。又为尘埃秽气入药中，罗筛粗恶随风飘扬。众口尝之，众鼻嗅之，药之精气，一切都尽，与朽木不殊。……夫如此者，非医之咎。各缘发意甚误，宜熟思之也。⑤

据孙氏之言，合药过程之中，影响药物清净的因素颇多，闲杂人等捣药、尘埃秽气混入药中、多人合药皆可污染药物。药物一旦被污染，就可能丧失效力，甚至可能损害身体。

由于中医和道家修合药物皆重视清净，且世俗间又多视丧孝之人为污秽，故身为道医的孙思邈行医时常要求遵守丧孝禁忌，其所著医籍著录的方剂文献内不时可见合药或服药需回避丧孝之人。譬如，《千金要方》卷二十二《疔肿》有"齐州荣姥方"，云："合药时须清净烧香，不得触秽，

① 《太清金液神丹经》，《正统道藏》第582册，第7页。

② 《九转流珠神仙九丹经》，《正统道藏》第601册，第5页。

③ （南朝梁）陶弘景：《陶隐居序》，（宋）唐慎微《重修政和经史证类备用本草》，北京：中国中医药出版社，2013年，第12页。

④ （唐）孙思邈：《备急千金要方校释》，李景荣等校释，第28页。

⑤ （唐）孙思邈：《备急千金要方校释》，李景荣等校释，第28页。

毋令孝子、不具足人、产妇、六畜、鸡犬等见之。”[①] 此处所谓“孝子”，即父母故去后守孝者。不只是齐州荣姥方，孙思邈认为“凡作膏，常以破除日，无令丧孝、污秽、产妇、下贱人、鸡犬禽兽见之”[②]。虽说孙氏总结了丧孝禁忌主要见于作膏的规律，但其所著医书中丧孝禁忌并不局限于膏方，麋角丸、人参丸、大麝香丸等丸方中亦可见避忌丧孝的记载，如，《千金要方》卷十九《补肾》收“麋角丸方”后有言曰：“其药修合须净室中，不得令女人、孝子、鸡犬等见。”[③] 又有一些特殊的方剂也需回避守丧者，《千金翼方》卷第十八《压热》记载了一种特殊的方剂，名曰“七水凌”。此方用朴硝、芒硝、滑石、玉泉石、石膏、卤碱、凝水石等七种矿物药磨成粉，以冻凌水、霜水、雪水、露水、寒泉水、雨水、东流水等七种液体“澄令清，铜器中纳上件七味，散极，微火煎取七升，一宿澄清纳瓷坩中净处贮之，以重帛系口，一百二十日，皆如冻凌状，成如白石英，有八棱，成就或大如箸，有长一尺者”[④]。在制作七水凌的过程中，孙思邈建议“合时以清净处，先斋七日，不履秽污丧孝产妇之家，及不得令鸡犬、六畜、生妇、六根不完具及多口绕言人见之”[⑤]。此外，孙思邈还将丧孝禁忌引入中医养生。孙思邈在辟谷过程中喜用服水法，使用此法辟谷“不得至丧孝、产乳之家”[⑥]。用斋戒养生时，孙氏又设立了八忌，其中第五忌为“见丧孝哭泣”[⑦]。

尽管《千金要方》《千金翼方》等医书多次提到丧孝禁忌，但这一禁忌在唐代并未被医者广泛接受采纳，成为医家共识。纵观唐代医籍，孙思邈所著医书之后，仅王焘《外台秘要方》有避忌丧孝的记载，其书卷三十三《产乳序论三首》说妇人生产全过程都要避忌丧孝：“凡产者，虽是秽恶，然将痛之时，及未产、已产，皆不得令死丧污秽家人来视之，必产

---

① （唐）孙思邈：《备急千金要方校释》，李景荣等校释，第 761 页。
② （唐）孙思邈：《备急千金要方校释》，李景荣等校释，第 28 页。
③ （唐）孙思邈：《备急千金要方校释》，李景荣等校释，第 701 页。
④ （唐）孙思邈：《千金翼方校释》，李景荣等校释，第 280 页。
⑤ （唐）孙思邈：《千金翼方校释》，李景荣等校释，第 280 页。
⑥ （唐）孙思邈：《千金翼方校释》，李景荣等校释，第 215 页。
⑦ （唐）孙思邈：《千金翼方校释》，李景荣等校释，第 441 页。

难，若已产者则伤子。”[①] 又，卷三十一《古今诸家膏方四首》收“陈元膏”，制作此药时“令十五沸，膏成去滓，纳朱砂等末，熟搅，勿令妇人、鸡犬、孝子、恶疾、不具足人、小儿等见”[②]。

孙思邈所提倡的丧孝禁忌在唐代并未被多数医家接受认同，究其原因可能与下述两点有关。

第一，和唐代医家学术态度有关。以《千金要方》为例，其书非常重视搜求整理前代医籍。对此，宋代校正医书局曾有详细考证——

> 有唐真人孙思邈者，乃其人也，以上智之材，抱康时之志，当太宗治平之际，思所以佐乃后庇民之事，以谓上医之道，真圣人之政，而王官之一守也。而乃祖述农黄之旨，发明岐挚之学，经掇扁鹊之《难》，方采仓公之《禁》，仲景《黄素》，元化《绿袟》，葛仙翁之《必效》，胡居士之《经验》，张苗之《药对》，叔和之《脉法》，皇甫谧之《三部》，陶隐居之《百一》，自余郭玉范汪，僧坦阮炳，上极文字之初，下讫有隋之世，或经或方，无不采摭。集诸家之所秘要，去众说之所未至，成书一部，总三十卷，目录一通。[③]

从宋人考证可知，《千金要方》所引方书无一部唐朝医籍，皆为唐以前之医籍。又据于赓哲、张彦灵考查，“敦煌文书中的医药文书有一个现象耐人寻味——在大量的唐代医药写本中能确定祖本年代者多数是先唐作品”[④]。敦煌医药文书大量抄录先唐医籍的现象表明，崇古应是唐代中医学术的普遍共识。因为唐代医家崇古，对本朝医籍缺乏关注，对于丧孝禁忌这样新见于唐代医籍的知识很可能未曾关注，即便稍有留意，也未必愿意将其传播推广和用于临床。

第二，从医籍传播角度来说，孙思邈提倡的中医丧孝禁忌在唐代接受

① （唐）王焘：《外台秘要方》，太原：山西科学技术出版社，2013 年，第 988 页。

② （唐）王焘：《外台秘要方》，第 908 页。

③ 高保衡、孙奇、林亿等：《新校备急千金要方序》，（唐）孙思邈《备急千金要方校释》，李景荣等校释，第 22~24 页。

④ 于赓哲、张彦灵：《唐代医学人物神化考论》，《华中师范大学学报》（人文社会科学版）2013 年第 6 期，第 122 页。

度低和医籍流播速度慢也有紧密关系。从医籍传承形式看，中古时期医籍传承以点对点的传播为主[①]，多采用师徒相授。因为师传有着极强的私密性，有时师父甚至会刻意有所隐藏，使得许多医学知识难以公布于众和及时运用于临床，譬如，王冰提到，在《黄帝内经素问注》之前，唐代通行的《素问》版本缺少第七卷。之所以会缺少第七卷，是因为“年移代革，而授学犹存，惧非其人，而时有所隐，故第七一卷，师氏藏之，今之奉行，惟八卷尔”[②]。而且唐代印刷术水平不高，书籍流播常通过抄本。较之刻本，抄本流传缓慢，流播范围也有限。不仅如此，抄本还容易出现书写错误和简脱文断的状况。[③] 如此一来，研读医籍难度提高，医籍流播会进一步变慢。由于中医丧孝禁忌主要见于医籍，唐代医籍传播缓慢就直接决定了唐代医家很难接触认同这一禁忌。

三　宋代中医丧孝禁忌的演进

进入北宋之后，中医得到官方极大重视，校正医书局整理刊刻了大量前代医籍，《千金要方》《千金翼方》《外台秘要方》等唐代医籍亦在其中。经校勘整理，唐代医籍开始风行，孙思邈所著医书甚至纳入宋代太医局的授课内容。《千金要方》《千金翼方》《外台秘要方》等医籍成为习医者必读书目，备受宋人推崇，譬如，北宋《急救仙方》就对《千金要方》妇科部分评价颇高，曰：“胎产之重者何？盖以一身之疾否，系乎母子之存亡，故《千金方》部居，独以妇人厕其首，此思邈孙真人之用心不苟矣。”[④] 又，宋代产科专书《卫生家宝产科备要》非常重视《外台秘要方》《千金要方》，陆心源考述此书引文来源时，云：“卷一入月安产法、体元子借地法、逐月藏衣、游神法，本之《外台秘要方》……卷二、卷三，皆

---

① 于赓哲：《“然非有力　不能尽写”——中古医籍受众浅论》，《陕西师范大学学报》（哲学社会科学版）2008 年第 1 期，第 80 页。

② 王冰：《重广补注黄帝内经素问注序》，郭霭春主编《黄帝内经素问校注》，北京：人民卫生出版社，2017 年，第 14 页。

③ 参见于赓哲《“然非有力　不能尽写”——中古医籍受众浅论》，第 80 页。

④ 《急救仙方》，《正统道藏》第 599 册，第 599 页。

采之孙真人《千金方》……卷八则杂采《葛氏肘后》《巢氏病源》《千金》《外台》《圣惠》《万全小儿集验》《婴童宝鉴》。"[①] 又，宋代儿科专著《幼幼新书》大量引述唐人医书，其中引《千金要方》八百七十九条，引《千金翼方》三百三十一条，引《外台秘要方》二百八十七条。又，本草专著《证类本草》则对于《千金要方》的合药之法颇为重视，将之写入了卷首的合药法则。[②]

因为对唐代医籍越来越了解和认同，宋代各科医家逐渐对丧孝禁忌予以接受和认同。纵观两宋时期，丧孝禁忌在中医领域呈现两大变化。

一是丧孝禁忌广泛见于中医各科。唐代医书中，丧孝禁忌主要见于杂病一科。中医所谓"杂病"多指"伤寒、温病之外的内科病证"[③]。譬如，《千金要方》卷十四《风眩》提及治内科眩晕症用"人参丸"，此方"合药勿用青纸，忌见妇人、青衣人、丧孝不具足人及浊秽六畜鸡犬等"[④]。又，卷十九《补肾》收"麋角丸方"，此方治疗五劳七损，"其药修合须净室中，不得令女人、孝子、鸡犬等见"[⑤]。

有赖于《千金要方》《千金翼方》《外台秘要方》等书的传播，宋代之后丧孝禁忌在杂病治疗中依然可见，陈言所著《三因极一病证方论》收"取劳虫方"治内科杂病，此方合药"不得令猫犬、孝服、秽恶、妇人见"[⑥]。但我们还应当看到，宋代中医丧孝禁忌不再局限于杂病，而是逐渐演进至外科、儿科、妇科等中医各科，成为中医广泛遵守的禁忌。外科专书《疮疡经验全书》治疗痈疽疮疔等皮肤病时常有丧孝禁忌，其书记载小儿患痘疮需隔离，隔离期间守丧之人不得进出患者居室。[⑦] 儿科医疗活动

---

① （清）陆心源：《重雕宋本〈卫生家宝产科备要〉叙》，（宋）朱瑞章编《卫生家宝产科备要》，（宋）徐国安整理，杨金萍点校，上海：上海科学技术出版社，2003 年，第 1~2 页。

② （宋）唐慎微：《重修政和经史证类备用本草》，第 59 页。

③ 李经纬、余瀛鳌、蔡景峰等主编《中医大辞典》，北京：人民卫生出版社，1995 年，第 600 页。

④ （唐）孙思邈：《备急千金要方校释》，李景荣等校释，第 500 页。

⑤ （唐）孙思邈：《备急千金要方校释》，李景荣等校释，第 700 页。

⑥ 陈言：《三因极一病证方论》，北京：人民卫生出版社，1957 年，第 130 页。

⑦ 《疮疡经验全书》认为小儿痘症由脏腑秽液毒气导致，故治疗过程中"孝服、鸡犬、面生、狐臭之人亦不许人出痘之所，亦不宜喧哗"。（参见窦汉卿《疮疡经验全书》卷八，明隆庆大酉堂刻本。）

同样可见丧孝禁忌，《幼幼新书》记载常山丸治小儿疟疾，“修合之时，勿令孝子、女人知，五月五日午时合为妙”①。妇产科中，丧孝禁忌多见于催生助产，《卫生家宝产科备要》就说制作“神效催生丹”，“勿令鸡犬、妇人、孝子见”②。

二是丧孝禁忌延伸至药物采摘活动中。北宋唐慎微著《证类本草》，为宋以前本草学集大成之作。唐氏书提到，采摘梓白皮“禁孝子、妇女、僧人、鸡犬见之”③。不仅私人医药著作提到采药避忌丧孝之人，宋代官方编著的医药巨著《太平圣惠方》亦有采药的丧孝禁忌，卷四十一提及治疗白发以马齿苋入方，采马齿苋就“不得令鸡犬、孝子、女人、师僧等见”④。卷六十六记载，采摘楸叶“不得令鸡犬、孝子、女人、师僧等见”⑤。为彻底杜绝孝子、女人等禁忌对象见到楸叶，《太平圣惠方》甚至要求采摘必须在“秋分前后，令人将袋上树旋摘切袋中”⑥。

药物采集活动会出现丧孝禁忌，与人们对禁忌的认知有关。林惠祥在分析人类活动时提到，古往今来的禁忌和法术一样都遵守类似律和接触律。所谓类似律指“凡相类似而可互为象征的事物，能够在冥冥中互相影响”⑦，接触律则指“凡曾一度接触过的两物间仍有神秘的关系”⑧。任何农作物都会经历生长、成熟、消亡的过程，这和人的生命历程是一样的。既然农作物和人有着类似的生命轨迹，那么从类似律的角度看，守丧者给活着的人带来凶险，自然也可能对农业作物造成不良影响。至于具体会造成何种不良影响呢？据古代农书记载，守丧者接触采摘会阻碍农作物生长繁育，陈淏子《花镜》说各花果实“若孝服人摘之，来年不生”⑨。守丧

① （宋）刘昉：《幼幼新书》，北京：人民卫生出版社，1987 年，第 647 页。

② （宋）朱瑞章编《卫生家宝产科备要》，（宋）徐国安整理，杨金萍点校，上海：上海科学技术出版社，2003 年，第 101 页。

③ （宋）唐慎微：《重修政和经史证类备用本草》，第 951 页。

④ （宋）王怀隐等编《太平圣惠方》，北京：人民卫生出版社，1958 年，第 1259 页。

⑤ （宋）王怀隐等编《太平圣惠方》，第 2069 页。

⑥ （宋）王怀隐等编《太平圣惠方》，第 2069 页。

⑦ 林惠祥：《文化人类学》，北京：商务印书馆，1991 年，第 251 页。

⑧ 林惠祥：《文化人类学》，第 251 页。

⑨ （清）陈淏子：《秘传花镜》卷二，清刻本。

者危害农作物繁育效果的记载在《三农纪》中也可见到，卷五《摘果》曰："树初结果護至熟时，以两手夤摘，则岁岁结实美盛。或令小儿女子采之，大忌孝服、孕妇、僧尼窃□，永难求茂，若被人盗食，多召禽鼠相害。"① 据《花镜》《三农纪》的记载，守丧者之所以会影响农作物的生长，显然是因为他们接触过农作物。在古人的观念中，守丧者往往被界定为沾染了死亡气息的人。从接触律的角度来看，这些人接触农作物很可能把不祥气息转移给农作物。鉴于守丧者接触作物会影响生长繁育，而农作物又是药物的重要来源之一，其生长繁育的好坏直接关系方药治疗效果，故古代医者为保证方药效果，在采摘入药作物时设置丧孝禁忌实属顺理成章之事。

四　明清中医丧孝禁忌的集聚

明清时期，医学大家辈出，中医进入总结性时期，出现了不少医学大著。《普济方》《痰火点雪》《赤水玄珠》《医学正传》《外科正宗》《痘疹世医心法》《证治准绳》等医学大著皆有丧孝禁忌的记载。透过明清医籍，笔者发现此时丧孝禁忌不仅依然泛见于中医各科文献，还呈现不同以往的集聚性特征。明清之际，中医丧孝禁忌集中见于两类疾病文献。一是劳瘵。劳瘵，又名劳极、传尸劳、尸注、殗殜、鬼注，"指痨病有传染者。……本病症可见于结核病等"②。如，《赤水玄珠》第十卷《传尸劳》载"神人阿魏散"，此药可治痨病所引发的骨蒸潮热，"合药时忌孝子、孕妇、病人，及腥秽鸡犬等物"③。又如，《痰火点雪・传尸鬼疰》"附诸方"中以天灵盖为单方治劳瘵，炮制天灵盖时"先须斋戒于远房净室，勿令病人闻药气，及鸡犬、猫畜、孝子、妇人，一切触秽之物"④。二是疮疡。疮疡，"是指体表上的肿疡、溃疡、痈、疽、疔疮、疖肿、流注、流痰、瘰疬

① （清）张宗法：《三农纪》卷五，清刻本。

② 李经纬、余瀛鳌、蔡景峰等主编《中医大辞典》，第705页。

③ （明）孙一奎：《赤水玄珠全集》，北京：人民卫生出版社，1986年，第449页。

④ （明）龚居中：《痰火点雪》，北京：人民卫生出版社，1996年，第51页。

及皮肤病等的总称。多由毒邪内侵，邪热灼血，以致气血凝滞而成”[①]。《疡医证治准绳》卷一百二《肿疡内托》有专治发背痈疽、一切疔毒并瘰疬等疮的神功散，在服药时需要静养，且“忌气怒、房事、劳役，并孝服、体气、饮酒之人”[②]。又如，《普济方》卷三百十三《总论》收录治疗恶疮肿毒的乌龙德生膏，此膏“搅匀成膏，切忌鸡犬、妇人、孝子见”[③]。

丧孝禁忌在明清之际集中见于劳瘵、疮疡与人们对待这两类疾病的态度有关。在明清时人眼中，劳瘵、疮疡有三大特性。

一是易变重症，危及性命。历代医书说到劳瘵都会强调其害人不浅。王焘在《外台秘要方》首称劳瘵为“传尸劳”，他说此病可一传十，十传百，不但病人性命不保，还波及众人，“不解疗者，乃至灭门”[④]。宋代严用和亦说劳瘵“为人之大患，凡受此病者，传变不一，积年染疰，甚至灭门”[⑤]。时至明清之际，凡医论及劳瘵依然强调危害颇大，极易致死。明代孙一奎说痨病容易致死是缘于体内存在着杀厉之气的“灵物”，这一灵物趁着“人将气绝，飞遁而出，变化不测，一着虚衰之人，则至于死”[⑥]。《普济方》则说人得诸热病时，若饮食油腻厚味，恣意酒色，有时会导致“久蒸不除，变成瘠病，即死矣”[⑦]。

至于疮疡，则引发皮肤破损、肌肉溃烂，导致脓血淋漓。限于古代医学发展水平，这类病证和劳瘵一样时常危及患者性命，直至明清时期，医家仍旧认为疮疡是最易变为死证的疾病之一。明代外科医家万全在论及痘疮之要旨时，总结了治疗痘疮过程中十二种致死的状况，还提及七种痘疮极易致人死亡。[⑧] 王肯堂也曾说痈疽“莫非气血凝滞所成，遇温即生，遇

① 李经纬、余瀛鳌、蔡景峰等主编《中医大辞典》，第1146页。

② （明）王肯堂：《疡医证治准绳》，北京：人民卫生出版社，2016年，第69页。

③ （明）朱橚主编《普济方》，《景印文渊阁四库全书》第757册，台北：商务印书馆，1982年，第199页。

④ （唐）王焘：《外台秘要方》，第353页。

⑤ （宋）严用和：《严氏济生方》，北京：中国医药科技出版社，2012年，第58页。

⑥ （明）孙一奎：《赤水玄珠全集》，第421页。

⑦ （明）朱橚主编《普济方》，《景印文渊阁四库全书》第754册，第836页。

⑧ 参见（明）万全（密斋）《万氏家传痘疹心法》，罗田县万密斋医院校注，武汉：湖北科学技术出版社，1985年，第191~192页。

凉即死”[①]。

二是劳瘵、疮疡与鬼神有关。明清之际，人们常将劳瘵暴发归因于鬼神作祟，即便是当时的大医亦不能免俗。清代名医沈金鳌在《杂病源流犀烛》中如此论劳瘵：“又有传尸痨，乃鬼作虫而为祟，其症沉沉默默，不知所苦，经时累月，渐渐羸顿，至于死亡。”[②] 女科大医傅山和沈金鳌一样，相信鬼神能致劳瘵，《傅青主女科》卷上《室女鬼胎》记载，女子因灵鬼附身导致腹大如孕，此证若误治很可能“即成劳瘵而终不起”[③]。由于劳瘵与鬼神有关，大医王肯堂在《杂病准绳·虚劳》中说医者遇劳瘵“或以治鬼为先务，要当法要相济，道力资扶，然后鬼尸可逐也”[④]。为治劳瘵，王氏竟然在《类方证治准绳》中收录了请神咒语，曰：“瘵神瘵神，害我生人，吾奉帝敕，服药保身，急急如律令！”[⑤]

疮疡虽是古代外科最常见的病，但这类疾病暴发时常伴有神志异常的症状，明清时人多认为此症状与鬼神有关。张景岳说，疮起胀时，症状极为恐怖，“或狂言妄语，啼哭呻吟，如见鬼神者皆死”[⑥]。对于一些身体薄弱的小儿暴发痘、疮、疹时突发狂躁的症状，明清医家常以鬼神释之，如，薛铠说小儿生痘呈紫色，且痘疮顶上凹陷，容易出现“心烦狂躁，气喘妄语，或如见鬼神，内热便秘者，宜用龙脑膏子、猪尾膏”[⑦]。再如，王肯堂亦说小儿疮疹实热聚于内，则“浑身壮热，妄言鬼神，口鼻衄血，惊搐不止”[⑧]。

三是劳瘵和疮疡常被视作思想行为不检点的惩罚。在泛灵论盛行的古代社会，“鬼神反映的是自然界和人的生命中所不能解释的谜团，它的出

---

① （明）王肯堂：《疡医证治准绳》，第 66 页。

② （清）沈金鳌：《杂病源流犀烛》，北京：人民卫生出版社，2006 年，第 238 页。

③ （清）傅山：《傅青主女科校释》，何高民校释，北京：中医古籍出版社，1992 年，第 45 页。

④ （明）王肯堂：《杂病证治准绳》，北京：人民卫生出版社，2016 年，第 39 页。

⑤ （明）王肯堂：《类方证治准绳》，北京：人民卫生出版社，2016 年，第 59 页。

⑥ （明）张景岳：《景岳全书》，上海：上海科学技术出版社，1988 年，第 1423 页。

⑦ （明）薛铠、薛己：《保婴撮要》，盛维忠主编《薛立斋医学全书》，北京：中国中医药出版社，1999 年，第 734 页。

⑧ （明）王肯堂：《幼科证治准绳》，北京：人民卫生出版社，2016 年，第 293 页。

现本身就具有着一种神秘的超自然权威。这种权威时常通过自然界报复性的灾难和人的生老病死呈现在人们面前”[①]。鉴于痨病和皮肤病危害极大，又与鬼神相关，世人时常会认为痨病是神秘力量的报复。《醒世恒言》第三十九卷记述，和尚至慧思春记挂美貌妇人，还俗娶妻，然不足三年，便患痨病去世。[②] 显然，至慧患痨病而死是对他有违清规戒律的惩罚。类似事件在《初刻拍案惊奇》中也出现过，卷十七说道士太素破戒，“恍恍惚惚，合眼就梦见吴氏来与他交感，又有时梦见师父来争风”[③]，之后不久患痨病身死。弟子太清认为太素之死实为不守戒律的恶果：“今日方知道家不该如此破戒。师父胡做，必致杀身，太素略染，也得病死。”[④]

和痨病一样，疮疡在人们眼中亦是行为不检的惩罚。《初刻拍案惊奇》卷三十二中说，胡生骗铁生吃喝嫖赌败尽家业，且与铁生妻私通。后铁生公公将胡生恶行诉诸南北二斗两位仙人，两位仙人为惩罚胡生，使之腰间生疽以致身死。《二刻拍案惊奇》第三十二卷记载，陈喇虎因损坏陈福生尸骸，后被陈福生鬼魂报复，患癞疮而死。

统观劳瘵、疮疡的三大共性，皆是日常生活中人们所惧怕的情状。一旦遭逢劳瘵或疮疡，人们很容易惊慌失措。《名医类案·劳瘵》就记载，袁州寄居武节郎李应有子女三人相继患劳瘵，“应大恐，即祷于城隍神，每日设面饭，以斋云水，冀遇异人”[⑤]。医者深知恐惧慌乱、盲信鬼神对于治愈劳瘵、疮疡毫无益处。明代大医万密斋甚至作诗奉劝世人，曰：“能医恶疮是良工，不宜怪异及虚惊。若然乍见成凶兆，枉请师巫祷鬼神。”[⑥] 因为以古代医学理论看来，惊恐、畏惧等过度情绪是引发疾病、阻碍痊愈的重要因素，《素问·血气形志篇》就曾说：“形数惊恐，经络不通。”[⑦]

① 万建中：《中国民间禁忌风俗》，北京：中国电影出版社，2005年，第12~13页。
② 参见（明）冯梦龙《醒世恒言》，海口：海南出版社，1993年，第697~698页。
③ （明）凌濛初：《初刻拍案惊奇》，上海：上海古籍出版社，1994年，第673页。
④ （明）凌濛初：《初刻拍案惊奇》，第674页。
⑤ （明）江瓘、（清）魏之琇编著《名医类案》，北京：中国中医药出版社，1996年，第102页。
⑥ （明）万密斋：《痘疹心法》，傅沛藩、姚昌绶、王晓萍主编《万密斋医学全书》，北京：中国中医药出版社，1999年，第821页。
⑦ 郭霭春编著《黄帝内经素问校注语译》，北京：人民卫生出版社，1981年，第157页。

既然，恐惧有碍于劳瘵、疮疡病人恢复，那么如何消除恐惧、保护病人也是医家治劳瘵、疮疡时需要考虑的。众多消除恐惧、保护病人的方法之中，设置丧孝禁忌即是比较有效的一种。

较之正常人，从健康状况来说，患劳瘵或疮疡的病人是弱势群体。他们恶疾缠身，身处死亡的边缘，又害怕鬼神惩罚报复，对那些影响身心健康或阻碍疾病痊愈的人事物极为敏感。在社会生活中，守丧者长期受歧视，人们认为他们沾染着死亡的气息，将其丑化成妖魔，甚至相信守丧者是生者的潜在威胁。因此，治疗劳瘵、疮疡时，病患非常畏惧守丧者，对其十分避讳。更何况，守丧者在医疗活动中还被视作污秽，他们被认为容易污染药物、减弱方药的效用、妨碍疾病的治疗，而这也让病人产生更多畏惧。为了保护病人不受守丧者带来的恐惧影响，人们便在治疗劳瘵、疮疡时将守丧者设为禁忌。弗洛伊德曾说禁忌作为一种否定性行为，其设置主要有两个重要目的：一是保护弱小，二是保护或避免有益于生命的重要行为受到干扰。[①] 一旦守丧者成为禁忌，就意味着治疗活动在思想和行为上禁止接触守丧者。通过禁止接触的方式，不仅可以保证药物不受污染，还能让劳瘵、疮疡患者远离守丧者的威胁，消除恐惧，提振患者信心。

此外，在劳瘵、疮疡的治疗中，丧孝禁忌的设置还可以抚慰病人。冯特认为禁忌的产生源于魔鬼的力量，是“一种无法考证的东西”[②]。若触犯这“无法考证的东西”，便会被惩罚，引来报复的恶果。因触犯禁忌必受惩罚，人们对禁忌有着强烈的恐惧。至于打破禁忌的惩罚有多严重，弗雷泽说：“神性和禁忌的性质可以说是一种有力的爆炸物，稍一接触就会爆炸，因此，为了大家的安全，就必须把它保持在一个窄狭的范围之内，以防它泄漏出来会爆炸、破坏和摧毁它碰上的一切东西。”[③] 从弗雷泽的话可知，打破禁忌招致的惩罚总是很强烈，因此禁忌被遵守所获得的宽慰亦是巨大的。守丧者和死亡有关，与之接触可能导致病人病情恶化，甚至是死

① ［奥］弗洛伊德：《图腾与禁忌》，文良文化译，北京：中央编译出版社，2015 年，第 31 页。

② ［奥］弗洛伊德：《图腾与禁忌》，第 40 页。

③ ［英］詹姆斯·乔治·弗雷泽：《金枝》，徐育新、汪培基、张泽石译，北京：大众文艺出版社，1998 年，第 845 页。

亡。丧孝禁忌可能导致的巨大危害与病人渴望痊愈的强烈愿望形成了鲜明对比。在明清医疗活动中，丧孝禁忌被遵守，意味着逃离了鬼神的惩罚，劳瘵、疮疡可能痊愈，这无疑会使病人内心产生强烈的情绪释放。因此，治疗劳瘵、疮疡的过程中设置丧孝禁忌，实际上提供了一个缓冲或者“消解阀”，以开解病人，让病人不至于在消极情绪中崩溃，进而保护病人，助其从疾病中康复。

五　中医丧孝禁忌的文化人类学解读

丧孝禁忌作为一种文化现象长久存留于古代医疗活动中，人类社会的任何文化现象的出现总与人的思想认知、行为实践有关。范热内普研究人类活动时发现，人的成长发展必然经历时间、空间、状态上的转变，而转变的形成不是一蹴而就的，总是要经过定位模糊的边缘阶段。由于边缘阶段有模糊性，所以身处这一阶段的人很难对自己进行准确界定，他们时常处于异化状态。从生理和社会状态来看，病人就是异化状态的典型。在生理上，疾病是介于生与死之间的一种状态。处于这一状态之下，病人总担心疾病恶化、难以救治，焦虑不已。他们与常人不同，有走向死亡的趋势，属于人类群体中的异类。从社会状态来看，病人同样处于异常位置。当病人身患疾病，常人有时会将其视作潜在的威胁，特别是一些传染病患者，甚至会被要求进行隔离，暂时脱离正常社会生活。由于病人在生理状况和社会状态上都存在着不确定性，人们看待病人不免戴着有色眼镜，区别对待他们。如果这些人想摆脱异常，重回普通人的群体，再次开始正常的社会生活，就必须先得到正常群体的认同。要取得正常群体的认同，病人得证明自身状态已恢复正常，不再对正常社会构成危害。

据范热内普的过渡仪式理论，处于边缘阶段的人为了顺利度过异化状态，常借助一些特定方式来净化自我，回归正常。那么，人们该如何证明自己已经过净化，跨越异常回到正常了呢？解除禁忌就是一种极好的方式。关于禁忌，阿诺尔德·范热内普如是说——

> 禁忌即为禁止，是“不许做”或“不许行动”之命令。……禁忌也转化一种意志，为主观行动，而不是主观行动之否定。……在此意义上，一个禁忌不能自成体系；它必须与某主动礼仪相辅相生。换言之，每一被动礼仪，如单独考虑，皆有其个体性，但总体而言，禁忌只有与“主动”礼仪相互对立地共存于一个仪礼中才可被理解。[①]

从以上论述可知，禁忌有两个特点：一是有强制性，常以命令的形式存在；二是有非独立性，多附着于行为活动之上。就中医丧孝禁忌而言，它显然也具备这两个特点。在古代医疗活动中，丧孝禁忌常被医家写入医嘱，当成行为规范来警示病人不要违背，以免带来不必要的危害。譬如，《产育保庆集·产乳备要》所载女子备产准则：“忌闲杂外人、丧孝、秽浊之人瞻视，若不慎之，定是难产。”[②] 同时，中医丧孝禁忌又总是与具体医疗行为相伴出现。如，《疡医证治准绳》收治疗毒疮的“加减解毒丸”，其方后云：“合时要净室焚香，至诚修制，勿令孝妇、鸡犬见之。”[③] 又如，《三因极一病证方论》治劳瘵有“取劳虫方”，方后有言：“合时须择良日，不得令猫、犬、孝服、秽恶、妇人见。”[④] 以上两份文献中，丧孝禁忌皆非单独出现，而是见于方药炮制活动之中。

因为丧孝禁忌有强制性，在某些治疗活动中回避守丧者成为病人必须遵守的行为准则。这种不可违背的特性有效地将病人隔离，远离守丧者，摆脱了潜在的危险。而且由于丧孝禁忌附着在具体治疗行为之上，违背禁忌的惩戒作用必须通过治疗行为才能展现。当特定治疗行为发生时，病人接触守丧者，相关惩罚才会降临。反之，丧孝禁忌的惩罚没有出现，也意味着病人完成治疗行为的同时也解除了禁忌。范热内普认为，禁忌解除往往可以“消除其感染特质”[⑤]，完成净化仪式。病人摆脱丧孝禁忌，实际上

---

① ［法］阿诺尔德·范热内普：《过渡礼仪》，张举文译，北京：商务印书馆，2016年，第11~12页。

② （宋）李师圣、郭稽中：《产育保庆集》，（清）纪昀、永瑢等：《景印文渊阁四库全书》第743册，台北：商务印书馆，1982年，第134页。

③ （明）王肯堂：《疡医证治准绳》，第63页。

④ （宋）陈言：《三因极一病证方论》，北京：人民卫生出版社，1983年，第129页。

⑤ ［法］阿诺尔德·范热内普：《过渡礼仪》，第11页。

不只证明治疗活动结束，还象征着原本异化的特质得以净化，扫清了隔离的障碍，跨越边缘阶段，重回正常的社会生活。

六　结语

丧孝禁忌本源于世俗生活，自唐代孙思邈从道教实践引入中医临床，历代而下被医患广泛接受，成为医疗活动的常见禁忌。时至两宋，丧孝禁忌在中医领域的嬗变主要有二：一是丧孝禁忌不再局限于杂病治疗，逐渐演进至中医各科；二是受农业活动影响，因为忌惮服丧孝之人有损方药功效，药物采摘活动开始出现丧孝禁忌。进入明清以后，中医丧孝禁忌集中见于劳瘵、疮疡两类疾病。这两类疾病有三大共性：一是易变重症；二是与鬼神有关；三是被人视作思想行为不检的惩罚。由于劳瘵、疮疡的三大共性极易使人恐惧，治疗这两类疾病时，医者特意设置丧孝禁忌来保护病人、消除恐惧。从人类行为分类上分析，丧孝禁忌属于过渡礼仪。中医丧孝禁忌多与治疗行为相伴而生，病人常将遵守丧孝禁忌当成完成治疗的标识。一旦完成治疗，病人就会认为丧孝禁忌解除，自身社会状态不再异常，返回正常生活也指日可待。

清代台湾人的瘴疠认知与应对之策*

赵庆华**

【摘要】 瘴病自古以来便是困扰人们的一种恶性流行病。清代台湾文献中充斥着“瘴气”的记载，时人认为瘴气与台湾气候环境存在密切联系，瘴气分布区与地域开发进程相关。瘴气对清政府驻台官兵构成了重大挑战与障碍。为应对瘴病，台湾人通过食材疗愈、求祷神明、兴办慈善、儒医行医等策略减轻瘴病等疾病给民众带来的痛苦。以上应对疾病的策略反映了中国传统文化中敬畏生命的生命观。

【关键词】 清代　台湾　瘴病　应对策略　生命观

随着现代医学技术的进步，医学家基本已破解明清台湾文献中的“瘴”“瘴疠”“瘴气”“瘴毒”对应的现代医学疾病，即“疟疾”（malaria）。台湾地区医学史研究已有对明清时期台湾风土病、流行病（含瘴病）的探讨，①以及对日据时期台湾防治疟疾政策的分析，② 明清时期的考察主要对清代台湾瘴病等风土病进行了文献梳理与描述。而清代台湾人对瘴疫存在怎样

---

* 本文为天津市哲学社会科学规划青年项目“清代台湾地区瘟疫应对策略与灾后重建历史经验研究”（TJZLQN20-002）的阶段性成果。

** 赵庆华，女，福建师范大学讲师，研究方向为闽台区域史。

① 刘翠溶、刘士永对17世纪至20世纪清代台湾的风土性、流行性疾病进行了梳理，探讨了疾病转型前台湾人的健康状况和主要死因。见刘翠溶、刘士永《台湾历史上的疾病与死亡》，《台湾史研究》1999年第4卷第2期；以及戴文峰《〈海关医报〉与清末台湾开港地区的疾病》，《思与言》1995年第33卷第2期。

② 顾雅文对日据时期防疟政策进行检讨，认为“对人法”实施试点设置并不科学，“对蚊法”由受过短期训练的地方官员指定作业对象，因而常出现误判，导致“对蚊法”无法收到预期成效。见氏著《日治时期台湾疟疾防遏政策——“对人法”？“对蚊法”？》，《台湾史研究》2004年第11卷第2期。

的认知？有着怎样的“瘴疠”书写？应对瘴疫的方法有哪些？本文拟以清代台湾人的瘴疠认知与应对策略为主题展开讨论。

自古以来，瘴疠便是困扰人们的一种恶性流行病。东汉时期，交阯造反，刘秀派马援南征。马援虽完成了任务，军队却损失惨重：“军吏经瘴疫死者十四五”。[①] 南方潮湿熏蒸环境下的“瘴毒”成为北方人对在南方所患疾病的代称，所谓“南方凡病，皆谓之瘴”。[②] 明清时期瘴疠流行区主要集中于云南、广西、贵州、广东，其他地区也有局部分布。[③] 瘴疠之害在台湾地区亦颇严重，给当地居民的生命健康造成严重威胁，与生番、土匪之患共同成为清代台湾社会“三害”。[④]

一　台湾人的“瘴气”认知

清代台湾文献中充斥着对“瘴气”的描写。乾隆年间巡台御史六十七辑录的《使署闲情》文集所收《瘴气山水歌》就描绘了淡水地区瘴气弥漫山林、岛上居民与瘴气相伴、番妇使用咒语抵抗瘴毒的景象，[⑤]“瘴气”确实为时人的一大困扰。

现代医学研究成果表明，疟疾是一种通过某些类型的蚊子传播给人类的疾病，可危及生命，主要分布在热带国家和地区，可防可治。[⑥] 然而，疟蚊作为中间媒介传播疟疾的致病机理并不为明清时期台湾人所知。时人认为台湾瘴疠的发生是气候环境所致。台湾四季不分明，昼夜温差较大，很容易使体质弱者染上瘴疠：“乍燠乍凉，脆弱者即因之构疠”。[⑦]

① （宋）范晔：《后汉书 · 马援传》，庄适选注，北京：商务印书馆，1927 年，第 39 页。

② （宋）周去非：《岭外代答》，北京：中华书局，1985 年，第 40 页。

③ 梅莉、晏昌贵、龚胜生：《明清时期中国瘴病分布与变迁》，《中国历史地理论丛》1997 年第 2 期，第 33～44 页。

④ ［日］佐仓孙三：《台风杂记》，《台湾文献丛刊》（以下简称“文丛”）第 107 种，台北：台湾银行经济研究室，1961 年，第 56 页。

⑤ （清）六十七：《使署闲情》卷一，文丛第 122 种，台北：台湾银行经济研究室，1961 年，第 19 页。

⑥ 世界卫生组织：《疟疾》，2024 年 12 月 11 日，访问日期：2024 年 12 月 24 日，https://www.who.int/zh/news-room/fact-sheets/detail/malaria。

⑦ （清）蒋毓英：《台湾府志》卷一，文丛第 310 种，北京：中华书局，1985 年，第 7 页。

瘴毒发作时，“多泻泄，一似河鱼之腹疾”。[①] 南北淡水两地“瘴毒”发作时的症状并不相同，“南淡水之瘴作寒热，号跳发狂，治之得法，病后加谨即愈矣”；北淡水的瘴毒患者通常“瘠黝而黄，脾泄为痞、为鼓胀”。[②] 时人认为，台湾瘴毒区的分布与地域开发进程密切相关：瘴毒之区往往是人烟稀少的未开发地区；开辟以后，瘴气逐渐被人类居所屏蔽而消散。[③]

二　台湾人的“瘴疠”书写

台湾时人的“瘴疠”书写以关于驻台官兵的为多。清政府驻台官兵因罹患瘴病而去世者甚多，以致台湾成为大陆官兵闻之色变之地：大陆官兵换班渡台时，官兵妻子仓皇涕泣相别。[④] 康熙五十四年（1715年），“始设戍兵，及期还者，岁不能得十之三”，其瘴疠之烈可以想象。[⑤]

光绪四年（1878），光禄寺卿督办船政大臣吴赞诚两次渡台，感染瘴毒，时发时愈。当时他自觉身体无大碍，并未认真调理，光绪五年（1879）十二月二十三日再赴台湾。在丁日昌寓所拜访时，“左手猝觉麻木，身渐发颤”，“当时似睡似醒，虽心中了了，意终不达于言。经进以祛风解瘴之药，日复一日，神识渐清”。医生称其“积受风寒、湿瘴过深，必须静养”。[⑥]

光绪七年（1881）冬季，福建巡抚岑毓英调黔军两千余人赴台，

① 《述报法兵侵台纪事残辑》光绪十年，文丛第253种，台北：台湾银行经济研究室，1968年，第159页。

② （清）周钟瑄：《诸罗县志》卷十二，文丛第141种，台北：台湾银行经济研究室，1962年，第292~293页。

③ （清）蒋毓英：《台湾府志》卷一，第8页。

④ 连横（1878~1936）：《雅堂文集》卷三，文丛第208种，台北：台湾银行经济研究室，1964年，第217页。

⑤ 连横（1878~1936）：《雅堂文集》卷三，第217页。

⑥ （清）吴赞诚：《吴光禄使闽奏稿选录》，文丛第231种，台北：台湾银行经济研究室，1966年，第39~41页。

然终因不能适应台湾气候而染瘴病丧亡者甚多，“兹闻黔军自去秋到闽后，驻扎马尾地方因病而死者，有二十余人；及赴台后，又死四五十人”。①

光绪十年（1884年），清政府探知法军有意占领基隆煤矿，为加强防务，任命刘铭传为“巡抚衔督办台湾军务”。刘铭传在台期间感染瘴毒，并发展为重症，故告请病假：“调理至今，原冀稍为痊愈，即可奏明销假，免致旷官；不料医治多方，手足木麻如故，耳闭日重，目障日深，端节以来，又增咯血，衰气喘促，举步奇艰，医谓瘴湿内侵，关窍阻塞，原气亏损，脏腑过伤，断非医治一时所能奏效。”② 瘴疠成为清代开发防卫台湾的一大障碍，无怪乎清人将渡台视为畏途。

三　台湾人的“瘴气”应对之策

清代台湾“既鲜良医，又无珍药，瘴深疫重，断非北人所可久安”。③台湾少数民族同胞并无医药的应对传统，“病则就清泉灌顶，以祈神佛”。④由此可知，清代台湾医学尚处于较为落后的阶段。这一时期，台湾人主要通过食材疗愈、求祷神明、兴办慈善、儒医行医等传统手段应对“瘴气”之害。

（一）食材疗愈

1. 鸦片

为应对瘴毒，清代台湾军营中吸食鸦片现象普遍，成为一大弊病。台湾的鸦片产量不大，味道也略微逊色，多从大陆贩卖而来，“或云食可避瘴”。⑤ 光

① 《清季申报台湾纪事辑录》十一，文丛第247种，台北：台湾银行经济研究室，1968年，第1049~1050页。

② （清）刘铭传：《刘壮肃公奏议》卷一，文丛第27种，台北：台湾银行经济研究室，1958年，第114~115页。

③ （清）刘铭传：《刘壮肃公奏议》卷一，第109页。

④ ［日］佐仓孙三：《台风杂记》，第58页。

⑤ （清）王瑛曾：《重修凤山县志》卷十一，文丛第146种，台北：台湾银行经济研究室，1962年，第330页。

绪十九年（1893年）夏，胡传代理台东行政官，兼任统将。在任期间，数次写信给军门张月楼、张蕊卿、张聘之及其四弟胡介如，“接见各哨官弁，始知军中吸鸦片者十居其九。月得饷银，尽耗于此”。[①]

为革除班兵吸食鸦片之弊，胡传“专力搜讨军实，力辟前人吸烟御瘴之误”，亲自到军营劝诫，制作丸药帮助班兵戒烟：“而缉宪复为多制丸药，嘱令戒汰兼施，积弊渐能剔去。”[②] 此外，鉴于台湾俗医不识温症，胡传又将在海南岛为他治愈瘴病的席时熙所著《温病摘要》四本寄李丽川，请其检送，向民众普及应对瘴病的医学知识。[③]

2. 七里香

台湾有一种花叫“七里香”，又叫琼花、玉蕊、山矾、春桂，据说能辟瘴气。七里香为木本生植物，“花丛生，如绯珠，婆娑可爱，五瓣，色白，香气浓郁”，所种之地蝇蚊不生。巡台御史六十七曾作诗赞叹：“雪魄冰姿淡淡妆，送春时节弄芬芳。看花何止三回笑，惹袖犹余半日香。竟使青蝇垂翅避，不教昏瘴逐风狂。灵均莫漫悲兰茝，五色宜令幽谷藏。”范咸亦有诗：“翠盖团团密叶藏，繁花如雪殢幽芳。分明天上三株树，散作人间七里香。丹桂婆娑犹入俗，绣球攒簇太郎当。何如琼岛嫣然秀，采掇还传辟瘴方。”[④]

3. 槟榔

槟榔又称“宾门”“仁频”“洗瘴丹”，“含章甚美，绝象枸锦，因名锦郎”。[⑤] 清代台湾民众多有嚼食槟榔解瘴毒的习俗，贫寒之家，即便吃不饱饭，每天也不能缺少槟榔。《瀛壖百咏》就曾收录张鹭洲描写台湾少数民族同胞食用槟榔场景的诗作：“丹颊无端生酒晕，朱唇那复吐脂香！饥

① （清）胡传：《台湾日记与禀启》，文丛第71种，台北：台湾银行经济研究室，1960年，第167页。

② （清）胡传：《台湾日记与禀启》，第208~209页。

③ （清）胡传：《台湾日记与禀启》，第103页。

④ （清）董天工：《台海见闻录》卷二，文丛第129种，台北：台湾银行经济研究室，1961年，第41页。

⑤ （清）陈淑均：《噶玛兰厅志》卷六，文丛第160种，台北：台湾银行经济研究室，1963年，第260~261页。

餐饱嚼日百颗，倾尽蛮州金错囊。”① 槟榔在台地颇受民众喜爱，甚至成为化解邻里矛盾的媒介。②

据文献记载，台湾地区食用槟榔的方法是：将槟榔切开，中间夹上扶留藤、蛎灰。扶留藤是一种蔓生植物，“子如桑椹，其藤可夹槟榔而食，根尤佳”，俗称“荖藤”。③ 也有与椰肉、荖藤、海蛎烧灰混合的嚼食方法：“蛎房壳烧，或用以涂墁、煮糖打菁。又水灰抹荖叶槟榔以食之”，据说能醉人。④

嚼食槟榔以辟瘴的习俗不独台湾有，还广泛流行于当时瘴疠横行的南方其他省份，如广东、广西、云南、湖南等地。槟榔的种植区和啖食区与瘴病的分布区基本上重叠。

槟榔还被用于台湾民间中药方剂。20世纪初期台湾医疗手抄本《治诸疮肿独秘诀》所载“元参清肺饮”⑤ 和“羚羊清肺饮”⑥ 方剂就含槟榔。治疗“瘟疫”的中药方剂“达原饮”成分包括槟榔、厚朴、草果仁、知母、芍药、黄芩、甘草，据说有“开达膜原，辟秽化浊”的功效，主治“瘟疫或疟疾，邪伏膜原证。憎寒壮热，或一日三次，或一日一次，发无定时，胸闷呕恶，头痛烦躁，脉弦数，舌边深红，舌苔垢腻，或苔白厚如积粉”。⑦

4. 薏苡仁

薏苡仁，又称“回回米”“薏珠子”，有健脾益胃之功效。清代台湾北

① （清）王瑛曾：《重修凤山县志》卷十一，第289~290页。

② （清）陈淑均：《噶玛兰厅志》卷五（上），第198~199页。

③ （清）陈文达：《凤山县志》卷之七，文丛第124种，台北：台湾银行经济研究室，1961年，第98页。

④ （清）陈淑均：《噶玛兰厅志》卷六，第325页。

⑤ 台湾“中国医药大学-医疗手抄本-二十世纪初台湾地区医疗手抄本·治诸疮肿独秘诀”，访问日期：2021年9月5日，https://museum02.digitalarchives.tw/ndap/2007/Medical-Manuscripts/www2.cmu.edu.tw/_cmm/9708_02.html。

⑥ 台湾“中国医药大学-医疗手抄本-二十世纪初台湾地区医疗手抄本·治诸疮肿独秘诀”，访问日期：2021年9月5日，https://museum02.digitalarchives.tw/ndap/2007/Medical-Manuscripts/www2.cmu.edu.tw/_cmm/9708_02.html。

⑦ 香港浸会大学中医药学院·中药方剂图像数据库·达原饮，访问日期：2021年9月5日，https://sys02.lib.hkbu.edu.hk/cmfid/details.asp?lang=cht&id=F00029。

路的薏苡仁产量较大，但颗粒小、质量差。台湾少数民族将薏苡仁与禾并栽，称之为“禾榛”“禾珠”。[①] 以薏苡仁入药的中药方剂有“王仁汤”，成分有杏仁、飞滑石、白通草、白蔻仁、竹叶、厚朴、生薏苡仁、半夏，据说有“宣畅气机，清利湿热”之功效，主治“湿温初起及暑温夹湿之湿重于热证。头痛恶寒，身重疼痛，肢体倦怠，面色淡黄，胸闷不饥，午后身热，苔白不渴，脉弦细而濡”，该方剂源自《温病条辨》。“参苓白术散”也有薏苡仁入药，成分包括莲子、薏苡仁、缩砂仁、桔梗、白扁豆、人参、白茯苓、甘草、白术、山药，有益气健脾、渗湿止泻之功效，该方剂出自《太平惠民和剂局方》。[②]

5. 水沙连茶

根据文献记载，水沙连茶亦可避暑消瘴：“茶：土产特多，焙制尚未得法，能避暑消瘴。”[③] 清代水沙连隶属埔里厅。埔里厅辖十番社。山南与玉山接。内山产茶，“色绿如松萝。山谷溪峻，性严冷，能却暑、消瘴”。然而，山远路险，汉人又畏生番，不敢进入山内采摘。当地人称，“凡客福州会城，人即讨水沙连茶，以能疗赤、白痢如神也。惟性极寒，疗热症最效，能发痘”。[④]

6. 大黄

大黄是中医常用的通便泻火药物，在台湾也曾用来抵抗瘴毒。清廷因担心大黄走私流入俄国，曾传谕新疆驻扎大臣严密查禁，谕令濒海省份一起稽查。乾隆五十四年（1789 年）夏四月二十一日，伍拉纳等覆奏：“每年令兴泉道官买五百斤带交台湾镇、道配发各铺，缴价销售。其琉球贡使回国购买药料时，所需大黄每岁不得逾三五百斤之数，无许官伴人等夹

① （清）周钟瑄：《诸罗县志》卷十，第 225 页。

② 香港浸会大学中医药学院·中药方剂图像数据库·参苓白术散，访问日期：2025 年 1 月 23 日，https://sys02.lib.hkbu.edu.hk/cmfid/details.asp?lang=chs&id=F00068。

③ （清）陈淑均：《噶玛兰厅志》卷六，第 325 页。

④ （清）唐赞衮：《台阳见闻录》卷下，文丛第 30 种，台北：台湾银行经济研究室，1958 年，第 157 页。

带。”但又不能设禁过严，否则民间使用大黄也会有所不便。这一考量是为了照顾台湾，台湾虽远在海外，且“该处向多瘴疫，民间疗治常用大黄，是此种药物更不可缺。总须饬令员弁等妥为经理，既不使商贩暗漏外洋，复令民人得资疗疾、无虞缺乏，方不致因噎而废食也”。①

7. 常山

沈茂荫所编《苗栗县志》卷五《物产考·药属类》记载，常山可治疟疾。②《本草纲目》记载：“常山、蜀漆有劫痰截疟之功，须在发散表邪及提出阳分之后。用之得宜，神效立见；用失其法，真气必伤。夫疟有六经疟，五脏疟，痰、湿、食积、瘴疫诸疟，须分阴阳虚实，不可一概论也。”③ 台南县永康保生宫保生大帝药签第55首方剂为：常山、麦冬、槟榔各一钱，柿蒂三钱，水八分煎五分。这是利用常山防疫的明证。

人类学家西敏司（Sydney W. Mintz）在《品味食品，品味自由：对饮食文化和历史的探索》一书中说，食品从来都不只是简单被吃的；食品的消费总是受到意义体系的规定。食俗背后隐匿的“意义体系”，实际上就是人群对文化的认同与归属。④ 而用以抵抗瘴疫的食俗材料亦反映了特定历史时期人们赖以对抗疾病的方法与文化传统。以上食俗疗愈文化在民间随时间推移得到进一步固化和发展，成为一种地域特色的食俗文化体系，反映了台湾民众对中华中药食俗文化的依赖与认同。

（二）求祷神明

闽台自古好巫，“南人尚鬼，台湾尤甚。病不信医，而信巫”。⑤ 清代

---

① 《清高宗实录选辑》四，文丛第186种，台北：台湾银行经济研究室，1964年，第657页。

② （清）沈茂荫：《苗栗县志》卷五，文丛第159种，台北：台湾银行经济研究室，1962年，第92页。

③ （清）鲁永斌辑《本草·法古录》，载《中国古医籍整理丛书》，何永校注，北京：中国中医药出版社，2015年，第100页。

④ Sydney W. Mintz, *Tasting Food, Tasting Freedom: Excursions Into Eating, Culture, and the Past*, Boston: Beacon Press, 1996, pp. 7-8.

⑤ （清）丁绍仪：《东瀛识略》卷三，文丛第2种，台北：台湾银行经济研究室，1957年，第35页。

台湾民众常常花费重金举办声势浩大的祭神逐疫仪式。五瘟王爷、城隍爷、王爷、保生大帝等神明均是台人求祷的对象。

1. 送王船

为祈福辟疫，清代台湾仿照大陆做法，举办“送王船”仪式。每三年举办一次王爷醮仪，意为“送瘟”，城乡皆是如此。这一仪式是清代斋醮祈福仪式中最受民众重视的，流程大致如下：“先造一船曰王船，设王三位（或曰一温姓、一朱姓、一池姓），安置外方，迎至坛次。斋醮之时，仪仗执事、器物筵品，极诚尽敬。船中百凡齐备，器物穷工极巧，糜金钱四、五百两，少亦二、三百两。醮毕、设享席演戏，送至水滨，任其飘去（纸船则送至水滨焚之）。”[①] 王船停泊靠岸的地方，被认为是疠疫较多的地方，更需要举办神祇仪式消灾去殃。每一次醮仪动辄花费数百金，“省亦近百焉。虽穷乡僻壤，莫敢吝者”。[②] 台湾人也传承了闽人演戏酬神的风尚：“俗尚演剧，凡寺庙佛诞，择数人以主其事，名曰‘头家’；敛金于境内，演戏以庆。乡间亦然。”境内之人“延道士设醮，或二日夜、三日夜不等”，最后一日盛设筵席演剧，名曰“请王”。[③]

2. 巫觋文化

好巫的传统使台湾民众自然转向求祷神明的路径，表达自身的现实诉求，由此滋生了以此谋生的特殊职业，如斋公、道士、客师、乩童等。《台游笔记》记载：“人有疾病，不用医而用巫；巫为祷告某神、某鬼，谓病可立愈。病愈之后，另请斋公谢神。斋公者，犹内地之道士也；所穿袍服不伦不类，与戏中之小丑相似。”[④] “有菜堂吃斋而为道士者，有代人禳祷而为客师者，遇病则延为祈保，曰‘进钱补运’；金鼓喧腾，人谓其能

① （清）王瑛曾：《重修凤山县志》卷三，第59页；（清）周钟瑄：《诸罗县志》卷八，第150～151页。

② （清）王瑛曾：《重修凤山县志》卷三，第59页。

③ 《台湾杂咏合刻·台阳杂咏》，文丛第28种，台北：台湾银行经济研究室，1958年，第67页。

④ 《台湾舆地汇钞》，文丛第216种，台北：台湾银行经济研究室，1965年，第101页。

建醮功德，超度幽魂也。”还有一种非僧非道、专事祈禳者，曰“客师”。“客师”携一撮米进行占卜，称为“米卦”，“乡人为其所愚，倩贴符行法，而祷于神，鼓角喧天，竟夜而罢”。[①] 还有“扶辇跳跃而为乩童者，披发妄言，执剑剖额，示以方药，谓其能驱邪逐疫”。种种陋俗相沿既久，牢不可破。[②]

3. 保生大帝信仰

祀奉大道公保生大帝吴真人（吴夲）以驱瘟亦是闽台地区久已盛行的传统。台南西定坊有两座祀奉吴真人的庙宇——新街开山宫和北线尾大道公庙。《台湾县志》记载：“真人吴姓，名夲，生于太平兴国四年，不茹荤、受室。业医，以活人为心，按病投药，远近皆以为神。景祐二年卒，里人肖像事之，祈祷辄应。适部使者以庙额为请，敕为‘慈济’。庆元间，敕为‘忠显’。开禧二年，封为‘英惠侯’。自是，庙宇遍于漳、泉之间，台人多建庙祀之。或称大道公庙、或称真君庙、或称开山宫，名异而实则同也。”[③]

4. 其他

明郑时期，琅峤一带是安置罪人之区，“死于斯者，往往为祟。居民触之，频以疾病为忧”。康熙五十八年（1719年），知县李丕煜令淡水司巡检王国兴建祠祀之，“庶几疫厉不生，而民长享康宁之休矣”。[④] 淡水厅八块厝庄建有“三官祠”，为嘉庆八年（1803年）疫灾后庄民所建。[⑤] 时人认为疫疠的发生是“好兄弟”作祟，遂建“无祀祠”，以祀无后嗣祭拜的孤魂野鬼。

---

① 《福建通志台湾府》，文丛第84种，台北：台湾银行经济研究室，1960年，第206页。

② （清）林百川、林学源：《树杞林志》，文丛第63种，台北：台湾银行经济研究室，1960年，第103~104页。

③ （清）陈文达：《台湾县志》，文丛第103种，台北：台湾银行经济研究室，1961年，第208~209页。

④ （清）陈文达：《凤山县志》卷十，第162页。

⑤ （清）陈培桂：《淡水厅志》卷六，文丛第172种，台北：台湾银行经济研究室，1963年，第152页。

噶玛兰厅建有张公庙，奉祀清溪神医："张公庙：在苏澳街，距厅南五十里，祀清溪神医。居民合建。一在泉州大湖，曰兰兴宫。有楹联云：'身化九龙潭，遍逐蛮番辟兰境。法施三宝塔，直驱牛鬼走桃源。'"[①]

以上是台湾民众在清代台湾自然环境恶劣、医学水平不高的情况下的普遍做法，反映了民众追求身体健康的美好愿望和心理寄托。

（三）兴办慈善

清代台湾地方官员和民间士绅发起修建养济院、普济堂、留养局、明善堂等慈善机构，集中收治救助老弱病残群体。以养济院为主的慈善机构向病人施舍药剂，帮助去世的病人检埋尸身。养济院等慈善机构的设置已成为清代官方常规举措。[②]

1. 养济院

养济院是清代台湾收治病患的主要慈善机构，各行政区均建有养济院。康熙二十三年（1684 年），台湾县知县沈朝聘在镇北坊设立养济院一所；[③] 凤山县知县杨芳声在土墼埕修建养济院一所；[④] 诸罗县知县季麒光在贝加溜湾（善化里东保）修建养济院一所。[⑤] 乾隆元年（1736 年），彰化县知县秦士望在县治东八卦山麓修建养济院，收养麻风残疾人士。[⑥] 乾隆四十二年（1777 年），台湾府知府蒋元枢勘察台湾县、凤山县、诸罗县的三所养济院及普济堂之后，发现三所养济院自建成以来未经修葺，栋折墙

① （清）陈淑均：《噶玛兰厅志》卷五，1963 年，第 221 页。

② 《台案汇录丙集》卷三，文丛第 176 种，台北：台湾银行经济研究室，1963 年，第 117~119 页。

③ （清）余文仪：《续修台湾府志》卷二，文丛第 121 种，台北：台湾银行经济研究室，1962 年，第 113 页。

④ （清）余文仪：《续修台湾府志》卷二，第 113 页。

⑤ （清）余文仪：《续修台湾府志》卷二，第 113 页；（清）蒋毓英：《台湾府志》卷六，第 125 页。

⑥ （清）周玺：《彰化县志》卷二，文丛第 156 种，台北：台湾银行经济研究室，1962 年，第 61 页；连横（1878~1936）：《台湾通史》卷三十四，文丛第 128 种，台北：台湾银行经济研究室，1962 年，第 941 页。

崩、上漏下湿，难以住宿，于是捐俸购料，饬匠兴修。[①]

嘉庆年间，王勇在凤山县治西郊较场埔边修建养济院，房屋六间。[②]光绪六年（1880 年），台北知府陈星聚在县治北门外水田尾捐廉购林瑞源旧屋一进七间。凡孤老废疾穷民，均听造报姓名，收入留养。[③] 新竹养济院旧例为，孤贫四十六名，每名给口粮银三两五钱四分，又给衣布银五钱四分六毫。因人数渐多，“分额内孤贫四十六名、额外孤贫三十四名，合凑八十名，更定抚恤标准：每名月给白米二斗。每月计米一十六石，常年计米一百九十二石；闰月加给，合计二百零八石。此款由竹堑社番租银六十八圆、中港社番租银五十一圆项下支给；不足之额由本地公款拨给”。[④] 台北淡水养济院由士绅林维源主持。林维源“先世由漳州龙溪，迁居台湾淡水之枋桥……府君独肩巨责。设育婴，葺废圾，平陂路。复创养济院，以恤穷黎”。[⑤]

2. 普济堂、回春园、栖流所

乾隆十一年（1746 年），巡台御史六十七、范咸倡建普济堂，得到台地同城文武诸官的赞同。二人率先捐资，谋划物料所需、工匠价银、口粮、疾病医药、死亡抚恤等各项工作。[⑥] 乾隆十二年（1747 年），台湾县知县李闻权修建普济堂，位于县治城隍庙侧，共二十间，内有药王庙、栖流所。[⑦]

道光二十九年（1849 年），新竹县在县治东门内以“清冢余项”修建回春院，一进三间。光绪年间，绅董重修，凡四方游客病笃无亲属可依，

---

① （清）蒋元枢：《重修台湾各建筑图说》，文丛第 283 种，台北：台湾银行经济研究室，1970 年，第 47 页。

② （清）卢德嘉：《凤山县采访册》丁部，文丛第 73 种，台北：台湾银行经济研究室，1960 年，第 151 页。

③ （清）蔡振丰：《苑里志》上卷，文丛第 48 种，台北：台湾银行经济研究室，1959 年，第 46 页；（清）郑鹏云、曾逢辰：《新竹县志初稿》卷四，文丛第 61 种，台北：台湾银行经济研究室，1959 年，第 165 页。

④ （清）郑鹏云、曾逢辰：《新竹县志初稿》卷二，第 87 页。

⑤ 施士洁（1856~1922）：《后苏龛合集》后苏龛文稿卷一，文丛第 215 种，台北：台湾银行经济研究室，1965 年，第 373 页。

⑥ （清）王瑛曾：《重修凤山县志》卷二，第 34~35 页。

⑦ （清）余文仪：《续修台湾府志》卷二，第 113 页。

均可入此院医治，雇工供养。殁则埋之。[①] 苑里绅士蔡锡则在房里西门外建置栖流所，作为鳏、寡、孤、老、残、疾无告者栖身之所。[②]

3. 留养局

清代彰化养济院仅收治麻风、残疾病人，并不收留孤寡老人等。于是彰化县令胡邦翰在当地士绅、民众支持下又设置留养局："邑养济院，例收麻疯残疾，孤老不与。余维无告为皇仁所必矜，因审案查出公地与院基毗连，支俸买之。清出官税，捐置田租，建房四十三间，名曰'留养局'，岁可活百余人。交替之暇，条议具上列宪……知县胡，捐银三百一十六元。县丞张克明、巡检程镗、杜瀚、典史夏宗本，各捐银二十元。举人张源仁、州同杨志申、贡生施国义、监生张凤华，各捐银七十四元……"[③]

4. 明善堂

清代新竹县设置明善堂，经费来源包括德化社年额收支剩余部分。经费开支主要用于地方义举："一、文庙大成又后殿、东西两庑每逢春秋祭丁，届期油香灯烛虔备足用，以昭盛典……一、建设义塾，俾贫寒子弟无力栽培者从学肄业，免送脩金，以资成材……一、各处沙滩有浮尸飘流、白骨暴露者，随时雇工检埋，以免抛弃。一、每年逢五、六、七等月，制造药茶、药丸施送，以祛暑疫。"[④]

5. 善养所

清代台湾漂泊在外的穷途孤客、患病旅人无地栖身，往往投宿地方公庙等地，有侮神灵之嫌。道光十二年（1832 年），彰化县吴爵人在彰化武庙、龙王庙旁建置瓦屋三间，作为"善养所"。道光二十二年（1842 年），

---

① （清）郑鹏云、曾逢辰：《新竹县志初稿》卷二，第 87~88 页。

② （清）蔡振丰：《苑里志》上卷，第 46 页。

③ （清）周玺：《彰化县志》卷二，第 62~63 页。

④ 陈朝龙：《新竹县采访册》卷五，文丛第 145 种，台北：台湾银行经济研究室，1959 年，第 192 页。

又与王以义堂、吴祝丰馆再为劝捐翻修扩建，设床铺器用；雇佣一人，在所服务，应接病人。分前后两处，男女分开居住；死者、生者亦隔离开，“秽浊毋许相侵，调养自能渐愈”。为使漂泊旅客“病危则分给赈济，身故则发付收埋”，吴爵人不吝己资，邀王江朝君暨诸善士相劝捐题，预筹善养所经费，置田生息。[①]

慈善机构的设置作为清代台湾地区应对疾病的保护性机制，为缺医少药、病弱老残人士提供了赡养空间和基本保障，体现了地方官员和士绅对生命的敬畏之情及对病弱群体的关爱之心。

（四）儒医行医

明清时期，官方几乎未对医药市场领域进行过管控，医疗的责任因而成为地方士绅的事情。除宫廷御医外，执业医生无须参加考试取得行医执照。医疗市场的开放，使明清时期的医生素质良莠不齐。[②] 明清时期的医者，大概可分为坐馆医生、走方医、女性医者、宗教医疗人员。然而以上分类彼此之间很难有明晰的界定。一般的医生除家传世业外，不少是科举落第人士。[③]

清代台湾的药材要仰赖大陆供给，医生医术也带有浓重的巫医和儒医色彩。这一时期台湾的医者群体，多为读书识字的文人，且多未受过系统的医学训练。以下列举其例。沈光文是南明时期的文人、官吏，居台期间，留下若干当时台湾风土民情的记录，有“海东文献初祖”之称。郑成功死后，其子郑经“颇改父之臣”，沈光文作赋进行讽刺，后逃入伽溜湾番社，“居于闲，教授生徒，不足则济以医”。[④] 蔡青筠，同治七年（1868年），生于鹿港，幼而好学。稍长，习医术，而诗文、书法、击技皆称著

① 《台湾中部碑文集成》甲，文丛第151种，台北：台湾银行经济研究室，1962年，第50~52页。

② Angela Ki Che Leung, “Organized Medicine in Ming-Qing China: State and Private Medical Institutions in the Lower Yangzi Region,” *Late Imperial China*, Vol. 8, No. 1 (Jun. 1987), pp. 134-166.

③ 祝平一：《药医不死人，佛度有缘人：明清的医疗市场、医学知识与医病关系》，《“中央研究院”近代史研究所集刊》2010年第68期，第6页。

④ 《台湾通志》列传，文丛第130种，台北：台湾银行经济研究室，1962年，第495页。

一时，曾入台湾文艺社为社友。[①] 陈逸，台南东安坊人，岁贡生，以医济人，和易可亲。康熙乙亥年（1695年），分修郡志。康熙己亥年（1719年），分修诸罗县志。雍正乙巳年（1725年），选作福安训导。[②] 林元俊，太学生。本厦门人，徙居台。善弈精医，俱为海外国手。时挥毫作竹石及草书，纵横如意，瘦硬入古。[③] 翁国敏，居邑治东门内。乾隆己酉年（1789年）科岁贡。天性纯笃，嗜学能文。旁通医术，乐善不倦。[④] 蔡光任，双头跨社人也。素习儒，兼学医术，尤善痘科。人招之即应，不索谢；遇孤苦，或助药资。时以好行方便称之。[⑤] 吴子光，广东嘉应州人。自幼习儒，从小易病，邻人有曾经学医者，为他治病，并向他传授岐黄奥旨，遂深通医理。二十岁时跟从季父禹甫公至台，以医术名世。[⑥]

饱受传统儒家教育影响的清代台湾医生，其品性也带有明显的传统儒家士大夫以济世为职志的志向。例如，陈银海，苑里人，籍同安。精于医术，兼开药铺。他所开的药方都是拣取上等品质药材，制作方法一丝不苟。百姓请他看病，风雨不辞，一旦病人病情好转，他便返回家中，不曾费人一饭、受人一财。对于那些穷苦百姓，则资助他们医药。而他自己生病时，倘若有人到店求医问药，也要起身帮助看病，给付方药。在其二十余年的职业生涯中，他挽救了无数人的生命。[⑦] 邱孟琼，祖籍广东镇平，在台湾居于北投街，精通医术，能医治顽病。如有需要延期治疗的情况，他不顾严寒酷暑前往诊治，乡里邻人都夸赞他。彰化知县杨桂森为其家宅发送表庐曰："端醇式里。"[⑧]

① 蔡青筠（1868～1927）：《戴案纪略》，文丛第206种，台北：台湾银行经济研究室，1964年，第5页。

② （清）王必昌：《重修台湾县志》卷十一，文丛第113种，台北：台湾银行经济研究室，1961年，第378页。

③ （清）王必昌：《重修台湾县志》卷十一，第392页。

④ （清）周玺：《彰化县志》卷八，第244页。

⑤ 林豪（1831～1918）：《澎湖厅志》卷七，文丛第164种，台北：台湾银行经济研究室，1964年，第248页。

⑥ （清）吴子光：《台湾纪事》附录四，文丛第36种，台北：台湾银行经济研究室，1959年，第101～102页。

⑦ （清）蔡振丰：《苑里志》下卷，第116页。

⑧ 《台湾通志》列传，第501页。

尽管当时受到专业化、系统性医学训练的医生不多，不过仍有部分医生以高超的医术在民间享有盛誉，作出突出贡献。例如，许一壶，原籍海南，“暇辄与方技家游，凡葛洪肘后之经、华佗五禽之戏，极意搜寻，务得其要领之所在”。经年累月，许一壶的医术有很大提升，请他看病的人可谓摩肩接踵，时人称其为董奉（东汉名医）再世。清代台湾人饱受瘴疠之害，民间常有私自开设药室出售假药的行为。而许一壶诸所备豫、蜀、楚、粤之物，非道地不采置。又精考神农本经、雷公遗法，罔不依古方炮制。其为药也精洁，价值廉，故速售，而活人无算。[①]

四　结语

清代台湾人食材疗愈、求祷神明的“瘴气”应对之策呈现了明显的地域性特征。食材疗愈所使用的药材体现了台湾人因地制宜、就地取材的务实选择。求祷神明的应对之策与闽台地区的巫觋文化关系密切。清代台湾的不少地方仍是山高林深、瘴雾弥漫的原始状态。面对未开发的瘴雾弥漫之区，在缺医少药的情况下，民众只有寄希望于神灵的庇佑。

清代台湾人兴办慈善、儒医行医的做法则受到中国儒释道传统文化的深刻影响，体现了中国传统文化尊重生命的历史传统。中国传统文化受儒释道思想影响深远，敬畏生命的理念源远流长，历来倡导贵生重生，强调生命的价值和意义。不吝己资兴办慈善的官员士绅、尽心为民诊治的儒医，展现了医术水平有限的条件下，古人热爱生命、尊重生命、敬畏生命的朴实生命观。

① （清）吴子光：《台湾纪事》附录一，第 62~63 页。

医学文献与人物

《杂病医疗百方》所见回鹘与西域其他民族的医药文化交流研究*

海　霞**

【摘要】 本文以回鹘文本《杂病医疗百方》为例，从方剂学角度审视回鹘医学，对其中反映的方剂组成原则、治法、方剂配伍等予以分析。在此基础上，将《杂病医疗百方》与同一时期西域医学的典型代表《回回药方》相比较，探得《杂病医疗百方》擅用动物药，独具回鹘医学特色，《回回药方》又长于香药的使用，充分体现了阿拉伯医学特色。回鹘医学的"四大物质"来源于佛教，将回鹘医学基础理论中的"四大物质"与《回回药方》中的"四元"相比对，二者在一定程度上存在一致性。

【关键词】《杂病医疗百方》　《回回药方》　方剂　治法　交流

对于在吐鲁番地区发掘的十数件回鹘文医学文书残片，学界根据残片内容将其命名为《杂病医疗百方》。这些医学文书残片现藏于德国柏林勃兰登堡科学院吐鲁番研究所，文献编号为 U 559（T I D 120）。编号为 U 559（T I D 120）的医学文书残片为贝叶式，叶面大小为 14cm×18cm，共有 21 叶，每叶书写 9~11 行不等，共计 201 行。文书纸质为黄色，用半草书体写成，除首尾两叶略有残损外，其余各叶保存基本完整。文书中并未

* 本文为 2022 年国家社科基金青年项目"宋元时期敦煌多元文化及其交融研究"（22CMZ025）成果。

** 海霞（1991~　），敦煌研究院副研究员，兰州大学敦煌学研究所和敦煌研究院人文研究部联合培养博士后研究人员。研究方向：医药典籍与文化研究，民族古文字与西北民族史研究。

出现书名、撰者、成书时间以及成书地点等信息。关于成书时间的探讨，则是从文书语言的书写角度和方剂内容进行判断的："可将文献的时代定在 1209 年高昌回鹘亦都护归附蒙古帝国之前。若此说不误，则可进一步将文献的时代推定在 9~12 世纪间。"[①]《杂病医疗百方》中共有方剂 84 首，所载病症 60 余种，内容兼有内科、外科、妇科、儿科、伤科、五官科、牙科、神经诸科以及皮肤科。

一　《杂病医疗百方》

（一）方剂的组成原则

方剂，即能够治疗疾病的药方。它是医者辨证审因决定治法后，根据不同的病情酌定一种或多种药物的剂量、服法，按照一定的组方原则进行配伍。方剂的组成原则就是方剂组成的指导思想和方针。

1. 法随证立

"辨证"即认识病症、分析病症的过程，它是决定治法和遣药组方的前提。这就需要做到根据患者病情，明确病因、病位、病状、病性等。《杂病医疗百方》的方剂则能体现此组方原则，如 U 559（T I D 120）文献[②]第 2 叶——

是知，首先根据患者病情，明确病因：受风为寒邪。明确病位：感风为体表。明确病状：精神不安和机体酸楚疼痛。而后决定选用药方：小豆

---

① 杨富学：《高昌回鹘医学稽考》，《敦煌学辑刊》2004 年第 2 期，第 132 页。

② 关于编号 U 559（T I D 120）文献，请参见邓浩、杨富学《吐鲁番本回鹘文〈杂病医疗百方〉译释》，《段文杰敦煌研究五十年纪念文集》，北京：世界图书出版公司，1996 年，第 356~372 页。修订本见杨富学《回鹘文献与回鹘文化》，北京：民族出版社，2003 年，第 524~552 页；阿布里克木·亚森《回鹘文医学文书研究》［2009 年国家社科基金西部项目（09XYY020）结题报告成果］；巴克力·阿卜都热西提《古代维吾尔医学文献的语文研究》，博士学位论文，中央民族大学，2013 年；海霞《回鹘文医学文书中的医学及医药文化交流研究》，博士学位论文，中央民族大学，2021 年。后文引用文献部分，不再一一作注。

蔻方。该方由 sükärsläk 三钱、小豆蔻三钱、长胡椒一钱、胡芹、柏香配伍而成。

1	[tin buš]maqïγ	boγuz	tamaq	{ar}	aγrïmaqïγ	t[ïn b]käläm[käig]		
	呼吸	喉咙	咽炎		疼痛	呼吸阻碍		
2	[y]elikip	enčsiz	bolmaqïγ	alqu	yel[i]gig			
	风	不安	是	所有	疾病			
3	[öngäd]ür	nägilki	sukušmur	čurnï	sükärsläk(?)			
	治愈	容易	小豆寇	药方	?			
4	sukšumur	üčär	baqïr	pitpidi	bir	baqïr	artun	toplγaq
	小豆蔻	三	钱	长胡椒	一	钱	胡芹	柏香

2. 方从法出

“立法”是辨证论治的重要环节，它是医者在开方时根据辨证明确诊断，确定主证、主要症状之后，针对病因、病性、病位和病势，依据治疗原则制定的具体方针。这就要求医者明确证候、明辨缓急、知晓先后，始终坚持辨证思想，因人而异。《杂病医疗百方》的方剂恰能体现此组方原则，如编号 U 559（T I D 120）文献第 1 叶——

6	an[k]abuš	čurnï	otï	sukšum[ur]	bir	baqïr	qadïz	i[ki baqïr]	
	阿魏	药方	草	小豆蔻	一	钱	肉桂	二钱	
7	an[k]abuš	üč	baqïr	murč	t[ört]	baqïr	pitpidi	beš	baqïr
	阿魏	三	钱	胡椒	四	钱	长胡椒	五	钱
8	bišiγ	singir	altï	baqï[r]	čurnï	qïlïp	čurn	[ïbir]	ülüš
	干	姜	六	钱	药方	做	药方	一	研末
9	šäkär	altï	ülüš	er(i)m[i]štä	iki[rär b]	aqïr	[mtin]	birlä	
	糖	六	研末	溶化	二	钱			
10	[ičü]rsär	alqu	bäkändär	arïš	[ ]	irämäyig(?)		一起	
	使……喝	所有	干净的						
11	[ašï i]čgüsi		singmäm [iš]/g/[ ]						
	饮食		不消化						

是知，方剂名为“阿魏药方”，其中“阿魏”性温微苦，消积化瘕；“小豆蔻”性温味辛，健胃消食，主治寒性胃病。因此，明确病位：病在脾胃。明确病因：寒邪侵入脾胃。明确主要症状：肉食积滞，消化不良。针对患者的病状，该方剂最为适合。

（二）治法

治法是辨证审因，明确病性病机之后所采取的治疗法则。据统计，在《杂病医疗百方》的 84 首方剂中，所涉及的治疗法则有消法、清法、补法和吐法，共计 4 种。

1. 消法

消法是“通过消食导滞、行气活血、化痰利水、驱虫等方法，使气、血、痰、食、水、虫等渐积形成的有形之邪渐消缓散”① 的一类治法，如前文所述编号 U 559（T I D 120）文献第 1 叶中的方剂“阿魏药方”。方剂由小豆蔻一钱、肉桂两钱、阿魏三钱、胡椒四钱、长胡椒五钱、干姜六钱配伍，再加六倍糖，研末混合后，每次取两钱，用肉汤冲服，有助于治愈所有的 bäkändär 病和 irämäyig 病。

方剂中的“小豆蔻”味辛性温燥，主治寒性疾病；“肉桂”味辛性温，有散寒止痛之功效；“阿魏”味苦性温，能够消积食；“胡椒”“长胡椒”味辛性热，健脾胃治食积；“干姜”味辛性热，具有散寒化饮之功。此六味药配伍，则主治寒痰食积、脘腹冷痛之疾。病在脏腑，须渐消缓散。因此，审证求因，“消法”为宜。

2. 清法

清法是“通过清热、泻火、解毒、凉血等作用，以清除里热之邪”② 的一类治法。如编号 U 559（T I D 120）文献第 7 叶——

① 李书香、何杨主编《仲景方剂学》，郑州：河南科学技术出版社，2019 年，第 13 页。

② 李书香、何杨主编《仲景方剂学》，第 13 页。

9					öztä	ušaq	art
					身上	长了	疮疖
10	ünsär	taqïγu	yumuraγsïn	öt	birlä	sürtsär	ädgü
	呼吸	鸡	鸡蛋	胆汁	一起	擦	好

方剂中的“鸡蛋”指鸡蛋清。“鸡蛋清”味甘性微寒，具有清热解毒之效；“鸡胆”味苦性寒，能够消炎解毒。“疮疖”则是因外感热毒积于体内而不得泄，终发于肌肤的一种疾病。将鸡蛋清与鸡胆相配伍，则主治热壅成毒而不得泄之疾。因此，审证求因，“清法”为宜。

3. 补法

补法是“通过补益人体脏腑气血阴阳，以主治各种虚弱证候”① 的一类治法。如编号 U 559（T I D 120）文献第 9 叶——

5	qan	ötgäk	čüžüm	quruγ	üzüm	süvi	tangda	sayu
	血	腹泻	桑葚	汁	葡萄	水	清晨	
6	ičürsär	ädgü	bolur					
	喝	好	成为					

方剂中的“便血”即一种病状。根据病因不同，可厘分为湿热性便血、热毒性便血、中寒性便血、酒积性便血等。临床表现为肠道湿热和脾胃虚寒两类。方剂中的“桑葚”味甘性寒，具有滋阴补血之效；“葡萄”味甘性平，能够生津液补益气血。将桑葚汁与葡萄汁相配伍，则知寒邪入脾胃，其临床表现为脾胃虚寒。需服用两味药，以温中健脾、养血止血。因此，扶正气祛寒邪，“清法”为宜。

4. 吐法

吐法是“通过涌吐的方法，使停留在咽喉、胸膈、胃脘的痰涎、宿食

① 李书香、何杨主编《仲景方剂学》，第 13 页。

或毒物从口中吐出”① 的一类治法。如编号 U 559（T I D 120）文献第 20 叶——

2							yana 还有	boγmaq 喉咙	bols[ar] 困扰	
3	toγraq 胡杨	toγraγusïn 树脂	yumšaq 软	soqup 捣碎	boγuzïnga 喉咙	yürsär 吹	qamïš 芦苇	birlä 一起	ädgü 好	bol[ur] 成为

方剂中的“胡桐泪”，即胡杨树的树脂，味苦性寒，主治热毒性疾病。呼吸困难，咽喉热痛，用胡桐泪。吹药入喉，即用药物刺激咽部探吐，从而将痰涎从口中吐出，以达清热化痰之效。因此，祛胸膈之邪，“吐法”为宜。

（三）方剂配伍

配伍，即“根据病情的需要和药物性能，有选择地将两味或两味以上的药物配合在一起使用”②。由于药物的性状、功效、用法、禁忌等各有不同，在方剂配伍中就需要正确认识药物之间的相互作用，即相辅相成，相生相克。有的药物相配，能够起到增强疗效以达除痛祛病的效果。而有的药物相配，则会降低疗效甚至是危及性命。据梳理，在《杂病医疗百方》的 84 首方剂中，常见的配伍形式有同类相须和相反相成。

1. 同类相须

所谓同类相须，即将性质、功能相同或相似的药物相配伍，从而使得药物之间相互作用，最终达到消除病痛、治愈疾病的效果。

如前文所述编号 U 559（T I D 120）文献第 1 叶——“阿魏药方”。方剂中的“阿魏”性温，消积化瘕，为“君药”，是针对主病主证起主要治疗作用的药物；“肉桂”性温，散寒止痛；“小豆蔻”性温，健胃消食，主治寒性胃病；“胡椒”性热，健胃消食；“干姜”性热，散寒化饮。将此六

① 李书香、何杨主编《仲景方剂学》，第 12 页。

② 李书香、何杨主编《仲景方剂学》，第 18 页。

味药性皆温或热的同类药物相配伍，则各味药物所发挥的药效功能相加，最终能够驱走脾胃寒邪、温热脏腑，从而达到强健脾胃、促进消化、祛除积食的治疗目的。

又如编号 U 559（T I D 120）文献第 20 叶～第 21 叶“治腹泻方”中，“金樱子”味酸性平，常用于治疗脾虚泄泻，具有固精固崩、涩肠止泻之效；“桑白皮”味甘性寒，主治伤中；“甘草根”被奉为“国老”，味甜性平，解百毒。将金樱子和桑白皮这两味药性相似的药物相配伍，再加一味“协诸药而无争”的甘草，使得各味药物所发挥的药效功能相加，最终能够收敛虚脱之气，从而达到健脾、涩肠、止泻的治疗目的。

8	yana	ötürkä	äm	ït	burunnïng	qazïqï	bir	qadar
	还有	腹泻	药方		野蔷薇	壳、皮	一	钱
9	čüžüm	sögütning	yürüng	qazïqï	bir	baqïr	buda	tübi
	桑葚		白	皮	一	钱	甘草	根
1	bir	baqïr	[bädü]k	qadïng	suvqa	bir	[ ]	
	一	钱		木碗	水	一		
2	salïp	bir	qadïn[g]	qalmïšta	bu	üč	bu/[ ]	
	放入	一	木碗	剩下	这	三	这	
3	birgärü	salïp	qayïn[tur]up	ičgül	nägü	kim	[ ]	
	一起	放入	熬煮	喝	哪儿	谁		
4	keča	yatmïšta	ičg[ül]	sïn(a)mïš	äm	ol		
	晚上	睡觉	喝	验证	药方	此		

2. 相反相成

所谓相反相成，即药性相反的药物在寒热、开阖、补泻等不同意义上的配伍。方剂中的一方药物制约另一方药物的某种偏性，另一方药物又通过相助或相辅发挥药效，从而使得药物双方的主治功效增强。如编号 U 559（T I D 120）文献第 5 叶——

1	tälinmäz	qatqa	ingäkning	qoynïng	mingizin	
	不破头(疮)		牛的	羊的	角	
2	soqup	yaqzun	bat	tänilip	ädgü	bolur
	捣碎	敷上	很	快	好	成为

此为“治不破头（疮）方”。“头疮”，因热毒发于头颅，需要清凉攻毒。方剂中的“牛角”味苦性温，具有清热、凉血、解毒之效。“羊角”味咸性寒，具有清热、镇静、散瘀之效。将此二味药物相配伍，即将温热药与寒凉药配伍，寒温同用、驱走热邪，从而达到祛火解毒的治疗目的。

又如编号 U 559（T I D 120）文献第 9 叶——

3	qayu	kišikä	yavïz	qart	ünsär	nušadïr	toγraγu
	谁	人	脸上	疮	长	硇砂	树脂
4	qurt	birlä	qatïp	üzä	yaqsar	ädgü	bolur
	奶酪	一起	加	之上	敷	好	成为

此为“治疮方”。“疮”，因外感淫邪或情志内伤而起。方剂中的“硇砂”味辛性温，具有化腐生肌、软坚祛痰之效；“胡桐泪”味苦性寒，主治热毒性疾病。由此可知，此“疮”是由外邪热毒引起的。将“硇砂”和“胡桐泪”二味药物相配伍，即将温热药与寒凉药配伍，寒温同用、驱走热邪，从而达到祛火解毒的治疗目的。

二　《杂病医疗百方》与《回回药方》的异同

（一）《杂病医疗百方》与《回回药方》的同

《回回药方》原书 36 卷，现仅存世 4 卷，即《回回药方》目录中的一卷、十二卷、三十卷和三十四卷，其余卷册阙如。该书行用于元代，刊布于明代初年，“是我国少数民族回回医人的遗著”[①]。全书用汉语写成，并夹有阿拉伯语及波斯语词汇或其译音。据统计，《回回药方》残卷涉及内科、外科、妇科、骨伤、皮肤以及神经诸科，其中部分医方系域外医学医方。[②]

① 于文忠：《〈回回药方〉初探》，《新疆中医药》1986 年第 2 期，第 39 页。

② 关于《回回药方》的学术渊源，详见于文忠《〈回回药方〉初探》，《新疆中医药》1986 年第 2 期，第 39~43 页；宋岘《〈回回药方〉与几种阿拉伯古代医书》，《西域研究》1991 年第 3 期，第 79~85 页；宋岘、周素珍《〈回回药方〉与古希腊医学》，《西域研究》1994 年第 2 期，第 28~42 页等。

考察《回回药方》，在方剂组成原则方面，它遵循“法随证立、方从法出”的原则；在治法方面，则有消法、清法、下法、补法；在方剂配伍方面，常见同类相须和相反相成两种。

将其与回鹘文本《杂病医疗百方》相比较，二者在方剂组成原则和方剂配伍上保持一致。始终坚持辨证思想、因人而异；坚持针对病因、病性、病位和病势，明辨缓急、知晓先后；坚持正确认识病症、分析病症，而后依据治疗原则制定具体方针。《杂病医疗百方》和《回回药方》在选用药物、所载病症、所涉科别以及治疗方法等四大方面多有相同或相似之处。具体如下。

其一，药物。据统计，《杂病医疗百方》载有常用药物 114 种，《回回药方》载有常用药物 259 种，二者均使用的药物有 22 种，如麝香、牛胆汁、牛脂、蜂蜜、石榴、阿魏、小豆蔻、肉桂、胡椒、大茴香、藏红花、桑葚、檀香、牵牛子、大蒜、葱、葡萄、芝麻、金樱子、硇砂、糖、醋等。

其二，病症。据统计，《杂病医疗百方》所载病症有 60 种，《回回药方》所载病症有 96 种，二者均有记载的病症有 24 种，如眼疾、胸闷、气喘、腹泻、高烧、不消化、白癜风、狐臭、膀胱不通、腰胁疼痛、头疮、被狗咬伤、恶疮、咯血、疟疾、乳房肿胀、脚痛、感冒、头疼、癣、口疮、坠马摔伤、内出血、呼吸困难等。

其三，所涉科别。据统计，《杂病医疗百方》所涉科别有 9 个，《回回药方》所涉科别有 7 个，二者均涉及的科别有 7 个：内科、外科、妇科、儿科、伤科、皮肤科、神经科。

其四，治疗方法。据统计，《杂病医疗百方》所载疾病治疗方法有 6 种，《回回药方》所载疾病治疗方法有 6 种，二者均有的治疗方法有 5 种：内服法、外敷法、含漱法、熏法和滴鼻疗法。

（二）《杂病医疗百方》与《回回药方》的异

再将《杂病医疗百方》和《回回药方》的文本进行比对分析，探得二者亦有不同。具体如下。

其一，编撰体例。《杂病医疗百方》所载方剂并未按照或“病门”，或

“病类”，或“某一主题”来编写，而是不归类地将方剂一一抄录，共录方剂 84 首，总共为 21 叶。《回回药方》采用“以病分门”的编写方式，载有咳嗽、胸膈、肠风肚腹、泻痢、呕吐、吐泻、痞症、秘涩、劳瘵、补益、众热、众冷、众气、众血、时气班（斑）疹、疟疾、身体、黄病、虫症、积聚、脚气、脱肛痔漏、谷道、杂症、妇人众疾、众疮肿毒、疥癣、金疮、折伤、针灸、汤火所伤、棒疮、治人齿所伤、众虫兽伤、众毒、辟虫、修合药饵、修合诸般马准、众香汤煎、活物治病、众花果菜治病、众风等共计 42 门。

其二，方剂的编写体例。《杂病医疗百方》中 84 首方剂的编写均按照常规之例来编写，即列出病症、药物组成、制备方法、用法，或列出方剂名、药物组成、制备方法、用法等。《回回药方》共有病门 42 门。每门之中的方剂数量不一，方剂的编写之例也有不同。方剂的编写又有常规之例及其他之例。

其三，方剂特点。《杂病医疗百方》体现了回鹘医学本身的特色。方剂组成有常规的植物药，还有较为独特的动物类药物，如狗奶、骆驼尿、骆驼粪、雪鸡脑、燕子肉、狗毛、兔毛、海狸皮、刺猬皮等；有矿物类药，如盐岩、硇砂；还有不常用药物，如人胆、人肉、人尿、人乳等。方剂剂型则有散剂、膏剂、丸剂等。而《回回药方》残卷中的医药体现了阿拉伯伊斯兰医学本身的特色。方剂组成中常用药物共计 259 种，其中香药数量达到了 113 种。此外，占比一半的常用药物的名称与中国传统医学常用药物的名称完全一样。方剂剂型多样，除常见的散剂、膏剂、丸剂外，还有“浆剂、片剂、露剂、油剂、煎剂、糊剂、冲剂，以及醋蜜剂、化食丹、调理性泻剂、解毒剂、灌肠剂、坐药”① 等。

三　回鹘医学与西域其他民族医学文化的交流

（一）医学基础理论

古代回鹘人通过长期的社会实践，对日常所见的事物和自然现象予以

① 单于德、单利：《〈回回药方〉探秘》，银川：宁夏人民出版社，2016 年，第 99 页。

观察、了解和探索，他们认为地球上的所有生灵和物质都起源于“火、气、土、水”这四大要素。那么人作为自然界中的生命体，也就与这“四大要素”紧密相连。人的健康、疾病，也都受这四大要素的影响和制约。

随着回鹘人社会实践的进一步推进，以及认知的不断发展，“四大要素说”也逐渐发展为“四大物质学说”。四大物质即“火、气、土、水”，其在人体分别对应四种属性，即“热、湿、寒、干”。“四大物质”之间相互联系、相互制约的关系也就决定了人体内部的“热、湿、寒、干”之间同样也是既互相联系又互相制约的关系。当内部关系协调时，人体健康无疾；当内部关系出现矛盾时，则会致病。如10~11世纪著名翻译家、学者别失八里人胜光法师的回鹘文译本《金光明最胜王经》（卷五）中载：“人身之四大，如四毒蛇居于一箧，此四大蛇之性各异，地水二蛇之性多沉下，风火二蛇之性轻举，四蛇若相互乖违，则众病生。”其中“四大蛇”即四大物质。

至于《回回药方》，其医学基础理论是“四元说”。追溯“四大物质”的起源，即公元前5世纪，古希腊哲学家、医学家、经验主义的创始人、西西里医学派的创立者恩培多克勒在“《论自然》一书中指出：宇宙万物是由水、火、气、土四元素构成的，而这些元素的结合与分离，其动力来源于元素之外①”。此外，《回回药方》遵循了“古希腊希波克拉底在其前人的‘四元’说基础上”又提出的“‘四体液’及‘四禀性’学说”②。据残卷内容可知，四体液即血液、黄疸汁、黑胆汁和痰，四禀性即冷、热、干燥和湿润。

另有印度佛教所谓的“四大物质”，即“地、水、火、风”四大元素，“是沿用印度固有的思想而再加以深化及佛教化的”③。如《外台秘要》卷二一载西国胡僧授于陇上道人的疗眼法，“夫眼者，六神之主也；身者，四大所成也。地、火、水、风阴阳气候，以成人身八尺之体……”另，“将回鹘人、恩培多克勒以及印度佛教三者所谓的“四大物质”放在一起

① 杨富学：《佛教“四大”与维吾尔医学》，《五台山研究》2008年第1期，第52页。
② 单于德、单利：《〈回回药方〉探秘》，第35页。
③ 单于德、单利：《〈回回药方〉探秘》，第35页。

比对分析，则可知“维吾尔族的四大理论当直接来源于佛教，而佛教的四大理论有可能曾受到恩培多克勒的四根论的影响”①。因此，回鹘医学基础理论中的“四大物质”与《回回药方》中的“四元”在一定程度上存在一致性。

（二）外治方法

将《杂病医疗百方》与《回回药方》比对分析，可知二者在外治法上均用含漱法、熏法以及滴鼻疗法等。具体如下。

1. 滴鼻疗法

将药汁滴入鼻腔或将药物吹入鼻腔，从而开窍醒神，治愈疾病。《杂病医疗百方》中用此法治疗鼻出血，共有方剂4首，如U 559（T I D 120）文献第13叶——

8			tomurmaqqa 出血	äm 药方	yaš 眼泪	tananï 香菜籽	soqup 捣碎
9	suvïn 水	alïp 拿	üč 三	qata 滴	burunqa 鼻子	tamïzɣu 滴入	ol

方剂主治：鼻出血。药物组成：香菜籽。制备方法：捣碎留汁液。用法：取汁液，滴入鼻中。

《回回药方》中用此法治疗“众风门”中的左瘫右痪、口眼㖞斜、半身不遂、鼻衄、冷头风等。如第十二卷“众风门”中——

> 治痰、头疼、左瘫右痪、舌强。
>
> 芦荟、没药、乳香、哈则子（五倍子）、黑则米阳（腽肭脐）、撒法郎（番栀子花蕊）各一钱，扁豆、香黑子、撒额因、胡椒、白荜茇各半钱，麝香一钱半，困者思（用量缺），一同捣为细末，用麦儿桑

① 单于德、单利：《〈回回药方〉探秘》，第35页。

过失水（山柳菊）调为箸顶大。遇患者用一、二丸，用玫瑰水或木瓜水同麦儿桑过失水同调，滴鼻。[①]

方剂主治：风邪侵入体内，祛痰除头痛，治瘫痪以及舌头僵硬。药物组成：芦荟、没药、乳香、五倍子、海狗肾、番栀子花蕊各一钱，扁豆、香黑子、撒额因、胡椒、白荜茇各半钱，麝香一钱半，困者思（用量缺）。制备方法：捣碎成末，用山柳菊水搓制成丸状。用法：用玫瑰水或木瓜水加山柳菊水调化，滴入鼻中。

综上，二者在治疗鼻出血、感冒、祛痰、祛头痛以及因中风而舌头僵硬时，均采用滴鼻疗法。鼻腔滴药则有滴、吹、嗅等使用方式，滴鼻药方剂则有单方、复方两类，其剂型除了散剂，还有修合制成丸，使用时调化即可。

2. 含漱疗法

此疗法是将药物配伍后研末，熬煮成水，将水含口内片刻后吐出，从而祛除炎症，治愈疾病。《杂病医疗百方》中用此法治疗牙痛，共有方剂 2 首。如 U 559（T I D 120）文献第 14 叶——

7	tiš	aɣrïɣqa	äm	qara	mïrč	bir	baqïr	sirkä	birlä
	牙齿	痛	药方	黑	胡椒	一	钱	醋	一起
8	ayïnturup	suvuq	qïlïp	aɣïzta	tutsar	tiš	aɣrïɣ	ketär	
	烧开	水	做	嘴巴	内	牙齿	痛	祛除	

方剂主治：牙痛。药物组成：黑胡椒。制备方法：加入醋一起熬煮至沸腾。用法：取液，含于口中。

《回回药方》用此法治疗口疮、扁桃体炎、中风头疼、口眼㖞斜等。如第十二卷“众风门”中——

又一方，治暗风、左瘫右痪、口眼㖞斜者用之皆得济。

傅剌（阿尔马尼地面得碱）、琐珊根（马兰花根）、白芥子、阿吉

① 宋岘：《〈回回药方〉考释》（下），北京：中华书局，2000 年，第 127 页。

而哈而哈（细辛）、买与咱只、野香菜（或水香菜）各四钱，硇砂三钱、阿牙剌只法赤哈剌（番芒香、官桂、甘松、山葱合成膏子药）各五钱。

已上药合捣细，共在温速黎造得西刊古宾（葡萄醋，加回回葱，同蜜造的煎）。或小麦麸醋内化开用。[①]

是知，方剂主治："众风门"中风邪。药物组成：阿尔马尼地面得碱、马兰花根、白芥子、细辛、买与咱只、野香菜（或水香菜）各四钱，硇砂三钱，番芒香、官桂、甘松、山葱合成膏子药各五钱。制备方法：捣碎成末，放入葡萄醋，加回回葱，同蜜醋一起煎煮，或者放入小麦麸醋内化开。用法：取药，含于口中。

综上，二者在治疗牙痛、瘫痪、头疼、口眼㖞斜时，均采用含漱疗法。口中给药则有含、漱两种方式，含漱方剂则有单方、复方两类。二者均以醋入药、含漱治病，在一定程度上存在一致性。

3. 药熏疗法

此疗法是将药物放在相应病位，用药物挥发的气味熏治，或将药物放于容器之中加热，令药物挥发的药味熏治病位，从而祛除病邪，治愈疾病。

《杂病医疗百方》中用此法治疗妇科疾病。如编号为 U 559（T I D 120）文献第 2~3 叶——

10	tiši	kiši	tüšüräyin	tesär	ït	sütin	ičgül	bat
	妇女	人	胎	堕	狗	奶	喝	即可
11	tüšär	eši	tüšmäsär	qïsïrïn	uruγïn			
	产出		胎盘	狼毒花	籽			
1	aγï	{arasï}	arasïnda	tütüzgü	ol	bat	tüsär	
		两腿	之间	熏	那	下	可以	

① 宋岘：《〈回回药方〉考释》（下），第 127 页。

方剂主治：下胎盘。药物组成：狼毒花籽。用法：药熏病位。

《回回药方》中用此法治疗妇科疾病。如卷三十“杂病门”中——

又一方。

膃肭脐、黑胡椒、咱法兰（番红花）、福谟诸胡（野胡萝卜子）、白薇、阿肥荣、肉桂、白胡椒各二钱，木香一钱。

已上药捣细为末依法相和。若子宫生风或月经不行，或不能生产将此药如蚕豆大，在玉簪油内化开以羊毛或骆驼毛少许蘸之放子宫内。……或将此药以盖盖顶，一窍插管，窍中下用火烧药，令气自管中出，对子宫而熏之。①

方剂主治：风邪入子宫、月经不行、不孕之症。药物组成：海狗肾、黑胡椒、番红花、野胡萝卜子、白薇、阿肥荣、肉桂、白胡椒各二钱，木香一钱。制备方法：捣碎成末。用法：用时在玉簪油内化开，用羊毛或骆驼毛少许蘸药放在子宫内。……或者将药盛入锅中，盖好盖子，盖顶留一个孔，给孔插入一根管子，下面用火烧，用药物挥发的药气来熏子宫。

综上，二者在治疗妇科疾病时，均采用药熏疗法。将药物放于相应病位，通过药物挥发的药味来给药。药熏方剂则有单方、复方两类。二者在治疗妇科疾病，尤其是子宫疾病方面，在一定程度上存在一致性。

四 余论

回鹘医学中医者能够较为准确地描述病状、病性、病位、病因，这就为辨证论治提供了信息基础。从方剂学角度重新审视《杂病医学百方》，其中载录的方剂反映了回鹘人对人体医学的认知。诚然，这也为我们窥探回鹘医学的发展提供了例证。回鹘医学方剂常见的配伍形式有“同类相须，相反相成”，严格遵循“法随证立，方从法出”的组成原则，常用消

① 宋岘：《〈回回药方〉考释》（下），第281~282页。

法、清法、补法以及吐法。将《杂病医疗百方》与西域医学的典型《回回药方》进行对比，可得出二者的异同。再次分析，亦探得二者在医学理论和外治方法方面的一致性。然而，在分析《杂病医疗百方》的方剂时，其中的医学理论尚未完全厘清，与每一症状对应的气质关系，有待于进一步讨论。另，今后需要更为多元、多角度地来分解其中的医学内容，还需要从事史学研究的学者更多地挖掘史料，从而深化回鹘医学与丝路其他民族医学之间的交流互动。

秦汉出土医方与晋唐方药文献比较研究

——以天回汉简为中心

包伯航　沈澍农[*]

【摘要】 本文以天回汉简中的12首医方为中心，通过比较里耶秦简医方、马王堆汉墓帛书《五十二病方》、天回汉简《六十病方》、北大汉简医方、乌程汉简医方等出土文献与《备急千金要方》《千金翼方》《外台秘要方》《医心方》等传世文献中50首医方内容的异同，探讨唐以前方药医学的渊源、传承与发展情况。

【关键词】 天回汉简　《六十病方》　出土医方　《备急千金要方》　《外台秘要方》

20世纪初以来，中国多地先后出土了数量可观的简帛医药文献，涉及战国秦汉时期医事制度、医学理论、医方、药物、治疗方法等医药卫生的各个方面，具有极高的学术价值。在这些简帛医药文献中，方药文献又占有较大的比重，如周家台秦简《病方及其它》，马王堆汉墓帛书《五十二病方》、《养生方》、《疗射工毒方》，胡家草场汉简《医方》，武威汉代医简等均属方药文献范畴。

2012年，成都市天回镇老官山3号汉墓出土了930枚竹简。其中M3：121共有736枚（含残简），成都文物考古研究所依据竹简摆放位置、竹简长度、叠压次序、简文内容和书法风格等，将其分为八部医书和一部律令

* 包伯航，中医内科学硕士，主治医师，主要从事宋以前医药文献研究及名中医学术经验传承工作；沈澍农，中医学硕士，文学博士，教授，博士生导师，长期从事医史文献研究，尤长于写本古籍研究与中医古籍疑难字考证。

（《尺简》）[①]。后将此八部医书命名为《脉书·上经》、《脉书·下经》、《逆顺五色脉臧验精神》、《发理》、《刺数》、《治六十病和齐汤法》（该部分为六十种疾病的应对之方，援马王堆《五十二病方》例，以下简称《六十病方》）、《疗马书》、《经脉》。其中《六十病方》涵盖了内、外、妇、儿科疾病共 60 种，每种病下列一方至数方不等，共计 105 方，为出土方药文献相互之间以及出土方药文献与传世方药文献之间的对比提供了新的材料和视角。

既往的简帛医书研究，在文本本身的识读方面着力最多，这确实是简帛研究的基础工作，但同时也如张如青[②]先生所言："出土先秦秦汉医药文献研究者中，一些语言学、历史学与考古学知识背景的学者或因缺乏医学专业知识，或对医理一知半解，在部分文字的考释研究中，时有失误，出现词语的误释或过度阐释。"故亟须具有中医学背景的学者参与到简帛医书的研究中去。而在简帛医书的中医药学术内涵研究方面，目前以经脉文献的形成与演变、简帛医书与传世医经的关系比较、药物应用的具体情况等专题研究较为热门，简帛医方的比较研究则稍显冷僻，至于从宏观层面探讨医方在后世的流变情况及研究其演化原因，则更是少之又少。

本文从中医学视角出发，综合文献研究与医学研究两个方面，以天回汉代医简《六十病方》中的 12 首医方为中心，通过捕捉里耶秦简医方、马王堆汉墓帛书《五十二病方》、天回汉简、北大汉简医方、胡家草场汉简《医方》、乌程汉简医方等出土文献与《肘后备急方》、《备急千金要方》、《千金翼方》、《外台秘要方》、《医心方》等传世文献中 50 首医方内容的异同，发现出土医方与传世医方的"病证—方药"关联，探讨唐以前方药医学的渊源、传承、演化与发展情况。兹以出土医方为纲，可供比较的医方各归其类，条陈如下[③]。

---

① 谢涛、武家璧、索德浩、刘祥宇：《成都市天回镇老官山汉墓》，《考古》2014 年第 7 期，第 59~70 页。

② 张如青、丁媛：《出土简帛医药文献研究：回眸与前瞻》，王振国主编《中医典籍与文化》（总第四期），北京：社会科学文献出版社，2022 年，第 137、162 页。

③ 本文直接引用出土文献的部分均保留古字，间接引用出土文献、引用传世文献及正文部分均使用今字。

一　治心痹散方与相关出土医方及传世医方比较研究

方 1　《六十病方》[①]：·治心痹：蜀朸（椒）六分，少辛四分，圭（桂）、薑各二分，杏核中實[②]、蕉荚[③]各一分，合和，則（前）[④]半一分，并合和，以方寸匕取藥，直（置）温酒中酓（飲）之。

心痹，是指以心前区或上腹部疼痛不适为主要临床表现的一类疾病。天回汉简《脉书·下经》[⑤]云："心痹，心脊相直，寒而痛。"《诸病源候论》卷之三十《咽喉心胸病诸候·心痹候》[⑥]云："思虑烦多则损心，心虚故邪乘之。邪积而不去，则时害饮食，心里愊愊如满，蕴蕴而痛，是谓之心痹。"其临床表现与《金匮要略方》中"喘息咳唾，胸苦痛""心痛彻背"的胸痹病有所重叠。

"半一分"，即"半分"。"半"作为数词，在《六十病方》中的使用方式有以下 3 种：①半+计量单位，即指该单位量值的 1/2，如"卒饴半斗""礜半分"；②半+数词"一"+计量单位，也指该单位量值的 1/2，如"荝半一分"；③数词+计量单位（以比例称取时可省略计量单位"分"）+半，则指单位量值的"数词+1/2"倍，如"水一斗半"、"美酒二斗半"、"贝母一半（'一'和'半'之间省略了比例计量单位'分'）"。简而言之，"半"字在计量单位之前，则表示实际用量为单位量值的 1/2；"半"字在计量单位之后，则表示实际用量为"该计量单位前的数词+1/2"倍的单位量值。本方附子用"半一分"，"半"在计量单位"分"之前，故附子的实际用量为 1/2 分，也就是半分。

《六十病方》治心痹散方（下简称"治心痹散方"）由蜀椒、细辛、

① 天回医简整理组：《天回医简》（下），北京：文物出版社，2022 年，第 94 页。

② 即"杏仁"。

③ 即"皂荚"。

④ 整理组认为是附子，可从。

⑤ 天回医简整理组：《天回医简》（下），第 26 页。

⑥ （隋）巢元方：《诸病源候论》，高文柱、沈澍农校注，北京：华夏出版社，2008 年，第 198 页。

桂、姜、杏核中实、皂荚、蔺等七味药组成，对后世以辛温药治疗心痛类疾病的立法制方有着深远的影响。本方方药按用量占比由大到小排序，蜀椒用量为六分，在方中排第 1 位；细辛用量为四分，在方中排第 2 位；桂、姜用量为二分，在方中排第 3、4 位；杏仁、皂荚用量为一分，在方中排第 5、6 位；附子用量为半分，在方中排第 7 位。通篇来看，《六十病方》中大多数方剂均按此规则排列药序，且附子、礜石、商陆等毒副作用较明显的药物往往因用量较少而排在方末。这表明《六十病方》应是一部经过医家仔细整理的方书，同时也提示我们，方剂学“以用量多者为君、次者为臣、最少者为佐使”和中药学“以上品无毒者为君，中品无毒或小毒为臣，下品有毒为佐使”两种“君臣佐使”理论在西汉时期已初具雏形。

在晋唐方书中亦不乏与治心痹散方组成相近、治法相类的心痛治方，例如（相同之药用黑体标示）——

方 2　《外台秘要方》卷第十二《胸痹心痛方四首》引《古今录验》[①]：小草丸，疗胸痹心痛，逆气，膈中饮不下方：

小草三分　**桂心**三分　**蜀椒**三分，汗　**干姜**三分　**细辛**三分　**附子**二分，炮

右六味，捣合下筛，和以蜜，丸如梧子大，先食，米汁服三丸，日三。不知稍增，以知为度。忌猪肉、冷水、生葱、生菜。

小草丸方与治心痹散方有桂心、蜀椒、干姜、细辛、附子等五味药重合，可认为二者为源与流的关系。另有《范汪方》乌头赤石脂丸（赤石脂、**干姜**、**桂心**、**椒**、乌头）等方与治心痹散方用药亦颇为相近，不再作具体比对分析。

汉唐医方中另一大类治疗心痛的处方“栝楼薤白白酒汤”，其祖方同样可追溯至先秦时期——

① （唐）王焘：《外台秘要方》（上册），日本大阪：オリエソト出版社，1981 年，第 263 页。

方3　清华大学藏战国竹简《病方》[1]：[illegible]（卵）[illegible]（瓠），渚（煮）以酉（酒），畲（飲）之，瘻（瘥）肩、脊（背）疾。

卵瓠，即栝楼。肩背疾，见于新蔡葛陵楚简，其症状为：“伓（背）、膺疾，巳（以）[illegible]（胖）瘬（胀），心念（悶）。”[2] 临床特征与心痛、心痹、胸痹等病基本一致。该方以酒煮栝楼治疗心胸闷痛之法为后世广泛传习，并衍生出如《金匮要略方》卷上《胸痹心痛短气病脉证并治第九》[3]的栝楼薤白白酒汤方、栝楼薤白半夏汤方，《备急千金要方》卷第十三《胸痹第七》治“胸痹之病，喘息咳唾，胸背痛，短气，寸脉沉而迟，关上小紧数”的栝楼汤方（栝楼实、薤白、半夏、生姜、枳实）[4] 等多首名方。可见仲景以降治疗胸痹心痛常用的两大类处方——乌头赤石脂丸类方与栝楼薤白白酒汤类方，其祖方均可上溯至西汉以前。

二　治痹方与相关出土医方及传世医方比较研究

方4　《六十病方》[5]：則負（倍）一物，并合之，常先餔食以厚酒一杯，畲（飲）如小枣。已畲（飲），温衣卧，磨（摩）痹所在，汗出定，起。·弓（芎）竆（藭）主筋，黄脂（耆）主脂，白蘞（蘞）主骨，病所在負（倍）亓（其）藥。

脂，通“肌”，为“肌肉”之义。如马王堆汉墓帛书《天下至道谈》[6]：“八巳（已）而肌（脂），九巳（已）而黎（膩）。”郭店楚简《唐

① 侯乃峰：《释清华简〈病方〉篇的“卵”字兼谈相关问题》，王振国主编《中医典籍与文化》（总第四期），第3~18页。
② 刘信芳：《楚简帛通假汇释》，北京：高等教育出版社，2011年，第444页。
③ （汉）张仲景述，（明）吴迁钞：《明洪武钞本〈金匮要略方〉》，上海：上海科学技术文献出版社，2011年，第71页。
④ （唐）孙思邈：《备急千金要方》（中册），日本大阪：オリエソト出版社，1989年，第290页。
⑤ 天回医简整理组：《天回医简》（下），第94页。
⑥ 裘锡圭：《长沙马王堆汉墓简帛集成》（第六册），北京：中华书局，2014年，第169页。

虞之道》[1]："脂（肌）膚血瞀（氣）之青（情）。"[2]

方 4 主治证候及药物组成部分文字均已脱失，但结合《六十病方》通篇体例来看，该方列于前治心痹散方之后，同属"治痹一"目下，且节度法中有"摩痹所在，汗出定，起"一语，故亦应属痹病治方。从方后"芎䓖主筋，黄耆主肌，白蔹主骨"的记载来看，其组成中也至少含有芎䓖、黄耆、白蔹三味药物。

《五十二病方》疽病治方中有与此相似的表述——

> 方 5　《五十二病方》[3]：睢（疽）病：冶白蘞（蔹）∟、黄蓍（耆）∟、芍樂（藥）∟、桂∟、畺（薑）∟、椒（椒）、朱（茱）臾（萸），凡七物∟。**骨睢（疽）倍白蘞（蔹），肉睢（疽）倍黄蓍（耆），膚睢（疽）倍芍藥，**其餘各一，并以三指大寂（最—撮）一入音（杯）酒中，日五∟、六歙（飲）之，须巳（已），□☑

> 方 6　《五十二病方》[4]：【一】睢（疽）：以白蔹、黄䓍（耆）、芍藥、甘草四物【□】者（煮），筀（桂）、薑（薑）、蜀焦（椒）、樹（茱）臾（萸）四物而当一物，其一骨□瘧□三□【□□】以酒一棓（杯）【□】□□□筋者倏=（倏倏）翟=（翟翟）【□】□之，其□【□□】□□=∟。日四歙（飲）。一欲潰之，□【□】☑

方 5 治疽方由白蔹、黄耆、芍药、桂、姜、椒、茱萸等七味药组成。方后所载"骨疽倍白蔹，肉疽倍黄耆，肤疽倍芍药，其余各一"之法与《六十病方》治痹方"芎䓖主筋，黄耆主肌，白蔹主骨"如出一辙。

方 6 用药仅较方 5 多出一味甘草。其简文虽稍显断续，但从方后残存的"骨""筋"等文字来看，原本也载有方 5 中的"倍药之法"。

由方 5 可见，白蔹、黄耆、芍药均有各自对应的主治病位，桂、姜、

① 刘钊：《郭店楚简校释》，福州：福建人民出版社，2005 年，第 149 页。

② 《天下至道谈》和《唐虞之道》中"脂"通"肌"的例子由复旦大学出土文献与古文字研究中心博士生李雨萌指出。

③ 裘锡圭：《长沙马王堆汉墓简帛集成》（第五册），北京：中华书局，2014 年，第 266 页。

④ 裘锡圭：《长沙马王堆汉墓简帛集成》（第五册），第 267 页。

蜀椒、茱萸则与疾病病位无明显对应关系，似是辅助用药。方6“【一】睢（疽），以白蔹、黄旹（耆）、芍藥、甘草四物【□】者（煮），笙（桂）、薑（薑）、蜀焦（椒）、樹（茱）臾（萸）四物而当一物”更是明确将“四物而当一物”的桂、姜、蜀椒、茱萸与白蔹等药区分了开来，是秦汉出土医方中“君臣佐使”概念的直接体现。

桂、姜、蜀椒、茱萸除常用作药物外，也是秦汉饮食文化中常用的调味料，如《楚辞·九歌》（“蕙肴烝兮兰藉，奠**桂**酒兮**椒**浆。”）和《急就篇》（“葵韭葱薤蓼苏姜，芜荑盐豉醯酢酱。芸蒜荠芥**茱萸**香，老菁蘘荷冬日藏。”）中均有相关记载。许嘉璐也在《中国古代衣食住行》[①]一书中谈道：“除了上面已提到过的醯、醢、盐、梅等之外，姜、桂、酱、豉等也早就用于调味了。”并举《汉书》颜师古所注“（胃脯）以末椒姜坋之，暴使燥”，以及孔颖达《礼记正义》之《周礼·膳夫》所言“不加姜桂以盐干之者谓之脯”等为例。故综合来看，桂、姜、蜀椒、茱萸在部分医方中的作用可能与后世组方中的甘草、生姜、大枣有些类似，更多地是在起调和药剂、调和药味或调护胃气的辅助治疗作用。

再将《六十病方》与《五十二病方》对比来看：《六十病方》以黄耆、白蔹、芎䓖治痹，《五十二病方》以黄耆、白蔹、芍药治疽，用药相似，但主治不同。在当代中医学的认知中，“痹”属内科疾病，“疽”属外科疾病，二者确无明显关联。然而在西汉时期中医学的认知中，痹病可以在某些特定的情况下发展为疽病，如天回汉简《脉书·下经》中即有载：“凡久風産痹=（痹，痹）之卒發者，不必産於風；淫气箸（著）痹産且（疽）=（疽，疽）之卒發者，不必産於痹。”[②]这可能便是《六十病方》治痹方与《五十二病方》治疽方主治病症不同但用药方法相似的理论根源。

《六十病方》治痹和《五十二病方》治疽的药用经验，以及“病所在倍其药”的加减方法，在后世均有良好的传承和发展。

---

① 许嘉璐：《中国古代衣食住行》，北京：北京出版社，2016年，第96~98页。

② 天回医简整理组：《天回医简》（下），第19页。

其治痹部分，多见于单药药用经验的传承。例如，《外台秘要方》卷第十九《风湿方九首》所引《深师》“疗风湿，百节疼痛，不可屈伸，痛时汗出方（芍药、甘草、芎䓖、附子）”① 中使用的芎䓖可能是继承了《六十病方》中以芎䓖治疗筋痹的药用经验。又如，《金匮要略方》中治“病历节，疼痛，不可屈伸”的乌头汤②，“治中风，手足拘急，百节疼痛，烦热心乱，恶寒，经日不欲饮食”的三黄汤③，“血痹阴阳俱微，寸口、关上微，尺中小紧，外证身体不仁，如风状”的黄耆桂枝五物汤④等痹病治方中均使用的黄耆，可能是继承了《六十病方》中以黄耆治疗痹病的药用经验。值得注意的是，《本草经集注》⑤ 云：“黄耆：味甘，微温。无毒。主痈疽，久败疮，排脓止痛，大风癞疾，五痔鼠瘘，补虚，小儿百病，妇人子脏风邪气，逐五藏间恶血，补丈夫虚损，五劳羸瘦，止渴，腹痛，泄痢，益气，利阴气。生白水者冷补。**其茎叶疗渴及筋挛**、痈肿、疽疮。”这提示我们，《六十病方》治筋痹散方（见方 12）中所用的“枝草”有可能是黄耆的茎、叶，而非根部，与今药用部位有别。关于白蔹治疗痹病在晋唐医方中的经验传承，笔者将在后文中展开详细讨论。

其治疽部分，多反映为“药群”⑥ 经验的传承。例如——

方 7　《医心方》卷第十五《治痈疽未脓方第二》按语引《僧深方》⑦：治痈肿排脓散方：**黄耆**四分，**夕（芍）药**二分，**白蔹**二分，芎䓖二分，赤小豆一分。凡五物，冶下，服如上。

方 8　《千金翼方》卷第二十三《处疗痈疽第九》⑧：黄耆散，主

---

① （唐）王焘：《外台秘要方》（上册），第 372 页。

② （汉）张仲景述，（明）吴迁钞：《明洪武钞本〈金匮要略方〉》，第 37 页。

③ （汉）张仲景述，（明）吴迁钞：《明洪武钞本〈金匮要略方〉》，第 37 页。

④ （汉）张仲景述，（明）吴迁钞：《明洪武钞本〈金匮要略方〉》，第 45 页。

⑤ （宋）唐慎微：《证类本草》，王家葵、蒋淼点评，北京：中国医药科技出版社，2021 年，第 449 页。

⑥ 方剂学名词，指体现一定治法、针对某病或某证的药物集合。

⑦ ［日］丹波康赖：《医心方》，高文柱校注，北京：华夏出版社，2011 年，第 323 页。

⑧ （唐）孙思邈：《千金翼方》（下册），日本大阪：オリエソト出版社，1989 年，第 406～407 页。

痈疽撮脓方：

黄耆五分，脓多倍之　小豆一分，热口干倍之　芎䓖半两，肉不生倍之　**芍药**二分，痛不止倍之　栝楼二分，渴、小便利倍之　**白蔹**三分，有脓不合倍之

右六味，捣筛为散，酒服方寸匕，日三。

二方均沿用了《五十二病方》治疽方中用“白蔹、黄耆、芍药”治疽的经典药群。方8还发展了“病所在倍其药”的加减方法，将“倍药”的条件细化为脓多、热口干、肉不生、痛不止、渴小便利、有脓不合等具体症状，使学方者即便不晓“骨疽”“肉疽”“肤疽”的证候内涵，也能够临证加减。

“倍药”法与后世一般的加减法最大的不同，在于其仅通过调整方中药物剂量的比例来改变处方的主治证候，而不改变处方药物组成。该法在晋唐方书中也并不罕见，在十水丸、石斛散、五痔散、苁蓉丸、白垩丸等方中均有应用和发展。例如——

方9　《备急千金要方》卷第二十《杂补第七》[①]：治阴痿，精薄而冷方：

苁蓉　钟乳　蛇床子　远志　续断　薯蓣　鹿茸各三两

右七味，治下筛，酒下方寸匕，日二服。**欲多房室，倍蛇床；欲坚，倍远志；欲大，倍鹿茸；欲多精，倍钟乳。**

该方整体为治男子“阴痿，精薄而冷”而设，方中药物除均具补肾壮阳的共性功效外又各有所长，能够分别针对阴痿病少房室、不坚、不大、少精等不同临床表现而发挥相应的治疗作用。与秦汉出土医方相比，晋唐时期的“倍药”法更着眼于微观的“症”，而非宏观的“证”，其本质是在“辨病论治”与“辨证论治”基础上进一步对“药—症”关系的深化和细化。

① （唐）孙思邈：《备急千金要方》（下册），第44页。

本文第八节所讨论的“治心腹为病”方亦采用“倍药”法加强对不同部位病证的治疗作用，类似记载也同见于北大汉简。这说明秦汉之际，以一味药针对一种病证的意识比较强烈。此外，“减法”在出土医方中极为少见，这或与丸散之剂多先预制，临证用时只便加药而不便减药有关。

三　治痹寒方与相关传世医方比较研究

方 10　《六十病方》[①]：☐治痹寒：醇酒二斗，则（前）二百果（颗），父（㕮）且（咀），𡘲（擣），漬淳酒中，卒（晬）亓（其）時，孰（熟）捉令宰（滓）乾，取美棗一斗漬藥中，暴（曝）乾，復漬以盡渴（竭），乾，取如赤豆吞，稍益，以知毒[②]爲齊（劑）。可以治欬。

《六十病方》治痹寒方（下简称“治痹寒方”）的制备方法较为特殊，大致可分为以下 4 个步骤：①将附子浸泡于酒中，得到附子药酒；②将干燥的大枣浸泡于先前得到的附子药酒中，使大枣充分吸收药酒；③将充分吸收了药酒的大枣取出，曝晒至大枣干燥；④循环第②和第③两个步骤，直至附子药酒被大枣完全吸收殆尽，得到可用于治疗痹、咳等疾病的“药枣”。

在《方剂学》教材列举的散剂、丸剂、茶剂、条剂、线剂、丹剂、锭剂、片剂、冲剂、栓剂、胶囊剂等 11 种固体剂型中，并不包含“药枣”这一剂型；李经纬等主编的《中医大辞典》也未收录该种剂型（其书虽载有“药枣”一词，但释为“山茱萸之别名”，与《六十病方》中的“药枣”有明显的区别）。故《六十病方》治痹寒方的重新现世，也进一步丰富了中医方剂的剂型。

不过也正因“药枣”的制备方法较为烦琐，故在传承中难免会被后人

① 天回医简整理组：《天回医简》（下），第 96 页。

② 整理组释作“身”。原简文字模糊较难辨认，依据方 12、20、46、55 等“以知毒爲齊（劑）”语例，应校作“毒”。

改良、简化。如在《备急千金要方》中就记载了一首附子酒方，其方剂组成、主治功效皆与《六十病方》治痹寒方相仿，唯在剂型上作出了较大的调整——

方 11 《备急千金要方》卷第八《风痹第八》[①]：附子酒，主大风冷，痰澼胀满，诸痹方：

大附子一枚，重二两者，亦云二枚，**酒**五升渍之，春五日。一服一合，日二，以痹为度。

附子酒方与治痹寒方方证、组成基本一致，可认为二者为源与流的关系。剂型方面，治痹寒方是用枣做媒介，将附子酒的有效成分沁于枣中，制成药枣；附子酒方则将原本制备烦琐的“药枣”简化为药酒，并为保证药效能够得到同等程度的发挥，特别在节度法中提出应“以痹为度”，与治寒痹方“以知身为剂”的有效剂量评价标准保持了一致。这也体现了“疗效”是晋唐医家对秦汉医方进行改造、优化的底线和基本前提。

四　治筋痹散方与相关传世医方比较研究

方 12 《六十病方》[②]：·筋。治筋痹：酸枣覈（覈—核）、起實[③]各四分，校<枝>草[④]、白藴（蘞）、勺（芍）藥、龍轚各三分，則（前）、礜、商律各二分，圭（桂）、畺（薑）、白参[⑤]、赤参[⑥]各一分。皆治，合和，以方寸匕取藥，直（置）酒中酓（飲）之，衰益，以知毒爲齊（劑），日再酓（飲）。禁。校<枝>草，戴椹。

① （唐）孙思邈：《备急千金要方》（上册），第 729 页。
② 天回医简整理组：《天回医简》（下），第 96 页。
③ 即薏苡仁。《本草经集注》言薏苡仁“一名起实”。
④ 即黄耆。《本草经集注》言黄耆“一名戴糁，一名戴椹，一名独椹，一名芰草”。
⑤ 即沙参。《本草经集注》言沙参“一名白参”。
⑥ 即丹参。《本草经集注》言丹参“一名赤参”。

筋痹，即以肢体拘挛疼痛为主要临床表现的一种疾病。天回汉简《犮理》[①] 云：“筋痹者，其爲痛，一疾一徐，一宿（縮）一信（伸）。宿（縮）則汗出，信（伸）則振寒，痛則惡歐（嘔）。”《素问》卷第十四《长刺节论篇第五十五》[②] 云：“病在筋，筋挛节痛，不可以行，名曰筋痹。”《诸病源候论》卷之一《风病诸候上 · 风痹候》[③] 云：“病在阳曰风，在阴曰痹，阴阳俱病，曰风痹。其以春遇痹为筋痹，则筋屈。”另，天回汉简《脉书 · 下经》[④]：“孌（攣）痹：末□詘（屈）收，辟（臂）扣不人（仁）者，筋且（疽）；至革昔（錯）蚤（爪）枯，陽脈脩不爲。”应也属于与筋痹相类似的疾病。

《六十病方》治筋痹散方（下简称“治筋痹散方”）由酸枣核、薏苡仁、黄耆、白蔹、芍药、龙累、附子、礜石、商陆、桂、姜、沙参、丹参等十三味药组成。方末云：“校<枝>草，戴椹。”这是一种类似于《神农本草经》中“某某，一名某某”的特殊体例，即谓“戴椹”是“枝草”的别名。如《六十病方》简 92 方末言：“山芥，茉也。”[⑤] 简 112 方末言：“白昌，一名三白。”[⑥] 均属此例。值得注意的是，起实、枝草、山芥等药名并不见于《本草经集注》的朱字大书部分（即《神农本草经》部分），反在墨书大字部分有所载录。既往常将《本草经集注》中墨书大字部分视作魏晋名医在《神农本草经》基础上增补的内容，其材料成形时间晚于《神农本草经》[⑦]。但通过《六十病方》中药名的使用情况来看，《本草经集注》中部分墨书大字的材料来源并不晚于《神农本草经》。或可这样理解：《集注》部分虽是魏晋名医所传的用药经验，但其传承的源头，仍可上溯至秦汉时代。

---

① 天回医简整理组：《天回医简》（下），第 71 页。

② 郭霭春：《黄帝内经素问语译》，北京：人民卫生出版社，2013 年，第 292 页。

③ （隋）巢元方：《诸病源候论》，高文柱、沈澍农校注，第 42 页。

④ 天回医简整理组：《天回医简》（下），第 27 页。

⑤ 天回医简整理组：《天回医简》（下），第 107 页。

⑥ 天回医简整理组：《天回医简》（下），第 112 页。

⑦ 谢新年、谢剑鹏：《〈神农本草经集注〉成书概要及其学术价值》，《中医学报》2012 年第 1 期，第 125~126 页。

在《备急千金要方》中亦载有一首与治筋痹散方相仿的医方——

方 13　《备急千金要方》卷第八《偏风第四》[①]：白蔹薏苡汤，治风，拘挛不可屈伸方：

白蔹　**薏苡仁**　**芍药**　**桂心**　牛膝　**酸枣仁**　**干姜**　甘草各一升　**附子**三枚

右九味，㕮咀，以淳酒二斗渍一宿，微火煎三沸，服一升，日三，扶杖起行。不耐酒，服五合。

白蔹薏苡汤方共九味，除牛膝、甘草外，其余七味均见于治筋痹散方，可以认为该方与治筋痹散方之间为源与流的关系。以白蔹为主导治疗筋痹的医方在晋唐医籍中亦属罕见，除《外台秘要方》引此方并于方末注云"《古今录验》同"外，仅见于《备急千金要方》卷第八《风痹第八》"治风痹肿筋急展转易常处"的白蔹散方[②]（白蔹、附子）。笔者从中隐约感觉到，《备急千金要方》和《古今录验方》这两部唐方之间似乎有某种学术关联，可能是二书的编写参考了同一文献，也可能是二书作者之间有不见于文献记载的学术交流。暂备下此说，待日后详考。

《神农本草经》云："白蔹：味苦，平。主痈肿疽创，散结气，止痛除热，目中赤，小儿惊痫，温疟，女子阴中肿痛。一名菟核，一名白草，生山谷。"[③] 并未言及白蔹具有治疗筋痹拘挛的功效。然而在白藓（白藓皮）一条中却记载道："白藓：味苦，寒。主头风，黄疸，咳逆，淋沥，女子阴中肿痛，**湿痹死肌，不可屈伸起止行步**。"[④]

鉴于本草文献的记载与出土医方的实际使用情况有悖，笔者遂查考了晋唐方书中白蔹和白藓的药用情况，发现白蔹多用于治疗筋急拘挛、痈疽等疾病，如前文中引述的白蔹薏苡汤方、白蔹散方、《备急千金要方》卷

① （唐）孙思邈：《备急千金要方》（上册），第 706 页。

② 《肘后备急方》卷三《治中风诸急方第十九》中亦载有此方，主治小异，云："若有肿痹虚者，取白蔹二分，附子一分，捣，服半刀圭，每日可三服。"

③ （宋）唐慎微：《证类本草》，王家葵、蒋淼点评，第 719 页。

④ （宋）唐慎微：《证类本草》，王家葵、蒋淼点评，第 566 页。

第二十二“治痈肿令自溃，长肉”薏苡仁散方（薏苡仁、桂心、白蔹、当归、苁蓉、干姜）等。白藓则多用于治疗黄疸、惊痫等疾病，如《外台秘要方》卷第三引《近效》“疗天行三日外，若忽觉心上妨满坚硬，脚手心热，则变为黄，不疗杀人”秦艽汤方（秦艽、紫草、白藓皮、黄芩、栀子），《外台秘要方》卷第十五引《崔氏》“疗热风惊掣，心忪恐悸，风邪狂叫妄走者”方（茯神、杏仁、升麻、白藓皮、沙参、龙齿、寒水石、石膏、生麦门冬）等。并且在《备急千金要方》卷第八《角弓反张第七》“治半身不遂，言语错乱，乍喜乍悲，角弓反张，皮肤风痒”秦艽散方中“白藓皮”一药后有宋臣小字注文，言“胡洽用白蔹”，提到了存在此方用白藓而他方用白蔹的情况。就此来看，较白藓而言，白蔹似乎更符合主“不可屈伸起止行步”这一功效。

白蔹，古作“白敛”。《广韵・琰韵》[①]：“敛，良冉切。”白藓，古作“白鲜”。《广韵・鲜韵》[②]：“鲜，相然切。”据此两条反切来看，“敛”“鲜”二字主元音相同、韵母相近，可能导致“白敛”在流传的过程中被误记作“白鲜”。又考白蔹与白芷、白薇、白盐等其他以“白”为首字的药物亦多有混淆，如《备急千金要方》卷第二《求子第一》“主令妇人有子”白薇丸方中“白蔹”一药下即有“一作白芷”的小字注文；《备急千金要方》卷第二十二《丹毒第四》升麻膏方中“白薇”一药下亦有“《肘后》用白蔹”的小字注文等。

综合白蔹与白藓的实际使用情况，晋唐方书中白蔹与白藓混记的实例，以及“敛”“鲜”二字音近易混等多方面因素，笔者推测《神农本草经》“白藓”条下的“湿痹死肌，不可屈伸起止行步”这一功效应本属于“白蔹”。出土医方的涌现，为我们了解东汉以前的药用经验提供了大量可靠材料，继而也使得对《本草经》功效记载的校正成为可能。

---

① 周祖谟：《广韵校本》，北京：中华书局，1989 年，第 335 页。

② 周祖谟：《广韵校本》，第 139 页。

五　治䐢方与相关出土医方及传世医方比较研究

方 14　《六十病方》[①]：治䐢：取良叔（菽）、麥䴬，取白者一升，馬適（蹄）一升，壽（擣）蔥（薤）一升，合和以涂之，以桑炭炙之，不過再爲而已=（已。已）試。

整理组释“䐢”为“秃病”，云：“䐢：秃病。《集韵·很韵》：䐢，或作頣。《说文》：頣，秃也。”并例举佐证一则，云：“《千金要方》卷十三第八治赤秃：马蹄灰末，腊月猪脂和，敷之。”

笔者认为“䐢”不应释作“秃病”，理由如下。

第一，秃病（现代医学称为“脱发”）不可能在极短时间内完全治愈。《六十病方》治䐢方方后有云：“不过再为而已。已试。”可知“䐢”是一种可以在短期内治愈的疾病。脱发的类型有很多，如雄激素性脱发、斑秃、休止期脱发等，但无论哪种类型的脱发，其毛发从重新开始生长到长出头皮均至少需要 25 天（毛囊的平均深度为 5mm，毛发的平均生长速度为 0.2mm/天），不可能在短期内观察到疗效。因此《六十病方》中“不过再为而已”的“䐢”病必然不是秃病。

第二，“䐢”字本义为“颊后”，不应转以“頣”字释之。䐢，本作“𩔗”。《说文解字》曰：“𩔗，颊后也。”段玉裁注：“颊后，谓近耳及耳下也。”故知“䐢”字本义是指脸颊后方，靠近耳垂及耳垂下方的位置，用现代解剖学名词来讲即面部的“腮腺咬肌区”的上半部分。又“䐢”亦作“頣”[②]，《集韵·混韵》曰：“頣、頣，颊高也。”故“䐢”可能还指“颊高”的病象。

综上，《六十病方》治䐢方（下简称“治䐢方”）中的“䐢”字所指应

① 天回医简整理组：《天回医简》（下），第 97 页。

② 《康熙字典·戌集下·页部·頣》：“《说文》颊后也。又《类篇》古本切，音衮，颊高也，或作领。《广韵》作䐢。”（清）张玉书、陈廷敬：《康熙字典》，天津：天津古籍出版社，1995 年，第 1029 页。

并非秃病，而是“发生在顑部的疾病”，即类似于现代医学中的病毒性腮腺炎、化脓性腮腺炎等发生于腮腺部位以腮腺肿大为特征性临床表现的疾病。而病毒性腮腺炎为自限性疾病，其腮腺肿大一般会在 7~10 天内自行消退，若治疗得当，是可以“不过再为而已”的。

本方中使用的“桑炙法”是一种古老的中医外治方法，在荆州胡家草场西汉墓出土的医药简中亦有用此法治疗“足不收”的记载：“病坐濕坨（地），陽箭（筋）佗（弛），足不收者……道骭到足，炙桑炭，靡（摩）之。”[①]

“桑炙法”并未因朝代的更迭而失传，在晋唐方书中，亦可见到以此法治疗痈肿类疾病的记载，例如——

方 15　《医心方》卷第十七《治恶露疮方第十一》引《小品方》[②]：凡以八、九月刺手足，以犯恶露，杀人不轻也，治之方：

用生竹若**桑枝**两三枚，爇著火中为推引之，令极热，研碎断之。正以头注疮口上，热尽复易著一枚，尽三枚，则疮当正自烂。乃取**薤白**，捣，以绵裹之，著热灰中，使极热，乃去绵，取薤以薄疮上，以布帛急包裹之。若疮故肿者，更为之。

该方治手足犯恶露肿痛，先用极热的生竹或桑枝炙疮，后捣薤白涂敷疮上，与治顑方先捣薤合药涂敷，后以桑炭炙疮的操作顺序相反，但原理基本相同。可认为《六十病方》治顑方与此方之间为源与流的关系。

而在《备急千金要方》中，孙思邈还记载了此法的“艾灸版”——

方 16　《备急千金要方》卷第二十二《瘭疽第六》[③]：治恶露疮方：

捣薤菜，傅疮口，以大艾炷灸药上，令热入内，即差。

---

① 复旦大学出土文献与古文字研究中心研究生读书会、李雨萌：《胡家草场汉简〈医方〉〈杂方〉研读札记》，王振国主编《中医典籍与文化》（总第四期），第 33 页。

② ［日］丹波康赖：《医心方》，高文柱校注，第 362~363 页。

③ （唐）孙思邈：《备急千金要方》（下册），第 206 页。

该方不再特意制备桑炭，而是以艾炷灸之。“以艾易桑”这种燃烧介质的改变，可能与当时艾炷较桑枝更为易得有关，也可能与当时流行的“桑木之火以灸即伤肉，枣木之火以灸即伤髓”等“八木之火不可用灸”的医学理论有关。

以上简述了晋唐医家对“薤敷桑炙法”治疗痈肿类疾病的传承，但《六十病方》治頣方中用到的材料不仅有薤白与桑炭，还有良菽、麦麱和马蹄。在晋唐方书中，暂未见同时使用此三种药物治疗痈肿类疾病的处方，但确实存在此三种药物可治疗痈疮的记载，如——

方 17　《备急千金要方》卷第二十六《谷米第四》①：**生大豆**：味甘，平、冷，无毒。生捣，淳酢和涂之，治一切毒肿，并止痛。

方 18　《备急千金要方》卷第二十五《蛇毒第二》②：治蠼螋尿疮方……又方：嚼**大麦**以傅之，日三。

方 19　《备急千金要方》卷第二十三《肠痈第二》③：凡肠痈，其状两耳轮文理甲错，初患腹中苦痛，或绕脐有疮如粟，皮热，便脓血出，似赤白下，不治必死方：**马蹄灰**、鸡子白和涂，即拔毒气，不过再。

方 19 提到以马蹄灰、鸡子白和涂治疗肠痈有“即拔毒气，不过再”之速效，与治頣方“不过再为而已”如出一辙。这也可为治頣方所疗应为痈肿类疾病提供佐证。

六　治女子内崩酒方与相关传世医方比较研究

方 20　《六十病方》④：治女子淪及内傰及弱（溺）血者：取穀

① （唐）孙思邈：《备急千金要方》（下册），第 451 页。
② （唐）孙思邈：《备急千金要方》（下册），第 373 页。
③ （唐）孙思邈：《备急千金要方》（下册），第 242 页。
④ 天回医简整理组：《天回医简》（下），第 109 页。

三把，以淳酒一斗，三沥煮之，孰（熟）浚（挨）而歙（飲）亓（其）汁，已。嘗試。毋禁。精。

女子沦，即带下病。《脉书·下经》云："女子白瘩，其出不痛而多，其白不清而星（腥）臭。"又云："女子红瘩，赤白半。"内崩，《脉书·下经》云："内傰（崩），弱（溺）赤，足善栗，行不安地，數後血。"

榖，"构"的古字，又名"楮"，即今桑科构属植物构［*Broussonetia papyrifera*（L.）L'Hér. ex Vent.］，英文名为 Paper Mulberry，直译为纸桑，意为可用于造纸的桑科植物，因其树皮富含韧皮纤维，故自古以来就是造纸的主要原料。

沥，整理组释为"温煮之淘米水"，其说有待商榷。张如青先生[①]认为"沥"字为"沸"字的草写，"三沥煮之"即"三沸煮之"，义为"反复煮沸药物三次"，多次煮沸，古方常见，可从。

《六十病方》治女子沦及内崩及溺血者酒方（下简称"治女子内崩酒方"）用醇酒单煮构树树枝治疗女子带下、崩漏、尿血等病症。其方在唐、宋两朝均有传承，但用法却变得十分有趣——

方 21　《证类本草》卷第十二楮实条引《本草图经》[②]：纸亦入药，见刘禹锡《传信方》。治女子月经不绝，来无时者。取案纸三十张，烧灰，以清酒半升和调服之，顿定。如冬月即暖酒服。蓐中血晕，服之立验。已毙者，去板齿灌之，经一日亦活。今**楮纸**用之最博，或用其灰，止金创出血，甚效。

唐刘禹锡《传信方》治女子月经不绝方已不使用构树的树枝入药，而是使用由构树制成的"案纸"烧灰存性，酒调服之，亦能起到止血的功效。东汉造纸术的改良、东晋纸张的普及，使后世获取构树皮制成的纸张较获取构树树枝更为方便，《本草图经》即言"今楮纸用之最博，或用其

① 张如青：《马王堆〈五十二病方〉与老官山〈和齐汤法〉"沸"字考辨——兼论古代一种特殊煎药法》，《中医药文化》2019 年第 5 期，第 64~72 页。

② （宋）唐慎微：《证类本草》，王家葵、蒋淼点评，第 864 页。

灰”。这一演变历程在一定程度上反映了古代科学技术发展（造纸术）对医疗行为的重要影响。

七　治挛屈方与相关传世医方比较研究

方 22　《六十病方》①：卅。已人身及四支（肢）攣詘（屈）不可信（伸）者方：取新金盂以盛美醯，盂生青，即取盂生青[善]臧（藏）之，取大如桃，即有病攣詘（屈）不信（伸），以青摩之。有（又）可以治面辟，以傅之。·公孫方。

《六十病方》已人身及四肢挛屈不可伸者方（下简称“治挛屈方”）先用铜器盛醋制备铜绿［即碱式碳酸铜，化学式为：$Cu_2(OH)_2CO_3$］，后以铜绿涂抹在患处，可以治疗肢体挛屈不伸或面瘫等疾病。

武威汉墓出土简牍医方简甲乙两面有医方一则，方末所题是“公孙君方”。陈直先生②认为，武威医简中所题之“公孙君”即为仓公淳于意之师公孙光，“公孙君方”即公孙光遗留之方。而《六十病方》治挛屈方方末亦题“公孙方”三字，故该方同样也有可能是公孙光遗留之方。

《证类本草》卷第五铜青条引陈藏器《本草拾遗》云：“生熟铜皆有青，即是铜之精华。大者即空绿，以次空青也。铜青独在铜器上，绿色者是。”③ 由陈氏之论可知，铜青、空绿、空青三者本是一物，即碱式碳酸铜。晋唐医家在使用该方时即省去了以“美醯”“金盂”制备“盂生青”这一步骤，直以空青入药。例如——

方 23　《肘后备急方》卷三《治中风诸急方第十九》④：若口喎

① 天回医简整理组：《天回医简》（下），第 112 页。
② 陈直：《文史考古论丛》，天津：天津古籍出版社，1988 年，第 302 页。
③ （宋）唐慎微：《证类本草》，王家葵、蒋淼点评，第 295 页。
④ （晋）葛洪：《肘后备急方》，（梁）陶弘景补阙，（金）杨用道附广，沈澍农点评，北京：中国医药科技出版社，2021 年，第 89 页。

僻者……又方：取空青末，着口中，入咽即愈。姚同。

方24　《备急千金要方》卷第八《风懿第六》[①]：治口喎不止方：取空青末如豆一枚，含之，即愈。

由此可见，仓公之学在后世并未完全失传，除《史记》中记载的莨药、芫华、苦参汤等方及《备急千金要方》中题名为仓公的仓公散方、仓公当归汤方、仓公灸狂痫法[②]外，仍有部分处方通过“去名留方”的形式隐匿地传承了下来。

八　治心腹为病方与相关出土医方及传世医方比较研究

方25　《六十病方》[③]：治心腹爲病也，如大伏蜡敫（蛟）蛸，勭（動）如蚖、蜇<蜥>蝪<蜴>者，此皆在腸中，及承瘕諸它瘕之勭（動），如氐（鼠）蚙（鼀）竈（鼊—鼅）成蟲者，槌[④]（喘）勭（動）能（而）息[⑤]，案（按）之避手，淖=澮=（淖淖澮澮），有殼（聲），不耆（嗜）食。此其在通天也，曰死病也。及心甬（痛）痹，此皆在腸（腹）、心、肝、肺之閒，不昜（易）别部也，人猥谓之心腹病。久者十餘歲，及水、諸張（脹）皆難治也，其實皆與腹心同藥治之。以旦未食，取消石大如桃，入温滌（漿）若水一杯中，酓（飲），出，日一，此已其病在心、腹、肝、肺、閒者；已食，有

① （唐）孙思邈：《备急千金要方》（上册），第721页。

② 以上方法虽题名仓公，但真实情况还有待进一步考证。

③ 天回医简整理组：《天回医简》（下），第116页。

④ 整理组释作“搏”，福建中医药大学罗宝珍释作“喘”，义指“疾、急促”，并举《素问·举痛论》“或痛甚不可按者……或喘动应手者”等例为证。本文采用罗宝珍的释文。

⑤ 能（而）息：整理组释作“能息”，单独成句。考《易·乾·文言》：“乾始能以美利利天下。”唐李鼎祚集解本“能”作“而”。《论语·宪问》：“爱之能勿劳乎？”《盐铁论·受时》引“能”作“而”。冯其庸《通假字汇释》曰：“‘能’字泥纽蒸韵，‘而’字日纽之韵，古音泥、日可流转，之、蒸可阴阳对转，故二字多通借。”故“能息”的“能”字应通“而”字，作连词，表顺接。“能息”应释作“而息”，属上读，即“槌（喘）勭（動）能（而）息”。

(又)取丹瀋(参[1])、莎(沙)参、苦参、玄参、茈(紫)参、芍藥,等,屑(屑),并和,夕食以一刀圭爲後飯,削(稍)益至一撮,日三,此已其病在腹中者。丹参主匈(胸),莎(沙)参主腹,苦参主脅,玄参主腸,茈(紫)参主心,勺(芍)藥主少腹,病所在即倍其藥。方曰服之百日,今再試之,廿日其病已。此列(烈)藥也,服之=(之之)時,使人腸甬(痛),少瘠=(比比)恶出,即其病之劇,捐(損)而靡散(散)者也。令稍畲(飲)卵廿,腸甬(痛)即已。

"心腹为病"的临床表现转换为现代医学规范用语可描述为:腹部可扪及一包块,活动度良好("动如蚖、蜥蜴者""喘动而息""按之避手"),肠鸣音活跃("淖淖浍浍""有声"),食欲减退("不嗜食")。

在出土文献中,不乏类似疾病的记载,如《脉书·下经》[2]:"·肌瘕,皮厚明=(明明),其中蚖=(蚖蚖),基其徵如肉如羸(羸),列而居少腹,上而逆食,鳴如奄(奄)。"《脉书·下经》[3]:"·水瘕,鳴窒=(窒窒)淖=(淖淖),其徵如奄(奄),以周要(腰),其痛也,類赤、蚼。"张家山汉墓《脉书》[4]:"其腹胗胗如膚張(脹)狀,鳴如鼃(蛙)音,膏叚(瘕)殹。"传世文献中亦有类似疾病的记载,如《外台秘要方》卷第二十《水瘕方一首》引《古今录验》[5]:"水瘕病,心下如数升油囊,荥荥作声,日饮三升[6],不用食,但欲饮,久病则为瘕,坚,有虾蟆、鳖。"等等。其代表性症状"荥荥作声"和常见于幽门梗阻、胃扩张等疾病的"振水声"有些相似。

① 本条以下此字凡九见,为免繁冗,不用括注,径改用"参"字。

② 天回医简整理组:《天回医简》(下),第35页。

③ 天回医简整理组:《天回医简》(下),第35页。

④ 江陵张家山汉简整理小组:《江陵张家山汉简〈脉书〉释文》,《文物》1989年第7期,第72~74页。

⑤ (唐)王焘:《外台秘要方》(上册),第390页。

⑥ "日饮三升"属正常饮水量,与病不合。"升"与"斗"二字甲骨文、篆文、隶书、楷书俗字皆形近,故"日饮三升"应为"日饮三斗"之讹。

“心腹为病”的治疗分为两步：①取消石如桃大一枚，溶于温浆或温水中，顿服；②根据丹参主胸、沙参主腹、苦参主胁、玄参主肠、紫参主心、芍药主少腹的原则，按疾病所在部位的不同选取与之相对应的药物，其用量为其他五味药物的两倍，配置成散剂。开始时仅在傍晚饭后服一刀圭，后逐渐加至每日三次，每次一撮。服药时如出现腹痛、排出恶物等情况，是疾病向愈的表现，也可以通过服用二十枚蛋液来缓解腹痛。

在北京大学藏西汉医简（下简称“北大汉简医方”）中，笔者也发现了两段与《六十病方》治心腹为病方（下简称“治心腹为病方”）有关联的文字——

论 1　北大汉简医方[①]：曰死病。及心痛、心痹，此皆在腹、心、肺、肝之閒，不可别名也，人猥謂之心腹病∟□。（简 2978）

方 26　北大汉简医方[②]：□主脅，芍藥主少腹，病所在即倍其藥，食之服之，廿日病已。其病久甚者，服之百日。（简 2913）

虽然北大汉简医方的内容至今尚未全部公开，但从目前在公开刊物上披露的内容来看，简 2978 与治心腹为病方前论病部分文字基本一致，简 2913 与治心腹为病方后方药部分文字基本一致，应将简 2978 与简 2913 进行编联。

另外笔者还注意到，治心腹为病方后有云：“方曰服之百日，今再试之，廿日其病已。”这表明：①治心腹为病方是《六十病方》的作者从他书抄录至此，而非原创；②《六十病方》的作者使用过该方，并且经临床观察后发现，以该方治疗心腹为病，仅需“廿日”即可令病愈，并不需要达到原方所说的“百日”之久。有趣的是，北大汉简医方简 2913 对该方的疗程是这样记载的：“食之服之，廿日病已。其病久甚者，服之百日。”这表明北大汉简医方的作者极有可能阅读过《六十病

① 李家浩、杨泽生：《北京大学藏汉代医简简介》，《文物》2011 年第 6 期，第 88~89 页。
② 李家浩、杨泽生：《北京大学藏汉代医简简介》，《文物》2011 年第 6 期，第 88~89 页。

方》中的内容，并在原方“服之百日”与《六十病方》“廿日其病已”之间做出了一般患者“廿日病已”，“病久甚者，服之百日”的折中处理。

此前，天回汉墓医简整理简报[①]根据简文字体与语言特征推断天回医简的主体部分抄录于西汉吕后至文帝时期，并可能成书于齐地。朱凤瀚等学者[②]根据竹书中出现的年号、竹书的书写特征以及竹书的内容推断北京大学藏西汉竹书（含北大汉简医方）的抄写年代多数在汉武帝时期，可能主要在武帝后期，下限亦应不晚于宣帝。而《六十病方》治心腹为病方与北大汉简医方简 2978、简 2913 之间的关联，也为判断北大汉简医方的抄写年代上限提供了可靠佐证。同时，朱凤瀚等[③]也指出：“（北大竹书）对认识西汉中期南方地区的文化氛围和学术风气，很有启发意义。”隐约透露了北大汉简医方应是南方地区的文物。周祖亮[④]则据此进一步认为其应是长江流域的文物。这表明《六十病方》与北大汉简医方之间不仅存在时间上的传承，也存在空间上的交流。

《证类本草》卷第八“紫参”条引陶弘景《本草经集注》[⑤]云：“今方家皆呼为牡蒙，用之亦少。”又《证类本草》卷第七“沙参”条引陶弘景《本草经集注》[⑥]云：“又有紫参，正名牡蒙，在中品。”虽然唐代《新修本草》与陶氏意见相左，认为“紫参、牡蒙，各是一物，非异名也”[⑦]，但这也证明了在六朝隋唐时期紫参的确曾被称为牡蒙。因此，在做治心腹为病方与晋唐医方的比较研究时，需将紫参、牡蒙二者在唐以前存在同物异名的情况充分考虑进去。据笔者考察，其他出土文献和晋唐方书中与治心

① 金陵、曾帆、薄咏、柳长华、顾漫、周琦、谢涛、武家璧：《四川成都天回汉墓医简整理简报》，《文物》2017 年第 12 期，第 48~57 页。

② 朱凤瀚、韩巍、陈侃理：《北京大学藏西汉竹书概说》，《文物》2011 年第 6 期，第 49~56 页。

③ （唐）孙思邈：《千金翼方》（上册），第 68 页。

④ 周祖亮、方懿林：《试论简帛医书相似方药文献的渊源与流传》，《北京中医药大学学报》2019 年第 4 期，第 284~288 页。

⑤ （宋）唐慎微：《证类本草》，王家葵、蒋淼点评，第 568 页。

⑥ （宋）唐慎微：《证类本草》，王家葵、蒋淼点评，第 489 页。

⑦ （宋）唐慎微：《证类本草》，王家葵、蒋淼点评，第 489 页。

腹为病方可能存在源流关系的医方十余首，囿于篇幅所限，本文仅录如下两首。

方 27　乌程汉简医方[①]：☑：

大黄丗（卅）二分，蒸之　人叅（参）五分　亭磨（葶苈）十六分　防葵八分　防风八分　桔梗八分　**玄叅（参）**五分　**白沙叅（参）**五分　**苦叅**五分　**沙叅**[②]五分　署（蟅）虫三分　薑四分　桂四分　付（附）子二分　甘遂八分，熬　大戟八分　乌喙五分　黄孫五分　藘茹四分　前湖（胡）五分　细辛二分　**勺（芍）药**五分　元（芫）華五分，熬令□色　巴豆四分，熬令□色　杏核中人四分，熬令紫色　代堵（赭）五分

凡廿六物，皆異冶，□□□□□□和丸□□之大如吾（梧）实□□□若知稍□□□□下吞☑。

方 28　《备急千金要方》卷第四《月水不通第二》[③]：辽东都尉所上圆，治脐下坚癖，无所不治方：

恒山　大黄　巴豆各一分　天雄二枚　**苦参**　白薇　干姜　人参　细辛　狼牙　龙胆　**沙参玄参丹参**各三分　**芍药**　附子　牛膝　茯苓各五分　**牡蒙**四分　雚芦六分（一方云二两三分）

右二十味，为末，蜜丸，宿勿食，服五丸，日三。大羸瘦、月水不调，当二十五日服之，下长虫，或下种种病。出二十五日，服中所苦悉愈，肌肤盛。五十日万病除，断绪者有子。

以上二方均使用丹参、沙参、苦参、玄参、紫参和芍药六种药物中的全部或部分治疗癥瘕积聚类疾病。在辽东都尉所上圆方后，亦有“大羸瘦、月水不调，当二十五日服之，下长虫，或下种种病。出二十五日，服中所苦悉愈，肌肤盛。五十日万病除，断绪者有子”有关服药反应和疗程

① 原无释文，笔者整理。周同祥：《乌程汉简医药简选》，《中国书法》2023 年第 1 期，第 142 ~ 145 页。

② 前已有白沙参，此处疑是丹参之讹。

③ （唐）孙思邈：《备急千金要方》（上册），第 288 ~ 289 页。

的记载。可以认为《六十病方》治心腹为病方和乌程汉简医方、辽东都尉所上圆方等医方之间为源与流的关系。

在之前整理、研究晋唐方书的过程中，笔者也注意到了彼时医方喜用诸参治疗癥瘕积聚的这一特点，但对其组合原理及源流也颇感疑惑，而今《六十病方》的公开出版，也使得这一问题的脉络逐渐清晰起来。同时，笔者也发现五参之中唯紫参在后世应用最少，而人参却逐渐参与到了与其他四参的搭配中，这在《崔氏方》调中五参丸（人参、沙参、玄参、丹参、苦参、大黄、附子、巴豆、蜀椒、干姜、防风、䗪虫、葶苈）及《千金翼方》五参丸（人参、苦参、沙参、丹参、玄参）中体现得尤为明显。而导致后世医方中紫参出现频率下降的原因可能有以下三个。

一是如陶弘景所说，紫参在南北朝就已经淡出了医家视野，鲜被使用。

二是紫参与紫菀发生了混淆。“参”，古作“蓡”“蔘”等，其字形与“菀”虽不十分相近，但传世文献中却也存在“紫参”讹作“紫菀”的实例，如《金匮要略方》卷上《肺痿肺痈咳嗽上气病脉证并治第七》泽漆汤方“紫参五两”后有小字注文“一作紫菀”，《备急千金要方》卷第十八《咳嗽第五》泽漆汤方“紫菀”后亦有小字注文“一作紫参”。且在一些以“紫菀”命名的方剂中，也出现了其方功效更符合“主心腹积聚，寒热邪气，通九窍，利大小便”的紫参而非“主咳逆上气，胸中寒热结气，去蛊毒，痿蹷，安五藏”的紫菀的情况，如《脉经》卷第二《平三关病候并治宜第三》：“寸口脉洪大，胸胁满。宜服生姜汤、白薇丸，亦可**紫菀**汤下之，针上脘、期门、章门。”[①] 又：“关脉滑，胃中有热。滑为热实，以气满故不欲食，食即吐逆。宜服**紫菀**汤下之。大平胃丸，针胃脘，泻之。”[②] 又：“关脉牢，脾胃气塞，盛热，即腹满响响。宜服**紫菀**丸、泻脾丸，针灸胃脘，泻之。”[③] 故综合来看，《脉

① 沈炎南：《脉经校注》，北京：人民卫生出版社，1991 年，第 53 页。

② 沈炎南：《脉经校注》，第 54 页。

③ 沈炎南：《脉经校注》，第 55 页。

经》“平三关病候并治宜”篇中 3 条提及“紫菀”之处，若改作“紫参”，似乎更合乎药理。

三是紫参从南北朝开始已逐渐被当作人参使用，南北朝使用的人参中即已包含了紫参。《证类本草》卷第六“人参”条引《新修本草》[①]：“今潞州、平州、泽州、易州、檀州、箕州、幽州、妫州并出。”将潞州作为人参的第一产地列出。《千金翼方》卷第一《药出州土第三》[②] 亦载：“潞州：赤石脂、不灰木、人参、白石脂。”可知潞州为唐代人参的主要产地之一。而在潞州人参中，又有一种“紫团参”颇受唐人关注，如唐陆龟蒙《奉和袭美谢友人惠人参》有句云：“五叶初成椴树阴，紫团峰外即鸡林。”唐周繇《以人参遗段成式》亦云：“人形上品传方志，我得真英自紫团。”宋代的《开宝本草》也写道：“潞州太行山所出，谓之紫团参，亦用焉。”可知潞州产有一种名为“紫团参”的植物亦作为唐代的人参使用。而据王家葵[③]考证，这种“紫团参”并非五加科人参 *Panaxginseng* C. A. Mey.，也非桔梗科党参 *Codonopsis pilosula*（Franch.）Nannf.，而是《新修本草》中的紫参——蓼科植物拳参 *Polygonum bistorta* L.。笔者在此基础上又发现《本草经集注》载人参“一名血参”[④]，但人参色黄，并不似血，反而是“皮紫黑，肉红白”[⑤]（《新修本草》）的紫参与“血参”一名更为切合。这提示我们，南北朝时期使用的人参中可能就已包含紫参——蓼科植物拳参 *Polygonum bistorta* L. 了。

基于以上种种原因，晋唐时期以人参与其他“丹、沙、苦、玄”四参相伍的医方要远多于紫参。而笔者想借此说明的是，在做出土医方与传世医方对比研究时，需要将不同时期、不同地域的存在药材基原差异的客观因素考虑进去。

① （宋）唐慎微：《证类本草》，王家葵、蒋淼点评，第 348 页。
② （唐）孙思邈：《千金翼方》（上册），第 68 页。
③ （宋）唐慎微：《证类本草》，王家葵、蒋淼点评，第 350、351、569 页。
④ （宋）唐慎微：《证类本草》，王家葵、蒋淼点评，第 347 页。
⑤ （宋）唐慎微：《证类本草》，王家葵、蒋淼点评，第 568 页。

九　治逆气散方与相关出土医方及传世医方比较研究

方 29　《六十病方》[①]：卌四。治逆氣：屑（屑）蜀朩（椒）四，薑二，桂、烏喙、桔梗各一，并合，撓。先旦夕食，温美酒半杯，畬（飲）藥一刀圭，日再，病已。禁。·

《六十病方》治逆气散方（下简称"治逆气散方"）由蜀椒、姜、桂、乌头、桔梗等五味药组成。该方在汉唐之间多个历史阶段内均可从现有材料中找到明确的文字记载，传承脉络极为明晰。如东汉时期有——

方 30　武威汉代医简[②]：治久欬（咳）上氣，喉中如百虫鳴狀，卅歲以上方：茈（紫）胡、**桔梗**、**蜀椒**各二分，**桂**、**烏喙**、**薑**各一分。凡六物，冶，合和，丸以白密（蜜），大如嬰（櫻）桃，晝夜含三丸，消（稍）咽其汁。甚良。

南北朝、唐有——

方 31　《外台秘要方》卷第九《新久咳方三首》引《深师》[③]：疗新久咳嗽，前胡丸方：

前胡六分　**乌头**炮，二枚　**桔梗**　**干姜**各二分　**桂心**八分　蜀椒八分，汗

右六味，捣筛，蜜和如樱桃大一丸，含化，稍稍咽之，日三。又疗久咳，昼夜不得卧，咽中水鸡声欲死者，疗之良。忌猪肉、冷水、生葱。

武威"治久咳上气，喉中如百虫鸣状，卅岁以上"方（下简称"治久

① 天回医简整理组：《天回医简》（下），第 117 页。
② 田河：《武威汉简集释》，兰州：甘肃文化出版社，2020 年，第 572 页。
③ （唐）王焘：《外台秘要方》（上册），第 172～173 页。

咳丸方”）既继承了治逆气散方的核心组成，也从多个方面对原方进行了改革。①方证方面：将原方的“治逆气”拓展、细化为“治久咳上气，喉中如百虫鸣状，卅岁以上方”，突出了该方善治久咳上气、喉中痰鸣的独特功效。②组成方面：在原方的基础上加入柴胡，为六味。③剂量方面：将原方的蜀椒∶姜∶桂∶乌头∶桔梗=4∶2∶1∶1∶1 调整为柴胡∶蜀椒∶姜∶桂∶乌头∶桔梗=2∶2∶1∶1∶1∶2，蜀椒占比由原来的 4/9 下降至 2/9，桔梗占比由原来的 1/9 上升至 2/9，姜、桂、乌头占比不变。④剂型方面：将原方的散剂改为丸剂。⑤用法方面：将原方的酒服改为含服，凸显了局部给药的治疗思路，相应地将每日两次改为每日三次。结合方后“甚良”二字的疗效评价来看，该方应该是武威医简作者在长期临床实践后得出的优化方案。《深师》前胡丸方延续了治久咳丸方在方证、组成、剂量、剂型、用法方面的改革。其方虽将“柴胡”变作“前胡”，但究其原因，可能是历史上两者的入药基原有所重叠导致的。

从以上三方的对比可看出，《六十病方》治逆气散方从西汉到唐代均有着明确的文献记载，并在历朝历代的传承中得到了不断革新与完善。

十　治𤸇方散与相关出土文献及传世医方比较研究

方 32　《六十病方》[①]：卅八。治𤸇：屑（屑）勺（芍）药、方（防）風、細辛、蜀枺（椒）、薑、桂各六撮，伏（茯）霊（苓）三撮，并合撓。先旦夕食，温美酒一杯，歓（飲）药二撮，日再。病已，止。禁。

《六十病方》治𤸇散方（下简称“治𤸇散方”）由芍药、防风、细辛、蜀椒、姜、桂、茯苓等七味药组成。而《脉书·下经》[②] 共记载了 6 种𤸇病，分别为——

① 天回医简整理组：《天回医简》（下），第 114 页。

② 天回医简整理组：《天回医简》（下），第 25 页。

· 蹷。寒氣在肌膚閒，肘厀（膝）以下寒，蚤（爪）盡死而煩心。

· 陽蹷。氣走頭，无汗而熱。

· 隋蹷。心善動（動），善後沫。

· 胃蹷。煩心，善毆（嘔），不能入食。

· 匈（胸）蹷。匈（胸）盈，不得息，亂心。☐

· 水蹷。静則欲卧，行則喘呼。

治蹷散方仅言治蹷，但未详是蹷、阳蹷、隋蹷、胃蹷、胸蹷、水蹷中的何种蹷病。既往遇到此种情况，多会选择用“以方测证”的办法去反推。但“以方测证”首先需要用该时代背景下的药物功效认知去推理同时代背景下的方证主治，而目前最早的本草学文献《神农本草经》也仅成书于东汉初期，尚不能以之反推抄写于西汉早期的《六十病方》的主治方证。且该方法主观性较强，一般不能作为论证的依据使用。因此，笔者尝试通过从传世文献中寻找相关记载和处方的办法，来回答“治蹷散方所治是何种蹷病”这一问题。

方 33　《外台秘要方》卷第八《五膈方八首》引《古今录验》[①]：疗邪气呕逆，吸气，五膈为病。五藏俱虚，则受风冷；五藏有邪，呼吸不足。阴注于内，阳结于外，阴阳错乱，语言无常，侠舌[②]左右，状如结气，喉咽不利，气出不入。此血气衰微，藏凝冷气成之。服此丸，安谷通气温藏。五膈丸，出僧深方：

蜀椒一升，汗　**干姜**二两　**桂心**二两　**芍药**一两半　半夏，洗　**细辛**　**茯苓**各一两　前胡一两半

右八物，捣筛，蜜和，服如弹丸一枚，喉中稍稍吞之，可增至三丸。或冷，则加远志一两佳。日再。忌羊肉、饧、生葱、生菜、醋物。

① （唐）王焘：《外台秘要方》（上册），第 164 页。

② 此引宋本。明本作“膈中”。

五膈丸方与治饜散方组成基本一致，唯防风变作前胡，并加入了半夏，可认为两方之间存在源流关系。但如前“柴胡”变作“前胡”一事，本方“防风”变作“前胡”并不一定是药物组成上的改动，也可能是在两汉魏晋南北朝药物名实演变背景下而做出的重订和调整。虽然药物的名实演变并非本文需要讨论的问题，但为了更好地理解古方的演变方式，我们还是对此问题稍微加以说明。

首先从现有材料来看，现存最早的、有比较完整的药材基原形态描述的本草学著作是南朝梁陶弘景所著的《本草经集注》，因此目前的药物名实考订工作最早只能做到《本草经集注》时代。而此前本草学著作（如《神农本草经》）由于缺乏对药材基原形态、花期、果期等关键信息的记载，故不能对其药物名实做出严谨的考订。也就是说目前尚无证据可以证明西汉《六十病方》中使用的防风、东汉《神农本草经》中记载的防风、南北朝《本草经集注》中记载的防风三者为同一种植物。

其次从药用历史来看，历代均存在多基原入药的情况。如在《本草经集注》“续断”一条下，陶弘景提到彼时被当作“续断”入药的就有 5 种不同的植物[①]，足见其品种之混乱。而防风和前胡同样存在基原混杂的情况。《证类本草》卷第七“防风”条下共绘图 4 幅，分别为齐州防风、同州防风、河中府防风、解州防风；《证类本草》卷第八“前胡”条下共绘图 5 幅，分别为绛州前胡、江宁府前胡、成州前胡、建州前胡和淄州前胡。经学者[②]考证，《本草图经》“防风”条下的“齐州防风”与“前胡”条下的“淄州前胡”为同种植物，可能是泰山前胡 *Peucedanum wawrae* (H. Wolff) Su，《本草经集注》中“即今琅邪者，郁州互市亦得之”的防风亦是此种；而“同州防风”与《本草经集注》《新修本草》中记载的“沙苑防风”为同种植物，为伞形科前胡属植物华山前胡 *Peucedanum ledebourielloides* K. T. Fu。可见防风、前胡二者混用的历史已颇为悠久。

① （宋）唐慎微：《证类本草》，王家葵、蒋淼点评，第 459~460 页。

② 王建华、楼之岑：《中药防风的本草考证》，《中国中药杂志》1989 年第 10 期，第 3~5 页；饶高雄、刘启新、戴振杰、杨祺、戴万生：《中药前胡的本草考证和现代品种论述》，《云南中医学院学报》1995 年第 1 期，第 1~6、11 页。

基于以上考虑，五膈丸方将治曆散方中的“防风”改作“前胡”并不一定是对处方药物组成的更改，也可能是该方的传承者认为当时的前胡才是西汉的防风，从而将前代医方中的防风改作了前胡。如若此种假设成立，那么便说明在南北朝时期已有医家意识到了古今药物名实演变的问题，从而对部分药物的名实进行了重订，并将其研究结论应用于临床。其实从传世文献来看，这种情况并非孤例，如《外台秘要方》卷第一《崔氏方一十五首》中引录的胡洽大、小前胡汤方，同样也将张仲景大、小柴胡汤方中的“柴胡”改作了“前胡”。

回到“治曆散方所治是何种曆病”的问题上。五膈，又称五膈气。《诸病源候论》卷第十三《气病诸侯·五膈气候》[①] 云：“五膈气者，谓忧膈、恚膈、气膈、寒膈、热膈也。忧膈之病，胸中气结，烦闷，津液不通，饮食不下，羸瘦不为气力。恚膈之为病，心下苦实满，噫辄酢心，食不消，心下积结，牢在胃中，大小便不利。气膈之为病，胸胁逆满，咽塞，胸膈不通，噫闻食臭。寒膈之为病，心腹胀满，咳逆，腹上苦冷，雷鸣，绕脐痛，食不消，不能食肥。热膈之为病，脏有热气，五心中热，口中烂，生疮，骨烦，四肢重，唇口干燥，身体头面手足或热，腰背皆疼痛，胸痹引背，食不消，不能多食，羸瘦少气及癖也。此是方家所说五膈形证也。”可知胸中逆满、噎塞不通、饮食不下是该类疾病主要的临床症状。从与之有明显源流关系的五膈丸来看，《六十病方》治曆散方所治之曆应属《脉书·下经》中“烦心，善呕，不能入食”的“胃曆”一类。

《肘后备急方》卷四《治胸膈上痰癊诸方第二十八》云：“此疾有十许方，率皆相类，此丸最胜，用药虽多，不合五膈之名，谓忧膈、气膈、恚膈、寒膈[②]，其病各有诊，别在大方中。又有七气方，大约与此大同小别耳。”指出“七气病”证治亦与此相类。除七气病外，与五膈病大体相类的还有五噎病。《诸病源候论》卷之二十《五噎候》[③]：“夫五噎，谓一曰气噎，二曰忧噎，三曰食噎，四曰劳噎，五曰思噎。虽有五名，皆由阴

---

① （隋）巢元方：《诸病源候论》，高文柱、沈澍农校注，第113页。

② 此处恐脱“热膈”。《外台秘要方》卷八《五膈方》“恚膈”下正有“热鬲”，当从补。

③ （隋）巢元方：《诸病源候论》，高文柱、沈澍农校注，第152页。

阳不和，三焦隔绝，津液不行，忧恚嗔怒所生，谓之五噎。噎者，噎塞不通也。”《备急千金要方》卷第十六《噎塞第六》“治胸中久寒，呕逆逆气，食饮不下，结气不消”五噎丸方（**干姜、蜀椒**、食茱萸、**桂心**、人参、**细辛**、白术、**茯苓**、附子、橘皮）及“主五种之气皆令人噎”五噎丸方（人参、半夏、**桂心、防风**、小草、附子、**细辛**、甘草、紫菀、**干姜**、食茱萸、**芍药**、乌头、枳实）亦各有五味与治蹷散方用药重叠。

“蹷”在古籍中以下肢痿软行艰之疾与气机上逆之疾两种含义较为多见，治蹷散方所疗当为后者。由此，晋唐方书中的五膈、五噎、七气等气病治方才与该方发生深浅不同的关联。《本草经集注》载防风功效：“主大风，头眩痛，恶风，风邪，目盲无所见，风行周身，骨节疼痹，烦满。胁痛胁风，头面去来，四肢挛急，字乳金疮内痉。”而上引五膈丸方、五噎丸方等晋唐医方中“防风”的用法与此功效记载全然不符，若不是医家独创，则必然是有更早的理论或经验来源。结合治蹷散方来看，后者的可能性要更大一些。

十一　治消渴丸散与相关出土文献及传世医方比较研究

> 方 34　《六十病方》[①]：卌六。治消渴：凝（凝）水、栝蔞各二分，澤舄（瀉）一分，冶，合和，以美桼（漆）丸，大如起實。始吞十九<丸>，衰益，以知毒爲齊（劑）。

《六十病方》治消渴丸方（下简称“治消渴丸方”）由凝水石、栝楼、泽泻三味药组成，以漆树树脂为赋形剂，制成薏苡仁大小的“漆丸”，用于消渴病的治疗。在晋唐医籍中也有类似方剂的记载：

> 方 35　《外台秘要方》卷第十六《虚劳尿精方八首》引《深

① 天回医简整理组：《天回医简》（下），第 118 页。

师》[①]：疗男子尿精方：

栝楼根　泽泻　土瓜根各二两

右三味，捣合下筛，以牛膝和为丸如梧子，先食服三丸，良。《范汪》云用四分，馀并同。

方证主治方面，《深师》疗男子尿精丸方（下简称“疗尿精丸方”）与治消渴丸方似无明显关联，但在医学理论层面稍加剖析后则可发现两方主治其实均与“膏瘅”相关。消渴，《诸病源候论》卷之六《消渴候》[②]云：“消渴者，渴不止，小便多是也。”尿精，又名精浊，与尿浊合称为白浊，是一种以尿道口常流出白色混浊液体为主要临床表现的疾病[③]。《外台秘要方》卷第十六《虚劳尿精方八首》引《深师》诸方中即有“尿精小便白浊，梦泄，韭子散方”[④] 一首。而考《脉书·下经》[⑤] 云：“·膏瘅：善渴，身熱，弱（溺）白而淳（沌），得之酒。”可知消渴和尿精均可见于膏瘅。

药物组成方面，疗尿精丸方将治消渴丸中的凝水石替换为土瓜根，保留了栝楼根和泽泻，但这不是判断这两首方是否存在源流关系的重点所在。

制剂工艺方面，疗尿精丸方“以牛膝和为丸如梧子”。然而牛膝是一种固态的植物药，也无胶质液体分泌，并不能在丸剂的制作中起到赋形剂的作用，所以此处的“牛膝”必定有误。参考治消渴丸方来看，本方应是以“漆”为赋形剂，“牛膝”当为“美漆”之误。“膝”与“漆”形近，均从“桼”；“美”上从“羊”，若下半截坏字，也易误识为“牛”。因此“牛膝”之误的形成，可能是由于“美”字存在一定的辨识障碍，抄录者见其与“膝”字相近的“漆”字成词，便将较为罕用的“美漆”改作了

① （唐）王焘：《外台秘要方》（上册），第 317 页。
② （隋）巢元方：《诸病源候论》，高文柱、沈澍农校注，第 66 页。
③ 王承平、徐中环、周波：《“白淫”、“白浊”、“败精”之内涵辨析》，《河南中医》2005 年第 3 期，第 24~25 页。
④ （唐）王焘：《外台秘要方》（上册），第 317 页。
⑤ 天回医简整理组：《天回医简》（下），第 39 页。

更为常见的“牛膝”。同时我们还应考虑到另一种可能性：“美漆”在稍晚的文献中也称“生漆”，“生”与“牛”字形甚近，如果据抄的古本已经是“生漆”，则混成“牛膝”更容易发生。

综合来看，疗尿精丸方在方证主治、药物组成、制剂方法等多个方面均与治消渴丸方高度相关，可以认为两方之间为源与流的关系。

除疗尿精丸外，《深师方》中还有一首“寒水石散”亦与《脉书·下经》所载膏瘅病相关。兹将相关条文对比如下——

论 2　天回汉简《脉书·下经》①：·膏瘅：㱃（饮）少而弱（溺）多，得之酒若渴。

论 3　天回汉简《脉书·下经》②：·膏瘅：善渴，身熱，弱（溺）白而淳（沌），得之酒。

方 36　《外台秘要方》卷第四《酒疸方七首》引《千金》③：肉疸，饮少小便多，白如泔色，得之从酒④，寒水石散⑤方：

寒水石五分　白石脂五分　栝楼五分　菟丝子三分，酒渍　知母三分　桂心三分

右六味，捣筛，麦粥服五分匕，日三服，五日知。忌生葱。《古今录验》《深师》等并同。

该方虽录自《备急千金要方》，但方后云“《古今录验》《深师》等并同”，考虑到《深师方》成书年代更早，故本文称之为《深师》寒水石散方（下简称“寒水石散方”）。

从方证来看，《深师方》所载“饮少小便多”“白如泔色”“得之从酒”的“肉疸”与《脉书·下经》所载“饮少而溺多”“溺白而沌”“得

① 天回医简整理组：《天回医简》（下），第 39 页。
② 天回医简整理组：《天回医简》（下），第 39 页。
③ （唐）王焘：《外台秘要方》（上册），第 91 页。
④ 当读作“纵酒”。从一纵，古今字。
⑤ 宋版《备急千金要方》作“凝水石散”，方中“寒水石”亦作“凝水石”。《本草经集注》言凝水石“一名寒水石”。

之酒”的“膏瘅”除表述方式稍有区别外，临床特点完全一致。《外台秘要方》卷第四《杂黄疸方三首》引《古今录验》[①]“九疸秦王散方”条亦载有“肉瘅”一候，云“肉瘅，其人小便白，凝水石主之研入”，其主证亦与“膏瘅”雷同。“膏”“脂”义近，皆从肉属，“脂”“肌”音近，例得通假，“肌”字与“肉”字又可同义互通；“瘅”字和“疸”字为古今字。故从文字学层面，也能够解释“膏瘅”向“肉疸”演变的过程。综上，可认为《深师方》中的“肉疸”病实际上就是《脉书·下经》中的“膏瘅”病。

从组成来看，寒水石（凝水石）是古代治疗消渴的常用药，且尤以“缩尿”为长，如《六十病方》一消渴治方下即有云：“節（即）溲多，負凝（凝）水石。”肉疸既以“小便多”为主证，那么其方以寒水石为君也就不足为奇了。实际上，非但寒水石为消渴之药，寒水石散全方与《六十病方》风热中治方、消渴治方用药亦有相通之处——

方 37　《六十病方》[②]：【十一。治】風熱中：**苦<苦>蔞**四分，消石三分，小朱（椒）、**圭（桂）、兔（菟）絲實**各一分，**提（蝭—知）母**二分，合和，以方寸匕取藥，直（置）□【□□□□□□□】□□酓（飲），已。

方 38　《六十病方》[③]：卌六。治消渴……·亓（其）一曰：長石一，石膏一，**凝（凝）水石一，圭（桂）**、畺（薑）各二分，蜀朱（椒）二，**兔（菟）絲實**二分，冶，合和。以小蒃（椽）早（皂）取藥，直（置）水華一升中，酓（飲）之。有閒，酓（飲）靡（糜）。爲靡（糜），即米一升，水三升，成靡（糜）五升。日三酓（飲）之，三日而止。

① （唐）王焘：《外台秘要方》（上册），第 92 页。

② 天回医简整理组：《天回医简》（下），第 103 页。

③ 天回医简整理组：《天回医简》（下），第 118 页。

瘅有热病之义，王冰注《素问》多处训“瘅”为“热”[①]；瘅可由消渴病发展而来，如《脉书·下经》：“膏瘅……得之酒若渴。”因此膏瘅（肉疸）、风热中、消渴三病治方用药有相通之处，也就在情理之中了。《备急千金要方》卷第二十一《消渴第一》九房散方用菟丝子、消石等五味治疗“小便多或不禁”[②]，亦是取法于此。而消渴与瘅病用药互通的也非仅此一例，如《备急千金要方》卷第十《伤寒发黄第五》用于治疗劳疸和谷疸的苦参、龙胆[③]，在《六十病方》中即用于消渴病的治疗。

类似疗尿精丸方这样，可用秦汉出土方药文献校晋唐传世方药文献的也并非个例，如——

> 方39　《千金翼方》卷第十九《消渴第一》[④]：桑根汤，主日饮一石水方：
>
> **桑根白皮**，切，五升，入地三尺者良，炙令黄黑
>
> 右一味，以水与根，亦不限多少，煮以味浓为度，适寒温，饮之，任性多少。切慎盐。

《药性论》[⑤]云：“桑白皮，使，平。能治肺气喘满，水气浮肿，主伤绝，利水道，消水气，虚劳客热，头痛，内补不足。”桑根白皮是晋唐医方中一味使用频率很高的利水药，常用于治疗脚气肿满、脾胃水、风水、石水等水肿性疾病，如《医心方》卷第十《治通身水肿方第十九》引《张仲景方》[⑥]：“治脾胃水，面目手足胕肿，胃管坚大满，短气，不能动摇，桑根白皮汤方。”《外台秘要方》卷第二十《十水方三首》引《古今录验》[⑦]：“肿从内起，坚块，四肢肿，名为石水，其根在膀胱，桑根白皮

---

① 王承平、徐中环、周波：《“白淫”、“白浊”、“败精”之内涵辨析》，《河南中医》2005年第3期，第24~25页。

② （唐）孙思邈：《备急千金要方》（下册），第69页。

③ （唐）孙思邈：《备急千金要方》（中册），第102页。

④ （唐）孙思邈：《千金翼方》（下册），第138页。

⑤ （宋）唐慎微：《证类本草》，王家葵、蒋淼点评，第907页。

⑥ ［日］丹波康赖：《医心方》，高文柱校注，第226页。

⑦ （唐）王焘：《外台秘要方》（上册），第381页。

主之。”均是取用桑根白皮利水的功效。一般来讲，口渴是由于人体水分丢失或血浆渗透压增高导致的，均不宜再使用利水药。事实上，桑根白皮在晋唐方书中也鲜用于消渴病的治疗，唯在消渴病出现水肿的并发症时才酌情加用，如《外台秘要方》卷第十一《渴后恐成水病方三首》引《近效》“渴后数饮，呕逆虚羸，恐成痈疽、水病方”用茯苓、栝楼、升麻、麦门冬、桑根白皮、橘皮等六味[①]；又“若已觉津液竭，身浮气如水病者方”用汉防己、猪苓、栝楼、茯苓、桑根白皮、白术、杏仁、郁李仁、葶苈子等九味[②]。且在组方时仍不忘配伍栝楼、麦冬等养护津液的药物，以防利水太过而加重原发病。

可见，《千金翼方》桑根汤方（下简称“桑根汤方”）使用这样一味利水药来治疗“日饮一石水”的消渴病明显是有违常理的。在湖南省龙山县里耶古城出土的一批秦简（下简称“里耶秦简”）中，记载了这样一首医方——

方40　里耶秦简医方[③]：**白皮**，析令如筆管，三韋束一，長尺，漬以水，□□卒（晬）時沒<浚>水盡，孰（熟）擣而以布繳（絞），盡取汁以【飲病者】。

该方方证部分丢失，但在荆州胡家草场西汉墓出土的《医方》中载有一条与此相近的医方，显系同源，可补其缺——

方41　胡家草场汉简《医方》[④]：·病水：腹盈大，胻穜（腫），卧则面穜（腫），不卧面穜（腫）侖<俞（愈）>，得之飢渴而暴歓（飲）。治之，取**桑根白皮**，析令如筆管，三韋（圍）束一，長尺，漬以水，濈止，卒（晬）时浚水盡，孰（熟）擣（擣）而以布繳

① （唐）王焘：《外台秘要方》（上册），第213~214页。

② （唐）王焘：《外台秘要方》（上册），第214页。

③ 纪婷婷、李志芳：《胡家草场汉简医方杂识两则》，《江汉考古》2020年第1期，第118~123页。

④ 复旦大学出土文献与古文字研究中心研究生读书会、李雨萌：《胡家草场汉简〈医方〉〈杂方〉研读札记》，王振国主编《中医典籍与文化》（总第四期），第33页。

（絞），盡取汁以歓（飲）病者，壮者盈一衷（中）棓（杯）；老及□，盈。

该方用药与桑根汤方相同，但方证并非“日饮一石水”，而是因“饥渴暴饮”导致的身面水肿。故综合晋唐医方中桑根白皮的使用惯例和胡家草场汉简《医方》的文献记载来看，《千金翼方》桑根汤方的主治病证应并非消渴多饮，而是消渴多饮导致的水肿。而造成讹传的原因，可能与文献在传抄过程中的脱佚有关，比如：若“主日饮一石成水”在传抄时脱一“成”字，则就变为了“主日饮一石水”，故本条方证可能原作“桑根汤，主日饮一石【成】水方”。

“失之毫厘，谬以千里”，以上两例反映了出土文献在校勘传世文献方面的重要意义。严谨的中医文献研究，是能够为中医师的临床决策提供良性的参考与引导的。

十二　《六十病方》治消渴诸方、敦煌汉简久咳逆方与相关传世医方比较研究

在此节中，笔者尝试跳出“一脉单传”的固有视角，从“集多方于一方”和“由一方化多方”的角度来探讨晋唐方书对秦汉简帛方药文献的传承与发展。

先谈“集多方于一方”。

方 42　《六十病方》①：卌五。治内消，酓（飲）少溺多，有膏：用鉛十斤，稍入斧匋（鋈），燔令銷，而焠（淬）鉛廿斗水中，令秏（耗）爲五斤善精。取其水，以稻米二斗，孰（熟）黍與蘖（糱）一斗，撓，以爲漿（漿）。服酓（飲）其精，酸而更爲。服之一月，必已。

① 天回医简整理组：《天回医简》（下），第 117～118 页。

方 43　《六十病方》[1]：卌六。治消渴：凝（凝）水、栝蔞各二分，澤舄（瀉）一分，冶，合和，以美桼（漆）丸，大如起實。始呑十九<丸>，衰益，以知毒爲齊（劑）。·亓（其）一曰……·亓（其）一曰：礜石、長石、理石=（石、石）、析、莫石、凝（凝）水石、白英、增（曾）青、脂石=（石、石）膏、兹（慈）【石】，皆冶各一斤，直（置）器中；青粟米六斗，炊之，濆以（糜）汁，令亓（其）上三寸，葢（蓋）涂。七日之後，取牀（漿）一斗，反水□□□汁一斗。

在以上三首《六十病方》治消渴方中，共用到了铅、凝水石、栝楼、泽泻、礜石、长石、理石、莫石、白石英、曾青、石脂、石膏、磁石等多种矿、植物药。其中，栝楼、白石英、石膏等三味在《神农本草经》的记载中有治疗消渴的功效；凝水石、泽泻、礜石、长石、理石、曾青等六味在《本草经集注》墨书大字部分的记载中有治疗消渴的功效；铅、石脂、磁石等三味在《神农本草经》和《本草经集注》中均未提及有治疗消渴的功效；莫石暂未详为何物。这不仅意味着《本草经集注》中部分墨书大字的材料来源并不晚于《神农本草经》，更表明如若在晋唐时期的医书中出现了使用铅、石脂、磁石治疗消渴的处方，则其用药依据必然不是《神农本草经》或《本草经集注》。传世文献中与之相类的处方虽然数量不多，但还是有的。如——

方 44　《备急千金要方》卷第二十《消渴第一》[2]：铅丹散，主消渴，止小便数兼消中方：

铅丹　胡粉各二分　栝楼根　甘草各十分　泽泻　石膏　赤石脂　白石脂各五分（《肘后》作贝母）

右八味，治下筛，水服方寸匕，日三。壮人一匕半。一年病者一日愈，二年病者二日愈。渴甚者夜二服，腹痛者减之。丸服亦佳，每

① 天回医简整理组：《天回医简》（下），第 118 页。

② （唐）孙思邈：《备急千金要方》（下册），第 62 页。

服十丸。伤多令人腹痛。

该方在《外台秘要方》中亦有引录，作——

方45　《外台秘要方》卷第十一《消中消渴肾消方八首》引《千金》[①]：铅丹散，主消渴，止小便数，兼消中，悉主之方：

铅丹二分，熬，别研入　栝楼根十分　甘草十分，炙　泽泻五分　胡粉二分，熬，研入　石膏五分，研　白石脂五分，研入　赤石脂五分

右八味，捣研为散，水服方寸匕，日三服。少壮人一匕半。患一年者服之一日瘥，二年者二日瘥。渴甚者夜二服。若腹中痛者减之。丸服亦佳。一服十丸，以瘥为度。不要伤多，令人腹痛。此方用之如神，已用经今三十馀载矣。忌海藻、菘菜。《文仲》云：腹中痛者，宜浆水饮汁下之亦得。又《备急》云：不宜酒下，用麦汁下之亦得。丸服者服十丸，日再服。合一剂，救数人得愈。《古今录验》云：服此药了，经三两日，宜烂煮羊肝、肚，空腹喫之，或作羹亦得，宜伤[②]淡食之。候小便得咸苦，即宜服后花苁蓉丸。兼煮散将息。

第一，从"《肘后》作贝母""《文仲》云""《备急》云""《古今录验》云"等注文来看，铅丹散方应在《肘后备急方》中便已有记载（今本《肘后备急方》未见此文），并在晋唐医家中有着较为广泛的流传。

第二，从剂型和用法来看，《六十病方》治内消方（下简称"治内消方"）是先将铅矿（一般为硫化铅或碳酸铅）煅烧后淬入水中，然后用淬铅的水与谷物制成浆水，最后服用此含铅的浆水治疗消渴。铅矿（硫化铅或碳酸铅）在高温煅烧下可生成氧化铅（$2PdS+3O_2 \rightarrow 2PdO+2SO_2$ 或 $PbCO_3 \rightarrow PbO+CO_2\uparrow$），氧化铅和水在高温下反应生成氢氧化铅［$2PbO+2H_2O \rightarrow 2Pb(OH)_2$］，氢氧化铅微溶于水，20℃时的溶解度仅为0.0155克/

① （唐）王焘：《外台秘要方》（上册），第212页。

② 本方亦见于《千金要方》卷二十一，日本多纪元坚等作《考异》指出："嘉靖本、万历本'伤'作'常'，案'伤''常'盖音通。宋本《外台》亦作'伤'，则其误已久。"

100克水，因此《六十病方》治内消方的铅摄入量是非常小的。而铅丹散的剂型为散，用法为以水送服，其铅摄入量远大于治内消方，所以容易出现腹痛等铅中毒常见症状。而以麦汁、羊肝、羊肚、肉羹送服的目的，也是为了使其中的蛋白质与铅结合形成不溶于水的复合物，减轻铅中毒的腹痛症状。综合来看，铅丹散虽将治内消方的疗程从“服之一月，必已”缩短至“一年病者一日愈，二年病者二日愈”，但由于剂型、用法改变后铅摄入量也随之增加，故其毒副作用也更为明显。

第三，从药物组成来看，铅丹散方由铅丹、胡粉、栝楼根、甘草、泽泻、石膏、赤石脂、白石脂（《肘后》作贝母）等八味药组成。其中铅丹、胡粉、赤石脂、白石脂在《本草经集注》的记载中均无治疗消渴的功效，但却是出土文献中消渴治方的常用药物。因此，铅丹散方的来源可能有以下两种情况：①传承自其他尚未发现的古代医方；②是晋唐医家汲取古代消渴治方中的药用经验、提取高频用药而重新组建的医方。但无论铅丹散的来源究竟如何，第二种情况也确实存在于晋唐医方中，如《外台秘要方》卷第十一《消中消渴肾消方八首》引《古今录验》[①] 的花苁蓉丸方[②]（花苁蓉、泽泻、五味子、紫巴戟、地骨白皮、磁石、人参、赤石脂、韭子、龙骨、甘草、牡丹皮、干地黄、禹余粮、桑螵蛸、栝楼），便是使用磁石、赤石脂等矿物药治疗消渴。

类似的又如——

《抱朴子内篇·仙药》[③]：昔仙人八公，各服一物，以得陆仙，各数百年，乃合神丹金液，而升太清耳。人若合八物，炼而服之，不得其力，是其药力有转相胜畏故也。韩终服菖蒲十三年，身生毛，日视书万言，皆诵之，冬袒不寒。又，菖蒲生须得石上，一寸九节已上，

① （唐）王焘：《外台秘要方》（上册），第212页。

② 花苁蓉：《神农本草经》《本草经集注》未载其名。《证类本草》卷第七“肉苁蓉”条引《新修本草》云：“今人所用亦草苁蓉，刮去花用代肉尔。”又引《日华子本草》云：“又有花苁蓉，即是春抽苗者，力较微耳。”故花苁蓉一名最早应始于唐。且“花苁蓉丸方”后未见“某某同”等注文，故该方为唐代始创的可能性极高。

③ （晋）葛洪：《抱朴子内篇》，北京：中华书局，2011年，第375~376页。

紫花者尤善也。赵他子服**桂**二十年，足下生毛，日行五百里，力举千斤。移门子服**五味子**十六年，色如玉女，入水不沾，入火不灼也。楚文子服**地黄**八年，夜视有光，手上车弩也。林子明服**术**十一年，耳长五寸，身轻如飞，能超逾渊谷二丈许。杜子微服**天门冬**，御八十妾，有子百三十人，日行三百里。任子季服**茯苓**十八年，仙人玉女往从之，能隐能彰，不复食穀，灸瘢皆灭，面体玉光。陵阳子仲服**远志**二十年，有子三十七人，开书所视不忘，坐在立亡。

《抱朴子》记载了淮南八公各服一药，久而成仙的故事。而这相互独立的八味药也被晋唐医家归纳、加工成了一首处方——

方 46　《备急千金要方》卷第十四《好忘第七》①：北平太守八味散方：

天门冬六分　**干地黄**四分　**桂心**　**茯苓**各一两　**菖蒲**　**五味子**　**远志**　石韦各三分

右，治下筛，酒水任服方寸匕，后食服。三十日力倍，六十日气力强，志意足。

北平太守八味散方除将“林子明”所服之“术”替换为“石韦”外，其余七味均为故事中淮南八公服后升仙之药。从结构来看，该方亦是汲取古代药用经验而成的新方。

再谈“化一方为多方”。

方 47　敦煌汉简②：治久欬（咳）逆，匈（胸）痹，痿痹，止泄，心腹久積伤寒方：人参、茈（紫）宛（菀）、昌（菖）蒲、細辛、薑、桂、蜀椒各一分，烏喙十分，皆合和，以☐

敦煌汉简此方有咳逆、胸痹、痿痹、泄泻、心腹久积伤寒等五条主证，涉及呼吸、心血管、神经、消化等多系统疾病，可谓“一方多效”。

① （唐）孙思邈：《备急千金要方》（中册），第 383 页。
② 张雷：《秦汉简牍医方集注》，北京：中华书局，2019 年，第 345 页。

而在后世的流传中，晋唐医家又根据此方的不同疗效，将此方作为药群嵌套进了咳逆、风痹、积聚等多种疾病的治方之中。

其治咳方面如——

方 48　《外台秘要方》卷第十《上气咳方一首》引《古今录验》[①]：疗咳逆上气，胸满多唾，太医令王叔和所撰，已更御服，甚良效方[②]：

干姜三分　礜石一分，泥裹，烧半日　**蜀椒**五分，汗　**细辛**二分　**乌头**一分，炮，去皮　杏仁一分，去皮、尖、两仁者，熬　吴茱萸四分，洗　**菖蒲**一分　**紫菀**二分　皂荚一分，去皮、子，炙　款冬花三分　麻黄四分，去节

右十二味，捣筛，蜜和，丸如梧子，夜卧吞一丸，日二，不知加之。疗二十年咳，不过二十丸便愈。御药也，秘在石室不传。忌猪肉、饧、生菜、冷水。《千金》同。出第十卷中。（一方有**桂心**三分，无麻黄）

其治痹方面如——

方 49　《千金翼方》卷第十六《诸散第二》[③]：八风十二痹散，主五劳七伤，风入五藏，手脚身体沉重，或如邪气，时闷汗出。又蜚尸遁注相染易，或少气腹满，或皮肤筋痛，项骨[④]相牵引，无常处，或咽中有气，吞之不入，吐之不出，皆主之方：

细辛　巴戟　黄耆　礜石，烧　厚朴，炙　白蔹　**桂心**　黄芩　牡荆　山茱萸　白术　女萎　菊花　**人参**　天雄，炮，去皮　防风　萆薢　石斛　**蜀椒**各一两，汗，去目、闭口者　芎藭　龙胆　芍药　苁蓉各半两　**紫菀**　秦艽　茯苓　**菖蒲**　**乌头**，炮，去皮　**干姜**各一两　附子，炮，去皮　署预　五味子各一两半　桔梗　远志各二两

① （唐）王焘：《外台秘要方》（上册），第 204 页。
② 《备急千金要方》名蜀椒丸。
③ （唐）孙思邈：《千金翼方》（下册），第 21 页。
④ “骨”疑应作“背”。

半，去心

右三十四味，擣筛为散，酒服方寸匕，日二，稍增至二匕。主万病。

其治积方面如——

方50 《外台秘要方》卷第十二《癥癖等一切病方四首》引《崔氏》[①]：温白丸，疗癥癖块等一切病方：

紫菀三分 吴茱萸三分 **菖蒲**二分 柴胡二分 厚朴二分，炙 桔梗二分 皂荚三分，去皮、子，炙 **乌头**十分，熬 茯苓二分 **桂心**二分 **干姜**二分 黄连二分，去毛**蜀椒**二分，汗 巴豆二分，去心、皮，熬 **人参**二分

右十五味，合捣下筛，和以白蜜，更捣二千杵，丸如梧子，一服二丸，不知，稍增至五丸，以知为度。心腹积聚久癥癖块大如盃碗……又疗一切诸风，身体顽痹，不知痛痒，或半身疼痛，或眉发堕落……臣知方验，谨上。禁生冷、饧、醋、猪、羊、鱼、鸡、犬、牛、马、鹅肉、五辛、葱、面、油腻、豆及糯米粘滑、郁臭之属。

晋唐医家将敦煌汉简医方（或其他类似但尚未现世的医方）作为药群，分别对其治疗“久咳逆”“痿痹”“心腹久积伤寒”的功效做进一步开发，在原方基础上组合其他能产生协同效应的药物或药群，分化出王叔和蜀椒丸、八风十二痹散、温白丸三方，可谓是“一源三歧”。

以上对比分析，也使得我们对晋唐医家的组方思维和组方方法有了新的认识：晋唐医家除继承古方之外，还会从古方（或与医学相关的文献）中提取治疗该病的关键药物组合为药群，并通过仅使用药群、在药群基础上加减药物、多个药群之间相互组合、将药群嵌套至其他处方等多种方式组成各类处方以治疗疾病。如前文在分析“黄耆、白蔹、芍药”和“丹参、沙参、苦参、玄参、紫参、芍药”等药群时提及的多首晋唐医方，亦是在此“化古为今，以旧成新”的思想下组制而成的。时至今日，这种提

① （唐）王焘：《外台秘要方》（上册），第226页。

取核心药群的思路和方法仍广泛应用于中医的科学研究，如利用数据挖掘技术从古籍或名老中医经验中提取核心处方，其本质也是对该种方法的升级与革新。

十三　讨论与总结

除前文列举的诸方外，仍有许多可供对读的出土医方与传世医方，如：《六十病方》治风痹汗出方（陈粟、盐，为汤温浴）与《备急千金要方》治风身体如虫行方（盐，为汤温浴）；《六十病方》治身有疵伤方（柳、杨、荆、藜枝叶，为汤温浴）与《医心方》引唐侍中疗脚气挛不能行，及干疼不肿自渐枯消，或复肿满缓弱方（桃、柳、槐、桑、偲五木枝叶，盐，为汤温浴）；《六十病方》治风聋方（细辛、姜、桂、蜀椒、土瓜、皂荚，为散，绵絮裹塞耳）与《医心方》引《范汪方》治鼻中多清涕方（细辛、椒、干姜、皂荚、桂心，以青羊脂为膏，帛[①]裹塞鼻）等。然囿于文章篇幅，不再一一对其作详细对比。

做秦汉出土方药文献与晋唐传世方药文献比较研究，比较只是手段，通过比较来探寻、阐释方药文献在秦汉魏晋六朝隋唐时期的传承发展中产生的医学、史学、文献学、社会学等诸多问题才是我们的最终目的。在本文中，我们简单讨论了一些由各医方衍生出的相关问题，但较为零散和凌乱。因此，在文章的末尾，笔者将从秦汉出土方药文献研究、晋唐传世方药文献与秦汉出土方药文献比较研究以及文献研究的临床转化等三个方面对本文所涉及的问题作集中讨论与总结。

（一）秦汉出土方药文献研究

①秦汉出土医方中具有食用价值的药品出现频率较高。就一般逻辑来讲，方药的发展应该是有“先发现日常生活中可食用物质的治疗作用”到“后发现不可食用物质的治疗作用”这样一个过程的。而秦汉出土医方多

① 疑应作“绵”。

使用各种谷物、肉食及桂、姜、蜀椒、茱萸等调味料入药的情况，恰恰证明了这种逻辑推想。其中，桂、姜、蜀椒、茱萸在部分医方中的作用可能与后世组方中的甘草、生姜、大枣有些类似，更多地是在起调和药剂、调和药味或调护胃气的辅助治疗作用。如马王堆汉墓帛书《五十二病方》，“【一】雎（疽），以白蔹、黄菅（耆）、芍藥、甘草四物【□】者（煮），筀（桂）、薑（薑）、蜀焦（椒）、朱（茱）臾（萸）四物而当一物”便明确将“四物而当一物”的桂、姜、蜀椒、茱萸与白蔹等药区分了开来。

②秦汉出土医方中具有明显刺激性或毒副作用的药品出现频率较高。王一童在其学位论文中对《六十病方》的用药频次进行了详细统计，前五位分别为桂、姜、蜀椒、附子、细辛，指出《六十病方》整体用药偏于辛温。笔者认为，这可能是由于秦汉时期的住宿、穿衣条件较差，人们容易在大风、寒冷、潮湿等气候因素的作用下产生身体不适，而桂、姜、蜀椒、茱萸、乌头、附子、细辛等具有明显刺激性或毒副作用的药品因其挥发油或生物碱含量较高，在进入人体后能够快速地给人以热感、麻木、出汗、心跳加速等反馈，故易被人发现其治疗效果，从而广泛应用于医方之中。而这些能够治疗因风冷潮湿引起的不适的药物，则经归纳、总结后被定义为“温热药”。

③秦汉出土医方存在进一步细化和分化核心用药功效的情况。秦汉医家一般选取对该病的治疗效力显著的药物为核心用药，并可据其理化特性从主治病位、证候、症状等多个方面进一步细化和分化该药的适证。

④秦汉时期的方药医学已形成了两种基本的处方加减方法。本文第二小节展示了秦汉时期“病所在倍其药”的按证候或病位的处方加减方法，该法在晋唐时期也得到了传承和进一步发展。而在《六十病方》“卅五身有疵傷：取柳、楊、荊、藜枝葉……**亓**（其）**甚者，坙**（剉）**穀**、**柏支**（枝）**以益此四物者**……”① 中还提到另一种根据病情轻重增损药物的加减方法。后世的处方加减方法大多不出此范畴。

⑤秦汉时期的灸法并不依附于经脉理论，且亦属方药医学范畴。除前

① 天回医简整理组：《天回医简》（下），第 113 页。

文提到的《六十病方》治𦣝方外，《五十二病方》中亦有以灸法治疗疣、癫、牡痔、朐痒等疾病的记载[①]，且其施灸部位并不局限于经脉和穴位，亦可是病灶所在之处。这表明灸法并不依附于经脉理论，而是经脉理论取用了灸法作为其治疗手段。

灸法之所以会出现在《五十二病方》等简帛方药文献中，是由于“方”在早期的简帛医药文献中乃“方法”之意，有用药之方与不用药之方两大类型，不同于后世狭义的药方[②]。在后来的晋唐方书中亦可见到简帛医学时期遗留的“灸法亦属于方药医学范畴”的痕迹，如《备急千金要方》并未将灸法全列于针灸篇中，而是与药方一起混载于各卷之中。可见，灸法并非医经独有，而亦为经方所用。《汉书·艺文志·方技略》所载《五藏六府痹十二病方》等经方文献中同样可能含有以灸法治疗疾病的内容，而并非全是药方。严格来讲，“假药味之滋”定义下的经方是不能用于分类简帛医方文献的，很多简帛医方的实际内容都远远超出了《汉书·艺文志》对经方定义的范畴。

⑥秦汉时期的方药文献存在时间上的传承和空间上的交流。本文在第九小节中比较了北大汉简医方和《六十病方》中相似的文本，发现北大汉简医方的作者极有可能阅读过《六十病方》中的内容，并在原方“服之百日”与《六十病方》“廿日其病已”之间做出了一般患者“廿日病已”，“病久甚者，服之百日”的折中处理。这为“秦汉时期的方药文献存在时间上的传承和空间上的交流”这一观点提供了可靠佐证。

齐、楚、蜀多地之间的流布，战国、秦、汉历朝历代的传承，如此庞大的流传脉络，若仅靠各地医家之间交流、传习恐怕很难完成。因此，秦汉时期方药文献的流传必有赖于官方方书的编纂及相应制度的颁布。

⑦《汉书·艺文志·方技略》“经方十一家”大多为西汉官方将各家方书按病种分门别类后编纂而成的系列方书。目前发现的秦汉出土方药文

① 张雷、蔡荣林、胡玲：《马王堆帛书〈五十二病方〉灸疗学成就》，《中国针灸》2013年第3期，第279~280页。

② 沈澍农、温雯婷：《中医术语“方”的形成与演化——基于汉代简帛与隋唐医书的考察》，《出土文献综合研究集刊》（总第十六辑），第110~131页。

献中，可能有“经方十一家”的文献来源，也可能有以“经方十一家”为文献来源的各家方书。

《汉书·艺文志·方技略》[①] 载经方十一家：“《五藏六府痹十二病方》三十卷，《五藏六府疝十六病方》四十卷，《五藏六府瘅十二病方》四十卷，《风寒热十六病方》二十六卷，《泰始黄帝扁鹊俞拊方》二十三卷，《五藏伤中十一病方》三十一卷，《客疾五藏狂颠病方》十七卷，《金疮瘲瘛方》三十卷，《妇人婴儿方》十九卷，《汤液经法》三十二卷，《神农黄帝食禁》七卷。”与医经、房中、神仙三种医书多以黄帝、扁鹊、白氏、容成、务成子、泰壹、神农等“师法家法”分类不同，“经方十一家”仅有两册冠以黄帝、神农之名，其余则均按病种分类。然而目前出土的马王堆汉墓帛书《五十二病方》、天回汉简《六十病方》、胡家草场汉简《医方》等秦汉出土方药文献均无以病种成书者，与《汉书·艺文志·方技略》记载明显有别。

从《六十病方》“方曰服之百日”的记载来看，西汉以前应存在过一些流传度、知名度较广的方书。而南北朝陈延之《经方小品·序》云[②]：“古之旧方者，非是术人逆作方，以待未病者也。皆是当疾之时，序其源由诊候之，然后依药性处方耳。病者得愈，便记所主治，序为方说，奏上官府，仍为旧典也。”这也表明在南北朝之前官方确曾颁布过一些鸠集各家验方编纂而成的方书。

反观《五藏六府痹十二病方》《五藏六府疝十六病方》《五藏六府瘅十二病方》等诸部方书，以病种分册，书名体例基本一致，与今天的教材或丛书颇为相似。而古时医家多为“全科医生”，令其个人单纯以“痹”“疝”“瘅”等病种为主题撰写一部有一定篇幅的专题著作的可能性微乎其微。因此我们认为，《汉书·艺文志·方技略》所列的“经方十一家”中，有很大一部分是由西汉官方将各家方书按病种分门别类、编纂而成的系列方书。从某种角度来说，当时的“经方”或带有一定的官方性质。

---

① 李零：《兰台万卷》，北京：生活·读书·新知三联书店，2013年，第204~207页。

② （南北朝）陈延之：《小品方》，高文柱辑校，北京：中国中医药出版社，1995年，第1页。

（二）晋唐传世方药文献与秦汉出土方药文献比较研究

①晋唐传世方药文献传承了秦汉时期的部分医方。从前文的比较中不难看出，部分秦汉时期的医方并未失传，而是通过“去名留方”或“改头换面”的形式隐匿地传承了下来。在目前被我们认为是晋唐医家所作的医方之中，可能仍有部分是秦汉时期的古方，只不过在相关材料尚未出土之时我们无法准确判断。换言之，方书的成书年代，只能用于判断其所载医方成方年代的下限。另外我们也看到，晋唐医方对秦汉医方的革新也是多方面的，包括但不限于改变原方的主治、组成、剂型、用法等多项内容。

②晋唐医家会汲取秦汉时期的药用经验，将治疗该病的关键药物组合为药群。如“黄耆、芍药、白蔹”的治疽药群，“白蔹、薏苡、酸枣仁”的治痹药群，“丹参、沙参、苦参、玄参、紫参、芍药”的治瘕药群等。

③晋唐医家会以“药群”为基本单位组制医方。通过以上对比分析，我们对晋唐医家的组方思维和组方方法有了新的认识：晋唐医家除继承古方之外，还会从古方中提取治疗该病的关键药物组合为药群，并通过仅使用药群、在药群基础上加减药物、多个药群之间相互组合、将药群嵌套至其他处方等多种方式组成各类处方以治疗疾病。

④《本草经集注》中部分功效、异名等墨书大字内容可在秦汉出土方药文献中找到具体来源，可见该部分材料的来源并不晚于《神农本草经》。在日后的唐以前出土及传世方药文献研究中，应重视对《本草经集注》墨书大字内容的参考与利用。

⑤秦汉出土方药文献可对晋唐传世方药文献中误载、误传的情况予以校正。如《深师方》疗男子尿精丸方制剂方法中的“牛膝和丸”或为“美漆（或生漆）和丸”之误，《千金翼方》桑根汤方方证主治中的“主日饮一石水”或为“主日饮一石成水”之误等。而这些形讹、脱文的例子也说明，文献传抄仍是唐以前医方流传的主要方式之一。反之，利用晋唐方药文献校正秦汉出土方药文献，同样可行。

⑥晋唐方书中多存有秦汉方药文献的古貌。从前文的比较中可以看出，很多出土医方可在《肘后备急方》《深师方》《备急千金要方》《古今

录验方》这四部晋唐方书中找到相似相关的记载。在日后的出土文献与传世文献比较研究中，应重视对此四部方书的利用。

（三）文献研究的临床转化

①应注重出土方药文献研究的临床转化。如果说考古发掘赋予了出土方药文献新的生命，那么临床应用就赋予了其新的生机。与其他文献不同，方药文献除具备文物价值、文献价值、文化价值外，还可能具备一定的临床价值。笔者从《六十病方》治筋痹散方和《备急千金要方》白蔹薏苡汤方中提取白蔹、薏苡、酸枣仁三味为治痹药群，用于治疗各种原因引起的肢体挛急和肌张力增高；从《六十病方》治心腹为病方和《千金翼方》五参丸方中提取丹参、人参、沙参、玄参、苦参五味为药群，用于治疗腹部包块、便秘和快速型心律失常；从胡家草场汉简医方中汲取桑根白皮的药用经验，配合其他利水、降逆、行气药治疗因急、慢性心力衰竭导致的心源性哮喘、下肢凹陷性水肿；合敦煌汉简治久咳逆方与武威汉简治久咳上气方为一方，用于治疗慢性支气管炎、慢性阻塞性肺疾病，均收获了满意的疗效。“方虽是旧，弘之惟新”，出土医方的研究不应仅停留于文献和理论层面，更要将成果普及于临床，惠及患者。

②在文献研究的临床转化中应注意对疾病本义的正确解读。文献的正确解读是临床转化的重要前提。《六十病方》中的“頣”从文字学方面释为“秃病”亦勉强可解，但明显有悖于医学常识。因此在解读出土方药文献中的疾病时，需结合文字学和医学两方面的知识进行互校。

③在文献研究的临床转化中应注意药物的名实演变。因缺乏同时期药物形态特征、理化性质的文献记载，故无法确定出土医方中使用的药物与目前习用的同名药物品种是否一致。而该问题仅靠文献研究是无法解决的，只能有赖于本草考古的进一步探索与发现。

本文不求面面俱到，唯愿通过秦汉出土方药文献与晋唐传世方药文献的比较研究，为学界提供一种以学术史视角梳理唐以前方药文献传承发展脉络的新思路，倡导一种以中医学为本位的出土医方研究新模式。

《史记·扁鹊传》“长桑君”形象溯源

姚海燕*

【摘要】 司马迁《史记·扁鹊传》述战国名医秦越人所拥有的高超医技，乃源自神仙长桑君的传授。长桑君究竟是什么神？从上古桑树在先民生活中所占据的重要地位，及由此产生的桑树崇拜和对桑树的神化，再结合扶桑的词义辨析和长桑君本身的姓氏分析，本文认为长桑君应为扶桑神木的化身。又因桑树崇拜使得桑在古代医疗活动中有长期广泛的运用并发挥重要作用，故而扶桑树神长桑君能传授给秦越人秘药方书，从而使其具备神奇的医术，亦属当然。而长桑君之选取秦越人来传授医术方药的历史叙述则是司马迁综合历史与传说的创造性选择。

【关键词】 扁鹊传　长桑君　桑树　医疗

秦越人是战国时期的名医，尤以脉诊著名于当时及后世，因其医术高明，与传说中黄帝时期的名医扁鹊相类，故而亦被称为扁鹊。他高明的医术按《史记》的说法，乃是源自神仙长桑君的传授。对此，司马迁在《史记·扁鹊传》中有详尽的叙述——

> 扁鹊者，勃海郡郑人也，姓秦氏，名越人。少时为人舍长。舍客长桑君过，扁鹊独奇之，常谨遇之。长桑君亦知扁鹊非常人也。出入十余年，乃呼扁鹊私坐，间与语曰：“我有禁方，年老，欲传与公，公毋泄。”扁鹊曰：“敬诺。”乃出其怀中药予扁鹊：“饮是以上池之水，三十日当知物矣。”乃悉取其禁方书尽与扁鹊。忽然不见，殆非

* 姚海燕，上海中医药大学科技人文研究院副教授。

人也。扁鹊以其言饮药三十日，视见垣一方人。以此视病，尽见五藏症结，特以诊脉为名耳。[①]

此段传文主要讲述长桑君经过对秦越人长达十多年的考察后，方将其秘药与禁方书全部传授于他。而秦越人在遵嘱以上池之水服秘药三十日后，果然获得了“视见垣一方人”的特异功能。从此诊病，他可以完全洞察病人体内的疾病情况，而诊脉只不过是一种名义罢了。

在这段充满奇幻的神话色彩与浓郁的文学气息的叙述中，呈现在读者面前的长桑君无疑是一位神仙的形象。“舍客长桑君过，扁鹊独奇之，常谨遇之”，人物始一出场，即借秦越人的眼光与态度透露了其特异不凡；而传方药后，其“忽然不见，殆非人也”，又进一步证实了其神仙的身份；最后，秦越人服用了其所授之秘药并终见神效，则无疑让长桑君是神仙的判定再次得到了确认。然则，我们似可再进一步追问：长桑君到底是什么神？他缘何能传授秦越人秘药方书而使其具备神奇的医术？他又缘何会选择秦越人来传授方药医术呢？要回答这几个问题，恐怕还得从桑树说起。

一　桑树与先民生活

桑树，是我国的原生树种。自从先民发明养蚕缫丝以来，桑树就与人们的生活发生了极为密切的联系，蚕桑之业也因而成为传统农业生活的重要组成部分。

（一）桑树环绕的生活环境

《诗经·郑风·将仲子》有“将仲子兮，无逾我墙，无折我树桑”[②]，此句是诗中女主人公以埋怨的口气提醒她的情人仲子不要因攀树翻墙来见自己而折断了自家的桑树。毛传：“桑，木之众也。”[③] 可见，桑树是古人

① （汉）司马迁：《史记》，北京：中华书局，2014年，第3369页。

② （清）阮元校刻：《十三经注疏·毛诗正义》，北京：中华书局，1959年，第712页。

③ （清）阮元校刻：《十三经注疏·毛诗正义》，第712页。

种植最多的树种，可以想象在先民的房前屋后、村落中、院墙外应该到处可见它们的身影，并且此种情形至今在我国广大的南方乡村仍属普遍现象。“桑梓”由此在后世成为故乡的代称。“五亩之宅，树之以桑，五十者可以衣帛矣”[①]，也因而成为孟子所构拟出的战国时期平民理想生活的一部分。成片的桑林也是上古青年男女幽会恋爱的场所，《诗经·鄘风·桑中》“云谁之思？美孟姜矣。期我乎桑中，要我乎上宫，送我乎淇之上矣”[②]，即写一男子与贵族女子在桑林中幽会的快乐与离别的忧伤。

（二）举国上下重蚕桑

采桑，是先民日常生活中的重要活动。《穆天子传》卷五有周穆王“以观桑者，乃饮于桑中”[③]的记载，桑者即采桑之人。并且当时已经有了负责看管治理桑林或桑园的官员——“桑虞”。汉乐府《陌上桑》中的“罗敷喜蚕桑，采桑城南隅”[④]，则反映了古代劳动妇女的生活日常。

蚕桑之事是先民生活中的重要内容，同时也是国家的经济基础，因此历来统治者都视之为国家大事，并有春季劝蚕桑的仪式与活动。《礼记·月令》载：（季春之月）“命野虞无伐桑柘”，“后妃斋戒，亲东乡躬桑，……以劝蚕事。”[⑤]《吕氏春秋·上农》云：“后妃帅九嫔蚕于郊，桑于公田，……以力妇教也。”[⑥]《汉书·元后传》也有王太后“春幸茧馆，帅皇后列侯夫人桑”[⑦]的记载。

《礼记·内则》：“射人以桑弧蓬矢六，射天地四方。”孔颖达《疏》云：“桑，众木之本。”[⑧]桑树被视为众树之本，这无疑是其在先民生活中占据崇高地位的反映，由此产生对桑树的崇拜与神化也是理所当然的了。

---

① 刘俊田等：《四书全译》，贵阳：贵州人民出版社，1988 年，第 345 页。

② （清）阮元校刻：《十三经注疏·毛诗正义》，第 668 页。

③ 《四部丛刊初编·穆天子传》，北京：商务印书馆，第 13 页。

④ 曹旭：《古诗十九首与乐府诗选评》，上海：上海古籍出版社，2011 年，第 84 页。

⑤ （清）阮元校刻：《十三经注疏·礼记正义》，北京：中华书局，1959 年，第 2953 页。

⑥ 许维遹：《吕氏春秋集释》，北京：中华书局，2017 年，第 684 页。

⑦ （清）王先谦：《汉书补注》，上海：上海古籍出版社，2012 年，第 6029 页。

⑧ （清）阮元校刻：《十三经注疏·礼记正义》，第 3182 页。

二　桑树崇拜与被神化

桑树与先民的生活联系如此紧密，而且蚕桑业带来了远非其他树种所能提供的丝帛之利，这在先民看来当然是神灵所赐，故而桑树也自然被视作非同一般的神树，拥有其他树种所不具备的神力。

（一）《山海经》中的桑树

据被西汉刘歆视作出于唐虞之际的《山海经》记载，很多神山上都生长着成片的桑林，如书中仅《中山经》即载辉诸之山“其上多桑”[①]、隅阳之山“其木多梓桑”[②]、视山“其上多桑”[③]、鸡山“多桑”[④]、雅山“其上多美桑”[⑤]等，这些“多桑”描写的实即桑林。并且这些神山上的桑树都具有树形高大的特点。如《中山经》言宣山“有桑焉，大五十尺，其枝四衢，其叶大尺余，赤理黄华青柎，名曰帝女之桑”[⑥]，《海外北经》曰“三桑无枝，在欧丝东，其木长百仞，无枝”[⑦]等，这与英国著名人类学家 J. G. 弗雷泽考察发现世界上许多地方的树神崇拜都选择那些高大的树种为对象是一致的。比如他发现“在上密苏里河流域，白杨是当地最大的树木，人们认为白杨具有一种智慧的神灵”[⑧]，而在“整个西非，从塞内加尔到尼日尔，都崇拜那又高又大超出群树的木棉，人们相信它是神或精灵的住所”[⑨]，这是由于他们相信“一般神灵喜欢栖身在高大挺拔枝繁叶茂的大树上”[⑩]。故而《山海经》中诸多神山上高大的桑树亦理所当然地被视为神树。

① 陈成：《山海经译注》，上海：上海古籍出版社，2016 年，第 178 页。
② 陈成：《山海经译注》，第 242 页。
③ 陈成：《山海经译注》，第 255 页。
④ 陈成：《山海经译注》，第 261 页。
⑤ 陈成：《山海经译注》，第 268 页。
⑥ 陈成：《山海经译注》，第 269 页。
⑦ 陈成：《山海经译注》，第 312 页。
⑧ ［英］J. G. 弗雷泽：《金枝》，北京：商务印书馆，2017 年，第 192 页。
⑨ ［英］J. G. 弗雷泽：《金枝》，第 193 页。
⑩ ［英］J. G. 弗雷泽：《金枝》，第 198 页。

（二）桑林崇拜

我国先民崇拜桑树，尤其是成片的桑林。

桑林是先民祭祀求雨之所。《吕氏春秋·顺民》载：“天大旱，五年不收，汤乃以身祷于桑林。”高诱注：“桑林，桑山之林，能兴云作雨也。”[①]桑林即桑树林，高氏所谓桑山，亦当因山上多桑树之故。这反映了在巫风盛行、崇信鬼神的商代，商人视桑树为神树，相信它能兴云作雨，故而会在桑林中祝祷求雨。

桑林也是上古青年男女的幽会之地。《周礼·地官·媒氏》曰：“媒氏掌万民之判。……仲春之月，令会男女。于是时也，奔者不禁。若无故而不用令者，罚之。司男女之无夫家者而会之。……凡男女之阴讼，听之于胜国之社。”[②]而男女相会的场所，如《诗经》中的“桑中”，以及《汉书·地理志下》中“卫地有桑间濮上之阻，男女亦亟聚会，声色生焉”[③]所谓的“桑间”，指的都是桑林，闻一多先生进一步指出它们实则都是“桑林之社”[④]。《白虎通·社稷》：“社者，土地之神也。”[⑤]闻先生认为“社必在林中”，“林与社同，所以桑林即桑社”[⑥]。而“媒氏所主管的‘会男女’的事务同听阴讼一般，也在社中举行”，则“社神即禖神”[⑦]。而禖神正是古人心目中主婚姻与生育之神。

可见桑林或曰桑社，无论是祝祷求雨之所，还是“声色生焉”、决断“男女阴讼”之所，总之都是先民为解决国家政治与社会生活中重要事务举行祭祷、讼断等的神圣之所。这些都充分体现了先民对桑树的信仰和崇拜。

（三）从桑树到扶桑

在桑树崇拜的基础上，先民还进一步构拟出了扶桑这一特定的形象，

① 许维遹：《吕氏春秋集释》，第200页。

② （清）阮元校刻：《十三经注疏·周礼注疏》，北京：中华书局，1959年，第1579～1581页。

③ （清）王先谦：《汉书补注》，第2850页。

④ 闻一多：《神话与诗》，上海：华东师范大学出版社，1997年，第111页。

⑤ 李学勤：《字源》，天津：天津古籍出版社，2012年，第12页。

⑥ 闻一多：《神话与诗》，第110页。

⑦ 闻一多：《神话与诗》，第110页。

将其描绘为东方太阳升起处的神木。如《山海经·海外东经》曰："汤谷上有扶桑，十日所浴，……居水中，有大木，九日居下枝，一日居上枝。"[①]《大荒东经》云："汤谷上有扶木。一日方至，一日方出，皆载于乌。"[②]《东山经》云："至于无皋之地，南望幼海，东望榑木。"[③]《吕氏春秋·为欲》说"西至三危，东至扶木"[④]，《求人》篇则言"禹东至榑木之地，日出、九津、青羌之野"[⑤]。《淮南子·天文训》亦有"日出于旸谷，浴于咸池，拂于扶桑，是谓晨明"[⑥]，"扶木在阳州，日之所曊"[⑦]，"东方之极，……东至日出之次，榑木之地"[⑧] 等说法。清人毕沅认为"榑木即扶木"[⑨]，郝懿行认为"榑木即扶桑"[⑩]，是扶木、榑木皆指扶桑。至于这种树的具体样貌，《文选·张衡〈思玄赋〉》"夕余宿于扶桑"李善注引《十洲记》有云："扶桑，叶似桑树，又如椹树，长丈，大二千围，两两同根生，更相依倚，是以名之扶桑。"[⑪] 从"叶似桑树，又如椹树"的描述可知，先民所构拟的神木扶桑应源自现实生活中的桑树，所谓的"长丈，大二千围"，与《山海经》描摹众多神山上的桑树"大五十尺，其枝四衢，其叶大尺余"、"其木长百仞"等夸饰之辞亦属一脉相承。对于先民这种将普通桑树夸饰为高大的神树扶桑的心理，学者胡新生认为："因为崇拜桃树，人们曾虚构出度朔山与大桃树的神话，与此同理，神话编创者把扶桑形容得如此高大，也是为了满足自己崇拜桑树的心理需求，弥补桑树这种普遍灌木在形象上的不足，给桑树有灵的观念提供更合理的依据。"[⑫] 此外，将扶桑与太阳密切相连，将其想象为东方日出之处的

① 陈成：《山海经译注》，第 318 页。
② 陈成：《山海经译注》，第 376 页。
③ 陈成：《山海经译注》，第 162 页。
④ 许维遹：《吕氏春秋集释》，第 533 页。
⑤ 许维遹：《吕氏春秋集释》，第 614 页。
⑥ 陈广忠等：《淮南子译注》，上海：上海三联书店，2014 年，第 54 页。
⑦ 陈广忠等：《淮南子译注》，第 204 页。
⑧ 陈广忠等：《淮南子译注》，第 287 页。
⑨ 许维遹：《吕氏春秋集释》，第 614 页。
⑩ 许维遹：《吕氏春秋集释》，第 614 页。
⑪ （南朝梁）萧统：《文选》，北京：中华书局，1977 年，第 216 页。
⑫ 胡新生：《中国古代巫术》，北京：人民出版社，2010 年，第 126 页。

神木，亦是先民桑树崇拜心理的具体体现。

扶桑神木既然源自先民对现实生活中的桑树的崇拜，那么现实生活中的桑为何在神话中被称作扶桑呢？这应与扶桑的本名有关。《山海经·海外东经》：“汤谷上有扶桑，十日所浴。”郝懿行笺疏：“扶当为榑。”[①]《说文解字》云：“榑桑，神木，日所出也。”[②] 是扶桑本名榑桑。从文字训诂学角度看，从尃的字多有广、大之义，《吕氏春秋·求人》“禹东至榑木之地”高诱注即云：“榑木，大木也。”[③]《广韵·虞韵》亦云：“榑，榑桑，海外大桑，日所出也。”[④] 则榑桑乃谓大桑树，此正与先民因崇拜桑树，进而想象神化此树为高大、粗壮、枝繁叶茂的形象相符合。而由榑桑到扶桑的转化，则或因《十洲记》所谓此树有“两两同根生，更相依倚”的生长特点，“是以名之扶桑”，从而有了扶桑之名；或属于语言学上的同音替代现象，即因榑扶二字同音，故榑桑又称扶桑，并在产生了扶桑之名后，又进而依据其名中之“扶”字，附会出此树“两两同根生，更相依倚”的生长特点。然则，到底是由生长特点而有了名？还是先有了名而后附会出生长特点？似乎二者皆有可能。不过孰先孰后并不重要，重要的是由榑桑而来的扶桑，在后世成了人们更为熟悉和普遍接受的名字。至于扶桑又别称扶木，则容易理解，郭璞曰：“扶桑，木也。”[⑤] 故扶桑自可称扶木，正如榑桑亦自可称榑木。

另外，扶桑尚有叒木、若木的别名，如《说文解字·叒部》：“日所出东方汤谷所登榑桑，叒木也。”[⑥]《离骚》：“总余辔乎扶桑，折若木以拂日。”段玉裁认为若木大概“即谓扶桑”[⑦]。因二名与本文关系不大，故此处不予讨论。

（四）从扶桑到长桑

段玉裁云：“榑桑者，桑之长也。”[⑧] 长有高、大义。如《庄子·列御

① 宗福邦等主编《故训汇纂》，北京：商务印书馆，2003 年，第 861 页。
② 段玉裁：《说文解字注》，上海：上海古籍出版社，1988 年，第 252 页。
③ 许维遹：《吕氏春秋集释》，第 614 页。
④ 宗福邦等主编《故训汇纂》，第 1136 页。
⑤ 陈成：《山海经译注》，第 318 页。
⑥ （清）段玉裁：《说文解字注》，第 272 页。
⑦ （清）段玉裁：《说文解字注》，第 272 页。
⑧ （清）段玉裁：《说文解字注》，第 272 页。

寇》“美髯长大”，成玄英疏：“长，高也。”[①]《吕氏春秋·喻大》“万夫之长”，高诱注：“长，大也。”[②] 是长桑即高大的桑，此与前述榑桑即高大的桑正相契合，故榑桑即长桑。又前述扶桑本名榑桑，为榑桑别称，则扶桑亦即长桑。此论断不仅与我国诸多神话古籍中所描绘的扶桑神树形象相符合，而且亦与前述 J. G. 弗雷泽关于世界各地树神崇拜的文化考察结论一致。

至此，大概可以回答文章开头提出的第一个问题了，即长桑君到底是什么神？从其姓氏“长桑”的字面意义上看，长桑即高大的桑，而高大的桑也就是扶桑；从《史记》所述其行迹来看，长桑君又是神仙。故而将扶桑与神仙两者相结合，即可以肯定地说：长桑君就是扶桑神木的化身。

然则，长桑君为何能传授给秦越人以禁方秘药，从而使其具备神奇的医术呢？要回答这第二个问题，则又不得不说到桑树与先民医疗实践活动的密切关系了。

三 桑在古代医疗活动中的运用

由于桑树在先民的生活中占据着极为重要的地位，并进而被视作神树，甚至被想象为东方日出处的扶桑神木，故而利用桑树进行医疗活动也自然成为先民生活中必不可少的内容。

（一）先民疗疾的常用药材

据文献记载，桑树在古代医疗活动中的应用极为普遍，《本草纲目·木部·桑》“集解”引唐代苏颂曰：“方书称桑之功最神，在人资用尤多。”[③]“集解”引晋代抱朴子言，甚至有“《仙经》云：一切仙药，不得

① 郭庆藩：《庄子集释》，北京：中华书局，1961年，第1059页。
② 许维遹：《吕氏春秋集释》，第304页。
③ 刘恒如、刘山永：《新校注本草纲目》，北京：华夏出版社，2013年，第1385页。

桑煎不服"[①] 的说法。具体而言，除了直接取材于桑树的桑皮、桑叶、桑枝（桑木）、桑根、桑根白皮（桑白、桑白皮）、桑柴（桑薪、桑炭）、桑柴灰（桑灰）、桑葚等可入药或用于医疗外，寄生或爬行于桑树之上的桑花（藓类）、桑寄生（桑耳、桑黄）、桑蠹虫（桑虫）、桑螵蛸、缘桑螺（桑牛）等亦是先民疗疾的常用药物。

文献考查发现，桑在古代医疗活动中的实际使用情况大致可分为两类。一类是真实入药使用者，如前述的桑皮、桑叶、桑枝（桑木）、桑根白皮（亦称桑白、桑白皮）、桑柴灰、桑葚、桑花、桑寄生、桑蠹虫、桑螵蛸、缘桑螺等，这些药物一般或煎煮内服，或涂擦外用。如在属于西汉早期文献的马王堆汉墓帛书《房内记》"内加"方中就有"取春鸟卵，卵入桑枝中，烝（蒸）之，□黍中食之"[②]，帛书《五十二病方》中有"蛇齧：以桑汁涂（涂）之"[③] 等记载，其用治之广泛，自不待言。

引人注意并让人感兴趣的是桑的第二类应用。严格来说，这类桑并不能算作药物，因为它们实际并未入药，而仅仅是参与了药物的修治过程或某种巫术祛邪活动。这类桑在早期出土医方和后世传世医方中都有记载，主要是桑枝、桑柴（桑薪、桑炭）等。如成都天回镇老官山汉墓医简《六十病方》第十五方"治鼠"载："取毛鼠剝去其肠，冶礜直其腹中，置之鑋中，以一鑋盖而涂之，炊以桑薪，三日出而冶。"[④] 马王堆汉墓帛书《五十二病方》一则治"痈"方载修治药物时须"并以金銚煏桑炭"[⑤]，武威汉简一则医方云制药须"为东乡（向）造（灶），炊以苇薪若桑"[⑥]。宋代《圣济总录》卷第一百四十三《痔门·肠风下血》"乌金散方"载："上一味，不拘多少，用桑柴烧过，微存性，便用碗器合之，候冷碾为散，每服

① 刘恒如、刘山永：《新校注本草纲目》，第 1389 页。

② 裘锡圭：《长沙马王堆汉墓简帛集成·房内记》，北京：中华书局，2014 年，第 76 页。

③ 裘锡圭：《长沙马王堆汉墓简帛集成·房内记》，第 282 页。

④ 和中浚等：《论老官山汉墓医简〈六十病方〉的"属"与"风偏清"》，《中医药文化》2017 年第 6 期，第 4 页。

⑤ 裘锡圭：《长沙马王堆汉墓简帛集成·房内记》，第 284 页。

⑥ 张雷：《秦汉简牍医方集注》，北京：中华书局，2018 年，第 237 页。

一钱匕，用煨葱白酒调下，空心服。”① 清代江考卿《伤科方书》附录“跌打损伤膏验方”载：“用上等好麻油十斤。以上各药先浸两三日后，入锅煎熬，去渣，再入铅粉，用桑枝搅匀，扇至烟尽，候冷，浸水中，愈陈愈妙。”② 清代叶天士《临证指南医案》卷一《中风》载：“鲜生地水洗净捣自然汁二斤，绵纸滤清，随和入生白沙蜜一斤，另置一铅罐或圆铅球，盛前药封坚固，用铁锅满盛清水，中做井字木架，放罐在上，桑柴火煮三昼夜，频添水，不可住火，至三日后，连器浸冷水中，一日顷取出，入后项药。”③ 以上种种在药物修治过程中，“炊以桑薪”、“煏桑炭”、“用桑柴烧”、“用桑枝搅”、用“桑柴火煮”等特别强调使用桑枝搅、桑柴（桑薪，包括桑炭）烧的做法，与使用其他树种材料对药物进行修治、加工相较，恐怕其实际医疗效果并无实质性差异，因而这些桑枝、桑柴的使用更可能的还是源于人们的一种心理期望或自我暗示，即：桑为东方神木，有神力，可愈疾，可祛邪。这正是桑树崇拜的传统观念在医疗活动中的一种具体体现。

（二）对东向桑的青睐

文献考察还发现，在医方中，特别是在实施巫术祛除病邪时，古人对所选用的桑根、桑枝等有特重“东向”、“东引”、“东行”或“东南”方向者的现象。如《肘后备急方》卷四载“梅师方治水肿坐卧不得头面身体悉肿”云：“取东引花桑枝，烧灰，淋汁，煮赤小豆，空心食，令饱。饥即食尽，不得吃饭。”④ 《仁斋直指》卷九载“五枝散”需“桃枝、李枝、梅枝、桑枝、石榴枝，并东向小枝七茎长三寸”⑤。《普济方》卷一百五十一《时气门》“时气令不相染易”之“瘴疫方”载“右于正月取东行桑

① （宋）赵佶编《圣济总录》，北京：人民卫生出版社，1962年，第1644页。

② 裘元庆：《三三医书·伤科方书》，北京：中国中医药出版社，1998年，第561页。

③ （清）叶天士：《临证指南医案》，上海：上海科学技术出版社，1959年，第12~13页。

④ （晋）葛洪：《肘后备急方》，北京：商务印书馆，1955年，第101页。

⑤ （宋）杨士瀛：《新刊仁斋直指附遗方论》（朱崇正刻本），明嘉靖二十九年（1550年），第304页。

根，粗如指者，长一寸。以朱砂涂之，悬于门上。又令人带之"①。《本草纲目·木部·桑》"桑根白皮"引雷敩曰："凡使，采十年以上向东畔嫩根，铜刀刮去青黄薄皮一重，取里白皮切，焙干用。"②《本草蒙筌》卷之四《木部·桑根白皮》认为"根向东行者得气"③。这些也均应是桑乃"东方神木"此一根深蒂固的传统观念在医疗或祛邪活动中的不自觉渗透与承袭。《外台秘要方》卷第二十二"牙疼方"所载巫术，"令患人所患牙齿啮宅东南桑枝一条，教三姓人于桑枝炙三炷，一炷咒之曰：东方有虫子，不食五谷，专食牙齿，三姓灸齿痛，蝎虫自然死。一咒一再拜，即令炙人、患人等还，不得回头更看之"④，则更属东方神木崇拜思想在医方中的渗透和体现。

另外尚需特别提及的是，寄生、蠹虫、螵蛸等并非只产于桑树之上，且产于其他树种之上者，亦可入药，但人们在医疗中最看重的仍是那些源自桑树者。《本草蒙筌》卷之四《木部·桑根白皮》："谟按：木部之中，惟桑寄生最难得。其真者，必须近海桑树，生意郁浓，地暖不蚕，叶无采捋，节间自然生出，缠附桑枝。采得阴干，乃可入药。其诸桃、梅、榆、柳、榉、槲、松、枫等上，间或亦有寄生，不似桑木气浓，假桑之气以为佳尔。"⑤ 同书云："桑上蠹虫，主卒心痛，金疮溃烂，亦可生肌。桑上寄生，节间生出。叶浓软如橘叶，茎肥脆类槐枝。别树虽有不灵，独桑气浓甚妙。倘求主治，须认精详。"⑥《本草纲目·虫部·桑螵蛸》"集解"引弘景曰：（螳螂）"逢树便产，以桑上者为好，是兼得桑皮之津气也。惟连枝断取者为真，伪者亦以胶着桑枝之上也。"其"修治"引雷敩亦云："凡使勿用杂树上生者……须觅桑树东畔枝上者……别作修事无效也。"⑦ 如上所述，桑寄生须"近海桑树"，"叶无采捋，节间自然生出，缠附桑枝"者

---

① （明）朱橚等编《普济方》，北京：人民卫生出版社，1959 年，第 1570 页。

② 刘恒如、刘山永：《新校注本草纲目》，第 1385 页。

③ （明）陈嘉谟：《本草蒙筌》，北京：中国中医药出版社，2013 年，第 136 页。

④ 高文柱：《外台秘要方校注》，北京：学苑出版社，2011 年，第 748 页。

⑤ （明）陈嘉谟：《本草蒙筌》，第 136 页。

⑥ （明）陈嘉谟：《本草蒙筌》，第 136 页。

⑦ 刘恒如、刘山永：《新校注本草纲目》，第 1499 页。

乃真。《本草纲目·木部·桑上寄生》“集解”引宗奭曰：“古人惟取桑上者，是假其气耳。第以难得真者。真者下咽，必验入神。邻邑以他木寄生送上，服之逾月而死，可不慎哉？”① 更讲明桑上寄生之神妙及滥用他树寄生之危害。桑蠹虫“别树虽有”却“不灵”，只有生于桑树之上，“独桑气浓”者“甚妙”。桑螵蛸“以桑上者为好”，“别作修事无效”。正因如此，在实际使用时，为了确保所用乃真桑树上之螵蛸，人们甚至不得已采取了“连枝断取”的做法，以防止作伪者“以胶着桑枝之上”，从而以假乱真。对于古人这种在选药时特重那些源自桑树者的做法，除了桑树上之寄生等或许确实有因得了桑气而具备的某些特殊的功效外，更多的恐怕还要归根于源流久远的桑树崇拜的传统观念的影响。

综上说明，桑树在古代先民的医疗实践活动中的运用是极为普遍的，并且因为桑树被崇拜，被神化为东方日出处的神木，故而桑树有神、可以祛邪治病的观念可以说是早已深入人心。《汉乐府·董逃行》中即有“采取神药若木端，白兔捣药虾蟆丸”② 的诗句，说明至迟在汉代，可自若木（即扶桑）采取神药已是当时民众的普遍观念。那么，在此传统观念的基础上，长桑君作为东方神桑的化身而拥有禁方秘药也自然是顺理成章的了。

四　选择秦越人

最后的问题是：作为东方神桑化身的长桑君为何会选择秦越人来传授方药医术呢？司马迁在《史记·扁鹊传》中叙述说，当秦越人“少时为人舍长”时，舍客长桑君已“知扁鹊非常人”了。随后他又在此馆舍“出入十余年，乃呼扁鹊私坐”，即在考察秦越人十多年之久后，才决意将禁方秘药传授于他。然而，作为神仙的长桑君之所以选择来此馆舍，并于初始即以为秦越人“非常人”，应是早已锁定秦越人为传人了，而后来的十多

① 刘恒如、刘山永：《新校注本草纲目》，第 1466 页。

② 闻一多：《神话与诗》，第 184 页。

年的考察云云，倒更像是在遵循古人传授"禁方书"时"不轻传"的种种固化的程式。①

其实，与其说是长桑君选择了秦越人，倒不如说是司马迁选择了他更为准确。

秦越人，这位战国时期的名医，因其高明的医术而被司马迁冠以传说中黄帝时期的神医扁鹊之名。然而限于早期人们的认知水平，秦越人精湛超凡的脉诊技术并不能被当时的人们正确理解，故而被想当然地认为必是得了神仙的传授，才具备了透视人体脏腑的本领，而那位传授给他神奇医术的神仙则又必是拥有着奇特方药和医书的。这一神秘的传说可能自战国时期即广泛流行于民间。

另据出土于山东微山县两城山的东汉画像石可以发现，被后人称作"扁鹊行医图"的画像石上绘有多幅人首鸟身的形象为人治病的场景，其中一幅（见附图）则绘有一棵枝干遒劲的大树，树顶左右两侧各栖息着一只大鹊鸟（树顶中央还有几只体型较小的鹊鸟，大树左侧上方另有一只正飞近的鹊鸟）。可以推测：这棵大树或即神话中日出处的东方神木扶桑，树上之鹊鸟即是化为人首鸟身为人治病的神医扁鹊。若此推测成立，则扶桑、鹊鸟、扁鹊三者间的关系便可豁然明朗，即：扶桑为神树，拥有疗疾、祛邪的神力，故而树上之鹊鸟拥有得自神树的神力，进而鹊鸟化为人首鸟身的扁鹊形象为人治病。根据画像石所绘图景可知，这种神话传说在东汉时已深入人心，故在东汉之前，此内容也理应已得到相当广泛而长久的传播。

正因如此，时至西汉，当司马迁在《史记》中为秦越人这位医术高超的医家作传时，由于早期文献资料的匮乏，不得已而采纳了大量相关的民间神话传说，并将传说中黄帝时期的神医扁鹊之名赋予了他。神医扁鹊的医术既然源自扶桑神树，被赋予了扁鹊之名的秦越人的医术便亦应来自扶桑神树，于是乎，桑树神的化身，亦即《扁鹊传》中那充满着浪漫奇幻色彩的神仙"长桑君"的形象就如此在太史公的笔下诞生了。

① 李建民：《生命史学——从医疗看中国历史·中国古代"禁方"考论》，上海：复旦大学出版社，2008年，第119~153页。

由于之前的神话传说及其他文献资料几乎都没有提及长桑君的事迹①，司马迁在《扁鹊传》中也未明确告知长桑君究竟是谁，所以合理的推测是，长桑君这一形象或许就是司马迁从自己所网罗的“天下放失旧闻”或当时他尚能见到的某些文献材料中拈出的一个神话人物，当然也不完全排除司马迁自己创造的可能。但无论是沿用还是创造，这一神话人物最原始的可能来源究竟是什么？这一问题长久以来鲜有人探究。虽说探究此一形象的线索极其渺茫，可是，我们还是可以从司马迁在《扁鹊传》中留下的其姓氏“长桑”二字得到一丝线索。循着这丝线索一点点探寻，我们渐渐可以发现，那位传授给秦越人神奇方药并使其获得神奇的“透视之术”的神仙——长桑君，原来就是那长期护佑着人们健康的扶桑树神。

---

① 西汉司马迁之后，特别是魏晋时期的道教及神仙类文献中出现了一些所谓“长桑子”“长桑公子”的记载，但其内容均不足以证明“长桑子”或“长桑公子”早于《史记》中的“长桑君”。如晋葛洪《神仙传》卷八《玉子》载：“玉子者，姓章名震，南郡人也。少好学众经，周幽王征之不出。……乃师长桑子，具受众术，别造一家之法。”玉子在书中既然为神仙，则其师长桑子亦自应为神仙，且言其在世活动时间为西周，远在西汉之前。但玉子既是传说中的神仙人物，则其事迹自不足取信，长桑子为西周时人物自亦不得成立。晋葛洪撰、梁陶弘景增补、金杨用道再补的《补辑肘后方·救卒中恶死方第一》载陶弘景云：“按此前救卒死四方，并后尸蹷事，并是魏大夫传中正一真人所说扁鹊受长桑公子法。寻此传出世，在葛后二十许年，无容知见，当是斯法久已在世，故或言楚王，或言赵王，兼立语次第亦参差故也。”据此中所言扁鹊事迹，知《魏大夫传》中的长桑公子与《史记》中的长桑君所指相同。然陶弘景言《魏大夫传》乃在葛洪后二十年左右的时间出现，知此书在东晋方始出现，而在此前至司马迁所处西汉时期长达四百多年的时间内竟毫无记载，且其后亦未见记载，不知亡佚于何时，故而若仅据陶弘景所撰道经《真诰》卷一四中所谓的“长桑即是扁鹊师，事见《魏传》及《史记》”一语，因其置《魏传》（或为《魏大夫传》之简缩语）于《史记》之前，就断定《魏传》一书早于《史记》（王家葵《陶弘景丛考》一书谓，《魏大夫传》当为《魏夫人传》之讹。魏夫人名魏华存，西晋女道士，上清派所尊第一代太师。如是，则《魏夫人传》即《魏大夫传》绝不能早于《史记》），并进而得出《魏传》中的“长桑公子”就是《史记》中的“长桑君”来源的结论，则是无论如何也无法令人信服的。而陶弘景《真诰》卷一四所谓“庄子师长桑公子，授其微言，谓之庄子也。隐于抱犊山，服北育火丹，白日升天，上补太极闱编郎”云云，言庄子服丹升天成仙，自是道家的想象编造，则其以长桑公子为庄子师之说，亦不可采信，是此“长桑公子”又不能定为战国时人。另，旧题汉班固所作、疑为魏晋间或其后士人伪托的神话志怪小说《汉武帝内传》中提及的“长桑公子”的内容，更不足以证明“长桑公子”即是汉武帝时期的真实人物。总之，上述关于“长桑子”“长桑公子”的文献记载，从时间上看，基本皆属于西汉之后的资料，从内容上看，又属传说、神仙和志怪小说，故而均不能据之判定人物的真实性与其具体的活动时代，相反，它们倒更像是在承续《史记》叙述基础之上的进一步引申、拓展和再造。

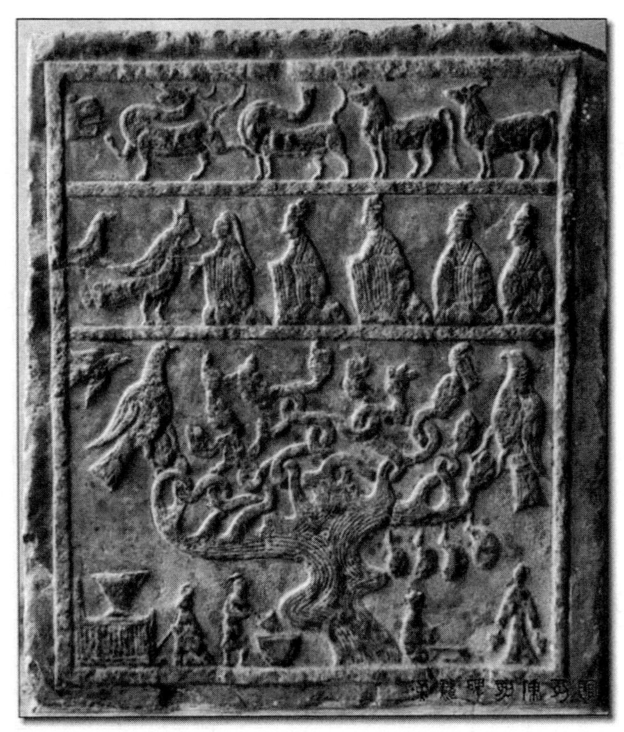

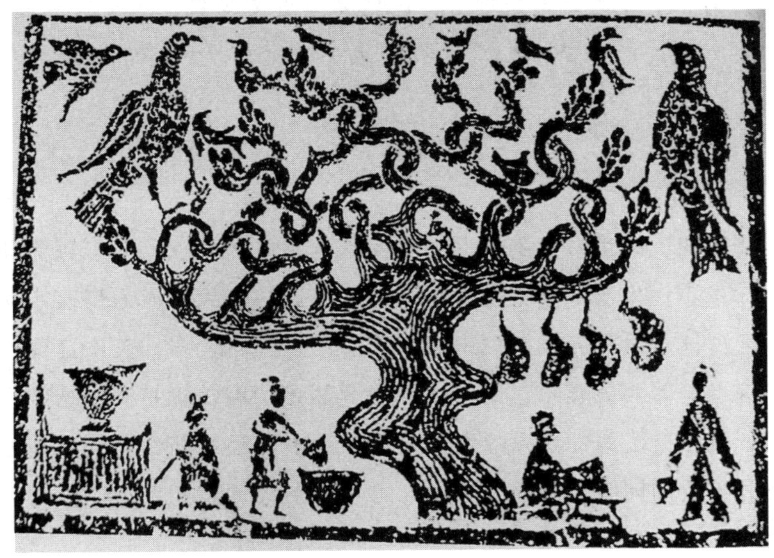

山东微山县两城山东汉画像石"扁鹊行医图"(部分)

明清苏南中医世家医学的传承与发展

蒋蓉芳*

【摘要】 明清苏南世医家族的形成和演变深受当时政治、经济、文化的影响，世医之盛表现为从医人数多、分布范围广和传承时间长，其绵延日久的根本原因在于谋生技能的家族化传承，以及特殊条件下的弹性因应。医技、医理与医道三者由浅入深、由易入难，构成世医之家“术德并重”的传承体系。世医对家传、师承和社会传承等方式的选择，催生“医儒并显”“累世医官”“携技自珍”等典型的医家形态，决定家族日后发展的程度和限度。家族内部的提升空间终究有限，以行医圈、市场圈、婚姻圈、交友圈维系的医医、医儒交际成为世家医术发展的突破点。家族凝聚力、成医难度以及“薄医”风气一定程度阻碍了世医的传承与发展。

【关键词】 苏南　中医世家　医学传承　医术发展

明清时期，医学事业蓬勃发展，医疗队伍发展壮大。“以医为业，世代相承”的世医家族崛起，其人数和影响力远超前代，成为仅次于儒医的医疗职业群体。世医分布“以南直隶、浙江、江西较多，其中江南世医又是这一医者群体的核心”①，他们凭借世代累积的医技优势和紧密结合的关系网络，既保持了医学知识的内部循环，又不断吸收外部新知，在维持家族生计和地位的同时，促进了中医理论与实践的创新和发展。目前，学界

* 蒋蓉芳，无锡市惠山区文化馆助理馆员。

① 邱仲麟：《绵绵瓜瓞：关于明代江苏世医的初步考察》，《中国史学》2003 年第 13 卷，第 45~67 页。

已初步揭示了世医在医学传承上的独特机制，如“家族内传、师徒传授及自学”、“以德统术与以道统术”、“更重实务而较轻理论”等特点，强调非正式网络在医术传播和创新中的作用，得出“世医呈现专门化特征，推动了医学专科化”的论断。[①] 既有研究基本勾勒出医学技术在代际间的传递与演变过程，但对于知识和经验如何精确地传递、修改和创新的动态过程仍缺乏深入分析，对中医家族在社会变迁、文化互动与性别角色的复杂网络中的互动性与互构性、连续性与适应性，尚缺乏中观层面的探讨。

鉴于此，本文以明清时期苏南地区中医家族为研究对象，综合运用家谱、地方志、医书及私人笔记等多源史料，系统分析世家医术的传承内容、传授方式、发展路径及其在地方社会中的实际效用与影响，以期理解医学知识与技能如何在特定时空背景下被继承和创新，为中医的“活态传承”提供历史智慧与启示。

一　明清苏南地区兴盛的世医群体

明清时期江南地区的社会、经济素称发达，促进了中医学的全面发展，多元的医者群体、丰富的医学著作及理论构成明清江南中医的盛世画卷。随着医学文化中心的南移，以苏州为中心的苏南地区成为医家荟萃之地，吴门医派与新安医学、钱塘学派、岭南医派等地域性医学团体并称于世，“时言医者，莫盛于吴中”。[②] 中国古代医疗的主要承担者有世医、儒医、御医、草医之分，除乡间草医外，其他几类的划分界限并不明晰，其身份地位存在相互流动与融合的倾向。明清苏南地区不乏由儒入医、官至

① 参见梁其姿《明代社会中的医药》，蒋竹山译，《法国汉学》第6辑科技史专号，北京：中华书局，2002年，第349~351页。冯丽梅、王景霞：《明清苏州医学世家成因及影响》，《医学与哲学》（人文社会医学版）2009年第11期，第73页。王涛锴：《何以成医：明清时代苏松太地区的医生训练和社会》，《中国社会历史评论》2010年第11期，第177~182页。李鸿涛、张明锐：《世医家学内涵及其对中医传承的启示》，《中医杂志》2018年第1期，第82~83页。厚宇德：《古代民间中医传承问题研究——基于笔记小说、医籍与正史的考察》，《医学与哲学》2022年第7期，第72~76页。

② （清）孙承泽：《春明梦馀录》卷五七《太医院》，《钦定四库全书荟要》（第7708卷），长春：吉林出版集团，2005年，第35页。

太医者，然累世传医仍为大宗，故常以世医为代表。其地中医家族数量之多、分布之广、传承之久，“甲于天下”。

江苏医家见于史书方志等文献者，始于殷商，盛于明清，据统计，自后汉至民国，江苏历代医家约有4150人，明清时期有3699人，占90%以上，世医总数有上百家之多。① 这很大程度上是由于明清文献记录保存较为完整，却也可从中窥见明清世医群体之众。明清苏南医家的人数及地域分布具体如下。

明清苏南医家的人数及地域分布

时期＼地区	吴县	吴江	昆山	太仓	常熟	无锡	江阴	宜兴	常州武进	镇江丹徒	丹阳	金坛	溧水	总数
明	85	32	35	16	68	31	15	8	22	21	3	8	2	506
清	222	54	69	29	92	76	43	63	90	76	7	4	6	1750

资料来源：陈道瑾、薛渭涛：《江苏历代医人志》，南京：江苏科学技术出版社，1985年，第4页。

以上数据是对明清苏南医家的总概，其中所载医家大多有“世业医”“承家学”“世以医显”的表述，因而可借此一窥明清苏南世医的分布态势。从上表来看，明清苏南世医的数量以苏州最多，继之则为无锡、镇江、常州等地，清代世医数量明显高于明代。俞志高所编《吴中名医录》在此基础上补充了苏州医者情况，据载苏州地区历代名医达1200余人，其中明代443人，世医55家；清代699人，世医96家。② 上引数据大多源自与苏南医者有关的家谱、文集、碑传等，只统计了三代及以上的世医谱系，脉络断代严重或者资料不全不足以考证的不作统计，因此有“世工医”之称的大量个体医家均不在其列。

就苏南世医的具体分布而言，因苏州世医较为集中，名冠天下，故而以往学者多将考察的焦点集中于苏州。事实上，明清两代的世医不仅仅在

① 江苏省地方志编纂委员会：《江苏省志·卫生志》（下），南京：江苏古籍出版社，1999年，第483~484页。

② 此数据系笔者根据俞志高所编《吴中名医录》统计所得，参见俞志高《吴中名医录》，南京：江苏科学技术出版社，1993年，第2~22页。

苏州，在苏南其他府州也多有分布，如镇江府京口县有世医黄氏，丹徒县有世医何氏；常州府武进县有世医吴氏，江阴县有世医吕氏，无锡县有世医潘氏和施氏[①]；松江府青浦县有世医何氏[②]，华亭县有世医陆氏[③]……诸如此类，在苏南的府县不胜枚举，只是各地的具体数量略有不同。邱仲麟指出，明代江苏世医大致以苏州为中心环状分布，基本遍布苏南全境。[④]而医家群体之间的血缘、地缘与业缘联结，一定程度上反映了明清苏南世医分布的差序化特点。

世医家族的起家朝代往往可以反映其传承时间，根据现有资料大致可以将明清苏南世医分出三个层次。起源于宋代的世医为第一层次，如松江府徐氏与常州府王氏，他们大多是随宋室南渡的医家后代。[⑤] 起源于元代的世医为第二个层次，如应天府严氏与武进世医吴氏，他们大多因科举不利而弃儒从医。[⑥] 起源于明代的多为元代医者的后裔，如华庭陆氏与江宁许氏，他们因为继承中断或是另立支派而将始业医者定为明代。[⑦] 起源于清代的则为第三个层次，是受医学社会化传承影响，学医门槛降低的结果。[⑧] 纵观苏南诸多世医家谱，多有"于宋始业医"的记载。不过，仔细梳理之下不难发现，世医由宋至明的传承谱系很多都不全，真正有谱可依、脉络清晰的还是元明两代居多。总体而言，苏南世医传承时间较长，有些家族在宋代便有从医者，宋元之际传承有所衰落，元代多有弃儒从医、由儒入医者，至明清转而以医入仕、医儒并显。因而长者历宋、元、明、清四代，累数百年之久，短者自元至明，也有三世之传。

---

① （清）裴大中、倪咸生：《无锡金匮县志》卷二六《艺术》，南京：江苏古籍出版社，1991 年，第 434~435 页。

② 何时希：《清代名医何书田年谱》，上海：学林出版社，1986 年，第 5 页。

③ （明）吴宽：《匏翁家藏集》卷五五，《钦定四库全书荟要》（第 16801 卷），第 5~8 页。

④ 邱仲麟：《绵绵瓜瓞：关于明代江苏世医的初步考察》，《中国史学》2003 年第 13 卷，第 46 页。

⑤ （明）姚夔：《太医院判徐公墓志铭》，（明）焦竑编《焦太史编辑国朝献征录》卷七八《太医院》，明万历四十四年徐象橒曼山馆刻本，第 32~33 页。

⑥ （明）陈镐：《严景传》，（明）焦竑编《焦太史编辑国朝献征录》卷七八《太医院》，明万历四十四年徐象橒曼山馆刻本，第 104 页。

⑦ （明）吴宽：《匏翁家藏集》卷五五，《钦定四库全书荟要》（第 16801 卷），第 5~8 页。

⑧ 俞志高：《吴中名医录》，第 227 页。

明清苏南世医之盛，与特定的社会背景及其家族传统密不可分。明初，医官与医户制度较为严格，“置医学提举司，后改太医监，又改太医院，定为正五品衙门……凡医士俱以父祖世业代补，或令在外访保医官、医士以充”，医官需“每季考试，通晓本科者收充医士，食粮当差；未通晓者仍令习学一年再试，三试不中者黜之”，推动医官群体的家族化和专业化。明朝中后期，朝廷对中央和地方医政的控制均有减弱，御医机构“年壮可进者俱令教师教习”，“官医亲男弟侄各务习学本业，候本院缺人，呈请礼部收考”[①]，培训与考核愈加流于形式，大量不具备医疗技能者获得医官资格，阻塞了世医为官的途径。中央对地方医政管理的松弛加快了医疗资源的地方自给，苏南世医群体逐渐成为民间医疗体系运转的核心。

中国古代技艺提倡家族传承，家学承继责无旁贷。世医之家学有所本，以医为业自然秉承不息。儒家“读书出仕”思想曾深刻影响医学家族的传承，科举制的几经变化又推动其择业观念的回转。元人入主中原，江南废科举二十余年，士人“益取医家之书而读之，求尽其术，而行其志焉”[②]，医者群体有所壮大。明清虽恢复科举，然读书进仕终究坎坷，教授、入幕、庸书卖文之途又显狭窄，从医成为士人“异业治生”的重要手段，于医家子弟而言则是回归本业。[③] 其后，儒以医显，医以儒贵，以儒通医，蔚为风气。[④] 伴随着经济、文化中心南移，明清苏南地区医药店肆林立，医学著作广为传播，学医门槛大大降低，医家子弟有了多样的生存选择。世代为医的招牌在开放的医疗市场中获得了更强的信任感和竞争力。

二　明清苏南中医世家医学的传承

中国古代医学传承遵循“传道、授业、解惑”的基本途径，即师父授

① （明）申时行：《大明会典》卷二二四《太医院》，明万历内府刻本，第 1~6 页。

② （元）傅若金：《傅与砺诗文集》卷四《赠儒医严存性序》，民国三年嘉业堂丛书本，第 17 页。

③ 刘晓东：《论明代士人的“异业治生”》，《史学月刊》2007 年第 8 期，第 97 页。

④ （清）王宏翰：《古今医史》（续增明），清钞本，第 58 页。

课讲解、临床展示，徒弟读书钻研、侍诊解惑排疑。较之普通医者，世医对医学的理解更深，将其阐释为医技、医理与医道。医技、医理为医之“术”，医道则由“术”进“德”，三者由浅入深、由易入难，构成了世医“术德并重”的传承体系。“医技”为学医之入门，并不涉及世家医学的精华，传授过程无须有所保留。江阴世医姜健医冠吴中，“里中业医者，多得其教授”，同乡柳宝诒因医术高超，“江浙学子来归者甚众”，常熟裴雁宾“有及门弟子三十余人”。明清苏南医学典籍中不乏此类记述，其意虽在扩大医学影响力，却也可窥见入门医技传承要求较为宽松、范围相对普遍的特点。弟子在熟背医赋、辨识医药以及尝试煎药之后，若能辨识症状、查明病因，则可进入医理的学习。据载，清代世医姜大镛尤重医理的传授，其子姜星源“幼承庭训，长精其业，钻研医理，力学不辍”，“稍长即随父侍诊，手录医案，精究医理”，以临床经验实证医理，“凡为诊视，靡不着手成春”。星源之子姜之檀也得此真传，“以读书穷理为本，利人济物为用”，其用药“出人意表，奏效如神”。[①] 家谱中对几代医者医理传承的连续性记载，无疑在家族内部树立了医学研习的规范，亦彰显世医的医学教育理念。待习得基本的医技与医理，便已具备独立行医的能力，普通医者乃以悬壶谋生，往往止步于此。

医道传承由“术”入“德”，此中精要有二，一为创立新说，一为以医载道，前者要求学子集天分、悟性、创新精神于一身，后者则强调对传统医德的继承。天赋异禀已然难得，学术创新更为不易，德行之高下却能立分，故而成为医道传承的重点。明代徐有贞尝言：“吾见世之医者，有幸人之疾者以售其技，若市利然，疾未及治，先声以夸其功，计其疾稍治，即索报，不获报辄怒，还有两三医争功者。”徐氏所言反映了当时医者的普遍问题：不在术之缺，而在德之失。[②] 世医之家，有口皆碑，关键在于对“内德”与“外德”理念的持续构建和长期践行。

所谓“内德”，是指家族内部的救济和帮扶，这在苏南家族中十分常

① 俞志高：《吴中名医录》，第 213～225 页。

② （明）徐有贞：《武功集》卷二《赠医士陆仲文序》，清文渊阁四库全书本，第 27～29 页。

见，世医之家也不例外。吴县韩奕曾劝诫子孙“宜力行善事，为善人，惟孝友勤俭，可以笃亲义，保先业，慎勿习污下，以损家声”[①]，昆山顾文荣临终亦正告子孙“吾家素尚俭，有盈必推以济人，若等惟忠孝宽厚相承，即吾瞑目无憾矣”[②]。除口头训诫外，京江何氏更是将“行善积德、孝友事亲”列入家规家训，写进族谱，作为后代行医做人的基本依循。[③] 在力行“敬宗收族、赈济族人”的方式上，世医与一般家族既有共同点，也有相异之处，同者如无锡施霁“抚诸孤侄有恩，一味之甘必共。尝在京，见宗人死而无归，为具冠服敛之”[④]，异者如吴县陈希文“治业甚精，起疾甚众，抚宗姓寡弱恩”[⑤]，即在钱粮救济之外，以所学治愈族人，以医术授族内子弟。更有甚者，不惜将独门医术传于族内旁支，以全族人生计。通过这样的记载，世医与其他家族建立起相似的伦理纽带，又多了一分互助治生的道德感，进一步强化了世医家族的身份认同。

与以血缘亲情维系的“内德”相比，以医济人的“外德”更能反映医家德行。明清苏南世医诊疾重口碑而轻尊卑贫富，时有医者奔走于草泽之中，长洲刘勉坚持“富者不利其所有，贫者不倦其所求”，盛寅济人“不独以医药为业，凡遇人危急，虽厚费不靳”，其孙盛旷亦“仗义好施，来求必应，未尝索贿”。即便不求责报，世医仍显勤恳业医之态度，吴县钱瑛为人治病“不问风雨寒暑”[⑥]，同里周南“有疾者虽百里之外，亦来迎治”[⑦]。这些医家事迹显然因符合封建社会道德准则而得到宣扬，又通过口述、家谱、医书等形式被选择、加工并记录下来，不仅加深了后人对家族荣誉的记忆，更成为后代效仿的典范。作为江南士绅群体的一部分，世医

① 方春阳：《中国历代名医碑传集》，北京：人民卫生出版社，2009 年，第 393 页。

② （明）杨士奇：《东里续集》卷三九《顾仲华墓志铭》，清文渊阁四库全书本，第 9～11 页。

③ （清）何志庆：《京江何氏家乘》卷一《家训》，光绪十三年木活字本，第 36 页。

④ （明）秦夔：《五峰遗稿》卷二一《故医学训科橘庵施公墓志铭》，明嘉靖元年刻本，第 2～4 页。

⑤ （明）高启：《凫藻集》卷五《陈希文墓志铭》，四部丛刊景明正统刊本，第 25～26 页。

⑥ （明）王直：《抑庵文后集》卷三〇《钱良玉墓志铭》，清文渊阁四库全书本，第 45～47 页。

⑦ （明）孙继皋：《宗伯集》卷八《医寿官杨村吕翁墓志铭》，清文渊阁四库全书本，第 53～56 页。

承担起更多救济乡里地方的责任。当吴中大疫流行，江阴吕夔“裹药囊日治百家”，救活之人难以计数；[①] 长洲张世华“携药囊于道衢，随请而应，有酬之金帛，笑而谢之”。面对天时天患，张豫以为“非药石可济”，“乃出余积，减价疏通，又煮糜作檍，助官赈恤”。[②] 对家族成员在疫病流行期间无私救治、积极参与地方治理事例的细致勾勒，成为世医家族构建正面形象的重要手段，更是其社会地位与声誉提升的关键因素。张氏出七代御医，均以德显，堂号“世德”，徐有贞为其作序称“圣有仁术，惟以济生；匪世弗精，匪德弗行”，道出苏南世医“术德并传”的真谛。[③]

中国古代技艺传承方式大致分为家传、师承以及社会传承三类，医家绝学作为特殊谋生之技能，往往被藏于金匮，仅限独门秘传。家族内传为医家首选，然族内子弟众多而亲疏有别，传授须按血缘远近作先后次序，一般为父传子、子传孙，又兄传弟、叔传侄，乃至传于族子、族孙。世医之家规定，子弟不论业医与否，均须“读家藏之书，知岐黄之学”[④]，对于天赋异禀者，尤须“尽发其所蕴授之”[⑤]，并向其灌输“医为汝家学也，汝当继之”的观念。遇子嗣学医懈怠，父家长将严厉训诫“医为吾家世业，岂可违乎?”若其“确喜业儒”，则“不强以医”。不过，幼承家教的世医后代虽“不欲以医名，医亦无所不通”。[⑥] 如此，族内子弟不仅占得培养优势，更能实现家族对祖传医术的垄断和延续。此类记载无论是否反映实际的传承情况，都向外界呈现了世家医术承继“严、秘、专、精”的特点，与“医不三世，不服其药”的说法相因应。

然而，现实的复杂性使得世医家传的范围更为广泛。吴县刘国英“老无子，馆何子云、冯思斋、朱通甫为婿，尽传其术”，由此开始了何、朱

---

① （清）陈延恩：《江阴县志》卷一八《人物》，南京：凤凰出版社，2011 年，第 528 页。

② （清）李铭皖等：《苏州府志》（第三册）卷一一〇《艺术》，南京：江苏古籍出版社，1991 年，第 503 页。

③ （明）徐有贞：《武功集》卷三《张氏世德堂铭》，清文渊阁四库全书本，第 45~46 页。

④ （明）祝允明：《敍鹤王君墓志铭》，（明）钱谷：《吴都文粹续集》卷四〇《坟墓》，清文津阁四库全书本，第 32~37 页。

⑤ （清）丁儒南：《丁氏宗谱》卷首《祖训》，清光绪十年木刻本，第 63 页。

⑥ （明）吴宽：《匏翁家藏集》卷七二《南京太医院判周君墓表》，《钦定四库全书荟要》（第 16801 卷），第 5~8 页。

两家的百年世医传承。[①] 传婿在明清苏南医家之中并不少见，但往往会附加很多限制条件，如要求女婿入赘，成为家族真正一员。吴县名医王履，承其业者有其子伯承、门人许谌，二人膝下无子，均招赘婿以承其业。[②] 赘婿及其子嗣还有可能被要求改岳丈之姓，以续其枝。昆山郑伯钧本姓吴，后入赘乐输桥郑氏，因此沿袭了郑姓，成为郑氏妇科第二十七代传人。特殊情况下，家中女性（妻子或女儿）也有可能成为继承者，如昆山闵氏伤科始祖闵籍，因年过半百才生子，恐未及亲授，乃破例传医技于女儿殷闵氏，但要求闵姊日后传予幼弟。[③] 上述方式虽不及父子相传般毫无保留，但也能够实现医术的传承，而且“肥水不流外人田”。昆山郑氏妇科延续二十九世，其中父子相承者达二十世，传之于女婿者五例，传之于女儿者一例，传之于妻者三例，可以反映明清苏南地区世医家传的一般倾向。[④]

师承与社会传承可以有效弥补家传的不足，然世家医术关乎生计，对于收徒、著述尤为谨慎。医家以为“非渊博通达者不可学也”，“非悲天悯人者不可教也”。[⑤] 盛寅在收王敏为徒之前，曾“扣其所读先世藏书拷问”，王敏“随举随答”，故“不失为世儒事医家子，可教也”。[⑥] 所谓先世，正是盛寅之师王宾。金陵名医严景“幼即资性过人，好学不倦”，于《素》《难》诸书“对客谈及，了辩如声，颇有悟性”，同县名医赵友同、吴敏德认为“是子不群，他日必以儒医鸣”，遂收其为徒，尽授医术。[⑦] 可见，除考量德、才之外，世医仍须在其既有的社交网络之中择徒。即便如此，“得真传者，唯一二人而已”。清至民国，随着西学东渐和医学知识的普及，不少世医也会加入医籍刊行之列，交流个人医案、医学理论及经典验方，世家医术的社会传承由此扩大。家族医派融合发展为地域医派，逐渐

① （明）方鹏：《昆山人物志》卷八《艺能》，明嘉靖刻本，第 47~48 页。

② （明）张大复：《昆山人物传》卷二，明刻清雍正二年重修本，第 8~10 页。

③ 马一平：《吴中名世医撷秀》（续），《中医药文化》2012 年第 5 期，第 22 页。

④ 马一平：《昆山郑氏妇科二十九代世医考》，《中华医史杂志》2000 年第 2 期，第 78 页。

⑤ （清）徐大椿：《医学源流论》，北京：中国中医药出版社，2008 年，第 94 页。

⑥ （明）周鼎：《明故王聩斋先生墓志铭》，（明）钱谷：《吴都文粹续集》卷四〇《坟墓》，清文津阁四库全书本，第 27~32 页。

⑦ （明）倪谦：《倪文僖集》卷二八《牧庵先生墓志铭》，清武林往哲遗著本，第 30~32 页。

形成近代中医医派错综复杂、中西医争鸣的局面。

家传、师承以及社会传承由内而外，层层递进，丰富了世医的传承方式，促进了世家医学的社会化。明清苏南世医之家众多，其传承方式不尽相同且历时变化。根据家族形态及其传承情况，大致可以分为“医儒并显”、“累世医官”和“携技自珍”三种类型，尤以平江盛氏、长洲张氏、昆山郑氏为典型。

平江盛氏“在吴中为大族，子孙散居郡邑”，自元代盛益始业医。永乐以来，有盛寅、盛宏任职太医院，其他亦多为郡邑医官，“至于业儒而出者，往往为名进士，仕于内外者不绝”。盛寅以前医术传承不可考，盛寅早孤，初随王宾作古文，此后二人“弃古文不学，专学医”。王宾将死，无子，将毕生所学传于盛寅，开始了盛氏医学的家族内传。盛寅曾亲授长子盛俨医术，不幸盛俨早逝，又传医于幼孙盛皑。“寅及老复得俌，生四月而没，遗命第六子汝德抚教诸弟”，始有兄弟相传。[①] 后官至御医的刘毓、李懋亦师承盛寅。至盛寅曾孙一代，儒业盖过医业，医术“未大行”，盛应宗得其岳丈杜山指点，“医术乃大进”。此后盛氏鲜有名医，子孙多弃医从儒。[②] 从宋代到明代，平江盛氏医儒并举，支系繁茂，常盛不衰。于盛氏而言，儒是仕途，医是祖业，二者难以分割。无论是盛寅还是盛俨、盛皑，早年均有业儒经历，因科举不利才转而学医。若能以儒入仕，如盛侅、盛俊、盛应期者，便不再习医。因而盛氏从医人员往往是零散分布在某几支，有些支系很早就出现家学断代的情况，遂以家传为主、师承为辅，借以弥补单一传承方式的弊端。反观其姻亲沈氏，子孙弃医从儒者众，却未打破家族内传的固有模式，渐致医家之学失传。[③]

张氏祖籍汴京，先祖张彦在宋代担任都御史并镇守苏州，遂举族徙至

① （明）祝允明：《怀星堂集》卷一八《苏州府医学正科盛公墓志铭》，清文渊阁四库全书本，第6~9页。

② （明）王世贞：《弇州山人四部续稿》卷一二二《冠带儒士盛少和先生墓志铭》，清文渊阁四库全书本，第12~19页。

③ （明）吴宽：《匏翁家藏集》卷七四《吴医沈宗常甫墓表》，《钦定四库全书荟要》（第16803卷），第33~36页。

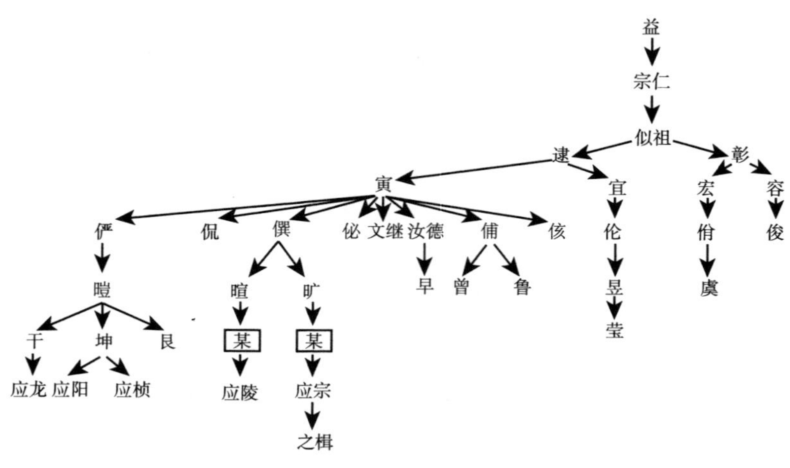

平江盛氏医术传承世系图

资料来源：（清）盛钟歧：《平江盛氏家乘》卷二《世系》，同治三年木活字本。

长洲县。自张端礼始以医闻名，至张学礼计医传十代，父子相承，多为医官。① 此外，张豫有一子继职太医，一女嫁给医官韩襄，其外孙韩金亦“得尽传其妙”。② 张氏家族世为医官，垄断性的子承父职必然对人数有所限制，族中无缘袭官者多另谋他业，因而医学传承谱系未如韩氏那般枝繁叶茂。单一的相承方式却不致家学失传，实有赖于明代的医官制度，至明中后期，纳捐制度冲击了世医为官之途，张氏受此重创终至医术断代。③

昆山郑氏祖籍河南开封，建炎三年（1129 年）郑忆年南渡昆山，子孙遂定居于此。至郑公显得妻家祖传女科之术，郑氏“乃累世业医，代代相承，历二十九世，无有间息”。郑公显传医术于长子文佑，文佑虽继祖业，仍设帐教书为生。文佑长孙郑忠早逝，其妻何淑宁承医业复授次子郑壬，郑壬后官至太医院御医，自此郑氏始有医官，其妻卢清亦得何氏真传，“善医药，治妇女病多奇中”。郑壬长子文康官至观政大理寺，又承祖传女医，名

① （明）祝颢：《明故太医院御医致仕张公墓志铭》，（明）钱谷：《吴都文粹续集》卷四〇《坟墓》，清文津阁四库全书本，第 42~49 页。

② （明）祝允明：《怀星堂集》卷一六《韩公传》，清文渊阁四库全书本，第 20~26 页。

③ （清）李铭皖等：《苏州府志》（第三册）卷一零九《艺术》，第 435 页。

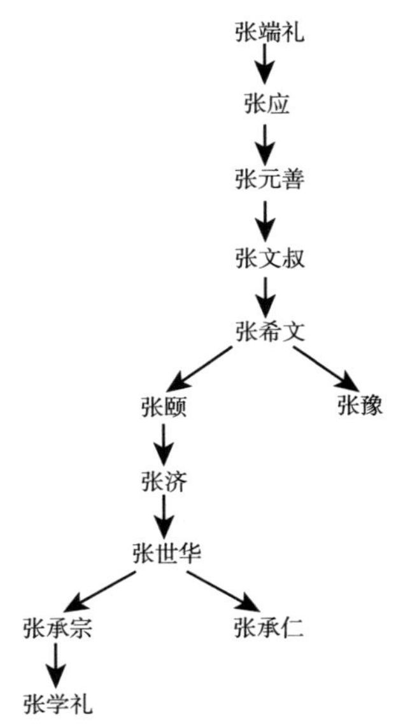

长洲张氏医术传承世系图

资料来源：（明）钱谷：《吴都文粹续集》卷四〇《坟墓》，清文津阁四库全书本，第42~49页。

震一时。[①] 文康膝下有三子，均承祖传医业，然顾及医学始祖薛氏百年无后，遂将小儿受出嗣薛家，袭薛姓，自此昆山郑氏女科传承分为三支。[②] 郑氏自始传祖公显至清末薛受支大纶历二十世，严格遵循长幼之序传医，传承者数量随子嗣情况有所增加，但始终有所控制。因父辈早亡而继承人尚幼，曾出现三次传医于妻、由妻传子的情况，较之其他医家并不多见。医非朝夕所成，郑妻却能独立挑起传医重任，可知其早已接受医学训练。换句话说，郑氏妇科秘方对族内某些女性是开放的。不过，郑氏直至民国才出现父传女、岳传婿的例子，间接反映明清世医传承具有隐秘而保守的特点。

① （明）朱谨：《文学郑伯昌墓表》，（清）潘道根：《昆山先贤冢墓考》卷三，同治十年抄本，第21页。

② （明）郑文康：《平桥稿》卷六《薛将仕祠堂记》，康熙三十三年刻本，第7~15页。

昆山郑氏郑膏支医术传承世系表

朝代	宋	宋	宋末元初	元	元	元	明初	明初	明中	明中	明中	明中	明末
身份		女婿	女婿	长子	子	长子 长媳	次子 次媳	长子	长子	长子 幼子	长子	子	子
姓名	薛将仕	钱氏	郑公显	文佑	子华	忠、 何淑宁	壬、 卢清	文康	膏	良 吉	云	京	象玄

资料来源：姚宗仪：《（万历）常熟县私志》卷一五《叙族》，扬州：广陵书社，2016 年，第 583 页。

昆山郑氏郑育支医术传承世系表

朝代	明初	明中	明中	明中	明中	明末	明末	明末	明末	清初
身份	长子	次子	长子	长子 次子	长子	长子	长子	长子	长子	三子 五子
姓名	文康	育	同仁	宗儒 宗周	若曾 若皋	应龙	永亨	之郊	伯昌	起泓 起濂

资料来源：（清）王学浩、吴映奎、邱以：《（光绪）昆新两县志》卷二四《人物》，光绪六年刻本，第 39 页。

昆山郑氏薛受支医术传承世系表

朝代	明初	明中	明中	明中	明中	明末	明末	明末	明末	清初	清	清	清	清末	清末
身份	长子	幼子	长子	次子	子	长子	四子 子媳	长子	次子	次子	子	幼子	长子 幼子	长子 次子 幼子	子
姓名	文康	薛受	薛学	薛闻 礼	郑伏	三畏	嘉会 朱氏	任	实	言	斌	祥征	维嗣 维业	修吉 修士 修德	大纶 大纯

资料来源：撰者不详：《开封郑氏世谱（昆山支）》（不分卷），光绪元年修辑本，第 230 页。

上引家谱等文献大多源自家族内部或官方记述，虽不可避免地带有主观色彩，却也勾勒出世医医术传承的内容、方式和设计意图。医技、医理、医德贯穿明清苏南世家医术的传承过程，术与德是世医择徒的重要标准，亦是其授业的核心内容。世医日常的医疗实践过程，不仅涉及技能与知识的传递，更是家族记忆与价值观的强化和延续。家传、师承、社会传承为其主要传承方式。家传是一种缩小化的师承模式，师承也可能在长期实践中转化为家传，当发展至一定阶段，医学流派随之形成，进一步促进医术的社会化传承。随着时代的变迁，世医家族所处的社会环境、政治背景乃至医学知识体系都在不断变化。这促使家族成员不断调整自己的记忆、叙述和实践框架，以适应新的现实。“医儒并显”“累世医官”“携技自珍”三种典型形态的出现表明，世医家族的医术传承是一个持续的、动态的、受多种因素影响的过程。

三　明清苏南中医世家医学的发展

世医之家，通常专精某一医学领域，拥有独特的医技与秘方，代代相传。然而，面对明清社会的变迁，如医学知识的普及、医疗市场的开放以及疾病种类的增加，世医之家试图突破传统的封闭性，通过内外结合的方式，提升自身的竞争力。

内部修炼是提升医术最为直接的方式。世医之术本承自祖辈，根植于先贤遗泽，但并不囿于一家之言。龙砂姜氏“广萃群书，兼资博采，继祖、父医学而术益精”①，长洲潘氏则“自幼颇嗜古方，精通五运六气，讲司天伤寒等书，皆有补医学”②。即通过广泛搜阅古代医籍、验方，并对其临床功效详加验证和优化，最终融入自家的医疗实践。然而，医者坐诊日繁，古方难寻且验证不易，此种途径的进步空间相对有限。世医医术进步的主要途径在于临床经验的积累和族内知识的共享。据载，常熟裴氏家传幼科二十四秘方，但药丸颗粒较大，药效难调且不易于小儿服用。面对秘方的局限，裴氏十一世医裴应钟创新改良，将秘制药丸研磨成粉，加减定方，以麦粉调和，糖食佐之，治病神速，时人谓之“裴麦粉”。③ 江阴吕讲则“得其祖父禁方及药论书”，又与其弟吕读“切磋究之”同出外诊，

① （清）陈延恩：《江阴县志》卷一八《人物》，第531页。

② （清）曹允源等：《吴县志》卷五七《艺文考》，南京：江苏古籍出版社，1991年，第245页。

③ 陶君仁：《海虞医林丛话》，政协常熟文史资料研究委员会：《文史资料辑存》第四辑，1963年，第95页。

“查色脉传变，相与设疑难、算功效”，结果往往“同者十九，不同者十一”，二人医道日显精深。①

医术提升的突破口在于对外切磋和交流。宋代以前，医家作为技术从业者社会地位较低，在史书中多被归于《方技传》《艺术传》之列，自北宋范仲淹“良医良相”说提出后，“医乃一变为士大夫之业，非儒医不足见重于世”②。在明清科举入仕的激励下，苏南世医好儒之风尤盛，家学兼重儒、医二道，以全子弟良相、良医之志。以医为官者自是广泛结交朝野内外的文人士大夫，因仕途不顺而专心业医者“虽读岐黄书，尤自胸中好儒术”③。吴县世医王宾、王观叔侄颇多雅兴，与吴中名士吴宽、王鏊、祝允明等往来交际，除诊病疗养外，或交流诗文，或探讨医理，日渐形成地方自有医、儒交际圈。④

上述行为更多指向名声、技术与物质的“艺术交换”而非商业行为⑤，士大夫结交名医以顾自身及家人的健康，医者得丰厚诊金之余，偶获名家题字、赠诗、作序，如无锡潘氏医术多次得到倪瓒、张居贞等人撰文颂扬，不仅提高了家族声誉，更有利于其医籍推广与医术流传。⑥ 医与儒的结合尤能推动世家医术的精进，有言道“儒者作医，如菜作齑，惟读书故能明理，惟明理故能察行观色，表里虚实无不洞然”⑦，即强调儒家格物穷理之法对世家医术的助推作用。⑧ 具体而言，儒士病患本身具备一定医学常识，又能够生动表述自己的病情、感受，并精确地反馈给医者，对医家治疗效果的改善自然大有裨益。因此，医而通儒、儒而兼医、医儒相交成

① （明）孙继皋：《宗伯集》卷八《医寿官杨村吕翁墓志铭》，清文渊阁四库全书本，第 53～56 页。

② 谢观：《医学源流论》，福州：福建科技出版社，2003 年，第 101 页。

③ （清）卞永誉：《式古堂书画汇考》（书考）卷二九，密均楼本，1921 年，第 4217 页。

④ （明）祝允明：《欸鹤王君墓志铭》，（明）钱谷：《吴都文粹续集》卷四〇《坟墓》，清文津阁四库全书本，第 32～37 页。

⑤ ［英］李约瑟：《中国科学技术史》第六卷《生物学及相关技术》第六分册《医学》，［美］席文编，刘巍译，北京：科学出版社，2013 年，第 28～29 页。

⑥ （清）裴大中：《无锡金匮县志》卷二六《艺术 · 医》，南京：江苏古籍出版社，1991 年，第 450 页。

⑦ （清）蒋示吉口述，《望色启微》，王咪咪点校，北京：学苑出版社，2010 年，第4 页。

⑧ （清）何古心：《春熙室医案》，何时希编校，上海：学林出版社，1989 年，第 4 页。

为世家医学发展的重要推动力量。

世医传承虽有封闭之特点和门派之别，但不同医者群体的行医圈、市场圈、婚姻圈、交友圈有所交集，为彼此之间的切磋交流提供了纽带。明清时期医与儒虽然关系密切，但“其身份和地位已难以提升”①，未考取功名即被排斥于主流权力体系之边缘，故时有标榜汉儒任侠、守文之风者，治装出游，求学名师，如宜荆傅之奇“世工医术，挟技游省郡”②，吴县叶天士“至十八岁，凡更十七师”③。古来又有“异人多在市肆间”之说，金华朱丹溪以为“吾乡诸医，鲜克知之者”，乃“求他师而叩之，渡浙江，走吴中，出宛陵，抵南徐，达建业”，终融诸家之长为一体。④

为与乡野游医作区分，世医之家出游行医求学者尚在少数，中医家族之间的联姻、结合更为普遍。长洲余氏与浙江陈氏累世相交，又以地缘关系竞争较小，余明监乃“得陈氏针灸书，被授用针之法，专理针灸，生人无数”⑤。无锡周氏屡与甘露金氏联姻，周宏本擅疡科，在其岳父金孟昭引介下，师事疡疮、带下、头颅等专科方家，“兼得各家所长”⑥，由此形成世医之家知识传授与互补的网络。世家医术的交流互鉴往往横跨一定地域、涉及家族多位成员并将延续数代之久，无锡潘氏初习丹溪之术，仁仲传克诚、克诚传蕴辉、蕴辉传赟……共计6代，此间潘、朱两家往来不断，潘赟与丹溪之孙乌伤及张用谦、吴仲高、丁定端等人从游讲学，又“得丹溪正传心法，集成《摘玄方论》，行于时”。⑦ 不同专科、地域、流派的世医交流促进医学的社会化发展。

在应对明清社会变迁的过程中，苏南地区世医之家既坚守传统，又积

---

① 余新忠：《“良医良相”说源流考论——兼论宋至清医生的社会地位》，《天津社会科学》2011年第4期，第129~131页。

② （清）顾名修，（清）吴德旋纂：《重刊续纂宜荆县志》，清道光二十年刻本，第234页。

③ 俞志高：《吴中名医录》，第144页。

④ （明）宋濂：《故丹溪先生朱公石表辞》，（元）朱震亨撰，（明）程充校补：《丹溪心法》附录，明弘治六年刻本，第444页。

⑤ （清）李铭皖等：《苏州府志》（第三册）卷一一〇《艺术》，第503页。

⑥ （明）邵宝：《容春堂前集》卷一七《周征君墓志铭》，清文渊阁四库全书本，第3~6页。

⑦ （明）秦夔：《五峰遗稿》卷二一《尚古处士潘君墓碣铭》，明嘉靖元年刻本，第13~16页。

极寻求创新与突破，展现了动态平衡的适应策略。通过内部修炼，如深化古籍学习、优化秘方，以及临床经验的累积，确保医术的传承与精进；对外切磋交流，尤其是与士大夫阶层的互动，不仅提升了医者的社会地位，还促进了医学知识的横向流动与纵向深化，体现"技进于道"的价值追求。世医之家的知识传授与互补网络，跨越地域与世代，展现了医学社会化发展的复杂图景，也反映了历史演进中文化的连续性和变革性。

四　结语

明清苏南世医家族的形成和演变，深受时代的统治体系、价值观念、社会秩序影响。明初的医官与医户制度推动医疗事业的家族化和专业化，世医家族由此发展而来。明中期以降，地方医政和医户制度废弛，世医子弟凭借世代经验的积累，面对上进无门、科举失利等现实困境，较一般读书人更易转归医家本业，推动世医群体归乡执业的进程。苏南世医之盛表现为从医人数多、分布范围广和传承时间久，所谓"世无百年之家，家无百年之计"，苏南世医绵延日久的根本原因在于谋生技能的家族化传承，以及特殊条件下的弹性因应。

世医传承讲求医技、医理、医道的融汇，医技、医理为医之"术"，医道则由"术"进"德"，三者由浅入深、由易入难，构成了"术德并重"的传承体系。较之一般医者，世医重视家族内部的救治和帮扶，同时承担了更多的地方社会责任，这与家族内部建设本义及明清社会氛围相一致。[①] 家传、师承、社会传承为医术传承的主要方式，在具体方式的选择过程中，明清苏南地区出现"医儒并显""累世医官""携技自珍"三种典型的医家形态，前者以医入仕而百年不衰，次者坚持一脉单传与医官制度同归沉寂，后者携祖传秘术限家族内传而行医至今。无论个体与家族之命运如何，世医家族成员中多少出过医官或儒官，即有被正统文化认同的历史，因此即便"社会身份很难提升"，相应的价值资源并不会少，正如

① 常建华：《明代苏州宗族形态探研》，《史学集刊》2021 年第 1 期，第 40 页。

平江韩氏素以医闻名，却被时人指以“衣冠家”。①

面对明清苏南地区医疗市场的激烈竞争，医技、人脉、声望乃医者决胜之根本。明清苏南世医专注于医籍、古方的搜证，在临床经验的基础上不断优化疗法，而族内医者的聚集效应无疑加快了技术提升的进程。不过，此种提升往往指向日常诊疗之“验”而非医术之“道”，即不过分强调理论创新与医德进步。家族内部的提升空间终究有限，外部的切磋交流才是世医发展的突破点。在相似的文化背景、地缘关系、生活圈层下，医与儒存在一定的对话空间，来自名儒的赞誉和宣传，对医家声誉、技术和物质均有提振，儒家格物穷理之法和“技进于道”的理念深刻影响着医者精神向度的价值追求。行医圈、市场圈、婚姻圈、交友圈的部分重合为医家之间的切磋交流提供了纽带，推动世医知识传授与互补网络的生成，或表现为专攻范围的扩大，或是诊疗方向的精细化。随着世医交际范围的不断扩展，其与官宦、商贾、工匠、小农等群体建立起广泛的联系，居庙堂之高有谓“上医医国”者，处江湖之远则与底层社会交融共生，均在不同程度上形塑了世医群体的社会人格。②

在苏南世医精心设计的传承和发展体系下，子弟虽未形成徽州宗族“显亲宁亲，儒医等耳”的价值认同，心安理得地弃儒从医③，却也能在科举入仕之外找到另一“异业治生”之路，在社会竞争中提高家族的生存能力。滨岛敦俊指出，苏南宗族虽遵从父系世系原则，总体却“以推定的血缘关系来团结同姓，是一种想象的产物”，与皖南、浙南、福建、广东等地区相比，宗族观念始终比较淡漠。④ 苏南地区的医籍之中“世业医”“祖工医”的记录比比皆是，而其传承脉络却难觅踪迹，在成医难度和崇儒风气的影响下，世医家族的凝聚力和传承祖业的理想难以匹配，常熟世医顾

① 刘志伟：《边缘的中心——“沙田—民田”格局下的沙湾社区》，《中国乡村研究》第一辑，北京：商务印书馆，2003 年，第 53 页。

② 冯玉荣：《上医医国：一位晚明医家日常生活中的医疗与政治》，《华中师范大学学报》（人文社会科学版）2018 年第 3 期，第 123 页。

③ 唐力行、苏卫平：《明清以来徽州的疾疫与宗族医疗保障功能——兼论新安医学兴起的原因》，《史林》2009 年第 3 期，第 53 页。

④ 徐茂明：《江南无“宗族”与江南有“宗族”》，《史学月刊》2013 年第 2 期，第 15 页。

爱杏尝叹“何若一孝廉，几为贱业所障”[1]，医家子弟“习为惰逸，乃薄医而不为”[2]，或弃医为贾，或从儒从道，“以求无误于世”[3]。由此观之，明清世医传承之困境似可作为“江南不是宗族社会”的旁证之一。[4]

① （明）蒋以化：《西台漫记》卷三《顾爱杏遗事》，明万历刻本，第64页。

② （明）李濂：《嵩渚集》卷七三，明嘉靖二十五年刻本，第2156页。

③ （清）陈确：《干初集》卷一二《韩卓甫传》，清陈敬璋餐霞轩钞本，第344页。

④ 复旦大学历史系编《明清以来江南城市发展与文化交流》，上海：复旦大学出版社，2011年，第292页。

葛洪与《太上灵宝五符序》：以《仙药》篇为中心*

李　静**

【摘要】 学界已留意到葛洪的《抱朴子内篇·地真》与另一部道经《太上灵宝五符序》卷下有较多的文字重合，但对于两种文献的先后，则未有定论。本文梳理了葛洪《仙药》篇与《灵宝五符序》卷中的文献关系，认为《仙药》篇对《灵宝五符序》卷中多有采摘，可认为是多处未注出处地引用了《灵宝五符序》。而若从《抱朴子内篇》全书来看，《地真》、《仙药》、《登涉》、《辨问》等篇，都不同程度地引用了《灵宝五符序》，并表现为对其内容的摘引和化裁。因此应当是葛洪参考了《灵宝五符序》来完成《抱朴子内篇》部分篇章的撰写。而《灵宝五符序》的成书当在317年《抱朴子》成书之前。

【关键词】《灵宝五符序》　葛洪　《仙药篇》　《抱朴子内篇》

一　引言

（一）关于葛洪《抱朴子内篇》与《太上灵宝五符序》之间的文本联系的研究

学界业已注意到，葛洪《抱朴子内篇》不同篇章分别与《太上灵宝五符序》（以下简称《灵宝五符序》或《五符序》）之间的文本联系。

---

* 曾以“葛洪《仙药》篇的文献来源及《太上灵宝五符序》卷中在医药史上的意义”为题在山东中医药大学海右讲坛第十五期（2020. 5. 28）举办讲座。

** 李静，澳门城市大学人文社会科学学院副教授。

1. 学界有关葛洪《抱朴子内篇·地真》与《灵宝五符序》的关系的争论

学界已留意到葛洪的《抱朴子内篇·地真》与另一部道经《灵宝五符序》卷下有较多的文字重合。但对于这两种文献孰先孰后，则未有定论。有关《地真》篇和《灵宝五符序》卷下之关系的研究，谢世维在他的《道教传经神话的建立与转化：以天真皇人为核心》一文中作了一个系统的总结，此不赘述。[①] 而其中有以下几点值得注意。

虽然较早的研究者和《抱朴子内篇》的校释者王明也认为《地真》篇中“所谓‘仙经’，正指《五符经》而言”[②]，也就是说，是葛洪引用了《五符序》卷下《太上太一真一之经》的经文；但是，当前学界鲜有人认为《灵宝五符序》出在《抱朴子内篇》撰成之前。而持相反意见，认为《五符序》卷下《太上太一真一之经》是改写自《地真》篇的学者，有小林正美和山田利明等，其中小林正美论述最详。然而李福（Gil Raz）对小林的理由一一进行了反驳，详见其博士论文《传统之创造：灵宝五符和早期道教的形成》。[③] 但是，李福并没有反过来认为《灵宝五符序》中的《太上太一真一之经》早于《地真》篇，而是持一种比较谨慎的观点，认为《地真》篇和《太上太一真一之经》两种文献都源自更早的经本。[④]

在这点上，谢世维的看法和李福有相同之处，即认为《地真》篇和《太上太一真一之经》都来自另外的文本传统。他提出：“这两个文本存在高度的相似性……但是仅仅以现存的文献单纯认为某本抄自某本实在过于简单化。”但谢世维同时又提出：“《太上太一真一之经》属于一个古老传统，在某种情况下被置入《灵宝五符序》之中，……而从《笑道论》的引文中可以知道，《太上太一真一之经》被置入《灵宝五符序》之中的下限是在六世

① 见谢世维《道教传经神话的建立与转化：以天真皇人为核心》，《清华学报》第 38 卷 2008 年第 2 期，第 295～296 页。

② 见（晋）王明《抱朴子内篇校释》卷十八《地真》，注六，北京：中华书局，1985 年，第 327 页。原文为：“故仙经曰子欲长生至一与之浆：明案，自篇首至此一大段，皆见于《道藏》洞玄部《太上灵宝五符序》卷下。则知所谓‘仙经’，正指《五符经》而言。”

③ 参见 Gil Raz，“Creation of Tradition：The Five Talismans of the Numinous Treasure and the Formation of Early Daoism”（Ph D. diss.，Indiana University，2004），p. 143，pp. 175-178。

④ 同上注。

纪中叶。”① 这样，谢其实仍是认为《灵宝五符序》的最后成型（“《太上太一真一之经》被置入《灵宝五符序》之中”后）是远远晚于《抱朴子》的。②

综上，在《地真》篇和《太上太一真一之经》的关系问题上，学界在过去的争论之基础上，出现了一种调和性的观点，也就是李福和谢世维所共持的源于同一种文献说。

虽然谢世维和李福的看法也有一些差异，但两人均将两种文献的先后搁置，而认为同出第三种文本。必须承认，一切文献都必然有其渊源，无论是思想的还是文本的，所以，要说《地真》篇和《太上太一真一之经》没有早至汉代的思想和文本的凭借，显然是不客观的。但是，如果说有一种具体的确定的文本，乃是《地真》篇和《太上太一真一之经》的共同的祖本，那么目前确未有实际的文献上的证据。

2. 学界有关葛洪《抱朴子内篇·登涉》与《灵宝五符序》的关系的研究

陈国符先生也提出《抱朴子内篇》之《登涉》篇与《灵宝五符序》的关系问题。

他列出了出自《登涉》篇的三段引文，并指出，其中葛洪所引的“灵宝经”即《五符经》。

> 《抱朴子》登涉篇：“而灵宝经云：‘入山当以保日及义日。若专日者大吉，以制日伐日必死。’”又“抱朴子曰：灵宝经曰：所谓宝日者，谓支干上生下之日也，若用甲午乙巳之日是也。甲者木也，午者火也，乙亦木也，巳亦火也，火生于木故也。又谓义日者，支干下生上之日也，若壬申癸酉之日是也。壬者水也，申者金也，癸者水也，酉者金也，水生于金故也。所谓制日者，支干上克下之日也。若

① 着重号为本文作者所加，下同。

② 谢世维：《道教传经神话的建立与转化：以天真皇人为核心》，《清华学报》第38卷2008年第2期，第296~297页。而他又提到唐宋类书以不同名目（诸如《三一经》、《三皇经》或《皇人经》等）征引的许多引文都与《太上太一真一之经》文字相类，从而认为这些引文有些即当来自《灵宝五符序》和《太上太一真一之经》共同的源头经本（第297页）。这其实是把问题复杂化了。

戊子己亥之日是也。戊者土也，子者水也，己亦土也，亥亦水也，五行之义，土克水也。所谓伐日者，支干下克上之日也，若甲申乙酉之日是也。甲者木也，申者金也，乙亦木也，酉亦金也，金克木故也。他皆仿此，引而长之，皆可知也。”“又曰入山宜知六甲秘祝曰：‘临兵斗者，皆阵列前行。’凡九字。”①

其中第一段引文见于《灵宝五符序》卷下——

夏禹受钟山真人。入山水之日，当以保日及义日，专日大吉，易得道；以制日、伐日，入山必死。又欲得六癸之日，六癸之时，一名天心，一名天同，必得度世。

第二段引文亦见于《灵宝五符序》卷下——

保者，支干上生下之日，甲午、乙巳是也；义日，支干下生上之日，壬申、癸酉日是也；制日，支干上克下之日，戊子、己亥是也；伐日，支干下克上之日，甲申、乙酉日是也。制日可施符召鬼耳，取六癸日、六癸时，皆当令和顺也。以类求之，口诀矣。②

第三段引文在《登涉》篇中的完整状态如下——

抱朴子曰：入名山，以甲子开除日，以五色缯各五寸，悬大石上，所求必得。又曰，入山宜知六甲秘祝。祝曰，临兵斗者，皆阵列前行。凡九字，常当密祝之，无所不辟。要道不烦，此之谓也。③

此条中画线内容亦见于《灵宝五符序》——

① 陈国符：《道藏源流考》，北京：中华书局，2012年，第63~64页。文中画线为笔者所加，下同。

② 《太上灵宝五符序》卷下，《道藏》第6册，北京：文物出版社，上海：上海书店，天津：天津古籍出版社，1988年，分别见第338页上至中、第338页中。

③ （晋）王明：《抱朴子内篇校释》卷十七《登涉》，第303页。

> 灵宝入山以甲子开除日，以所授委缯参之五色彩，各五寸，悬于名山大石上，所求必得度世也。入山当以三月七日，吉。[①]

根据前两条引文，陈国符已经指出，葛洪在这里所谓的“灵宝经”其实指的就是《五符序》。[②] 这一观点承刘师培而来。这也就无异于承认，葛洪是见到并参考了《五符序》的。但陈先生又认为在《灵宝五符序》之外，另有一种“古灵宝经”，即是葛洪所见并引用的经典。但是，笔者并不认为在《灵宝五符序》之外，另有一种“古灵宝经”。“灵宝经”的提法，只是葛洪一人之辞。葛洪为什么一方面引用《灵宝五符序》，一方面又不承认此经的经名和存在，而称自己所引出自“灵宝经”？这本身就是一个值得深究的问题。但无论如何，葛洪在《登涉》篇引用了源自《灵宝五符序》的内容，毋庸置疑。

3. 学界有关葛洪《抱朴子内篇·辨问》与《灵宝五符序》的关系的研究

葛洪《辨问》有云——

> ①灵宝经有《正机》、《平衡》、《飞龟授袟》凡三篇，皆仙术也。②吴王伐石以治宫室，而于合石之中，得紫文金简之书，不能读之，使使者持以问仲尼，而欺仲尼曰：“吴王闲居，有赤雀衔书以置殿上，不知其义，故远咨呈。”仲尼以视之，曰：“此乃灵宝之方，长生之法，禹之所服，隐在水邦，年齐天地，朝于紫庭者也。禹将仙化，封之名山石函之中，乃今赤雀衔之，殆天授也。”[③]

陈国符在前述《道藏源流考》中引用了这段文字，他认为《辨问》中的说法源自《越绝书》[④]，但柏夷（Stephen R. Bockenkamp）认为《越绝书》中有关叙述当出于对《灵宝五符序》中有关内容的综合性复述。柏夷提出的

---

① 《太上灵宝五符序》卷下，《道藏》第6册，第338页中。

② 陈国符：《道藏源流考》，第64页。

③ （晋）王明：《抱朴子内篇校释》卷十二《辨问》，第229页。数字编号为笔者所加。

④ 见陈国符《道藏源流考》，第63页。

证据是《越绝书》的叙述中出现了“牧德之山”的概念，而实际上并没有“牧德山”的存在，“牧德”这个名词是借用自《灵宝五符序》中的序文。[①]

柏夷在他的《桃花源与洞天》一文中，也引用了上面的来自《辨问》的段落，但是，他对葛洪叙述的引用少了第①部分，其引文从“吴王伐石以治宫室”开始。[②] 柏夷特别提到葛洪《辨问》篇对《灵宝五符序》卷上序文中的“洞天段落”的节编和改写。首先，柏夷分析了《灵宝五符序》中包山隐居入洞庭的故事（他称之为“洞天段落”）的种种变形，继而提及葛洪在《辨问》中对“洞天段落”的节述，他认为《灵宝五符序》中的叙述是原始文本，也就是说葛洪在《辨问》中的叙述是后于《五符序》的叙述的。在文中他说：“葛洪对将道教的知识追溯到古代的圣王倒是特别感兴趣，因此，‘洞天段落’引起了他的注意。”[③]

（二）问题的提出：哪种文本较早出现？

有鉴于以上关系，需要判断葛洪《抱朴子内篇》和《灵宝五符序》孰先孰后。对此，学界有不同认识。

康德谟（Max Kaltenmark）、柏夷都明确认为《灵宝五符序》出在葛洪《抱朴子》之前。康德谟在《关于道教术语“灵宝”的笔记》中指出，《灵宝五符序》产生于葛洪之前，“葛洪很熟悉这本书，他在《抱朴子》和《神仙传》中谈到并引用过其中一些章节”。[④] 柏夷对两个文本先后的问题，并未展开论述，而是在《桃花源与洞天》一文的注释中明确表明了自己的看法：“《灵宝五符经序》早于葛洪（283～343年）的《抱朴子》和杨羲

① 参见［美］柏夷《桃花源与洞天》，收于氏著《道教研究论集》，孙齐、田禾、谢一峰、林欣仪译，秦国帅、魏美英、纪赟、谢世维校，上海：中西书局，2015年，第169页，注释②。

② 当然这是因为柏夷旨在比较葛洪所述“洞天段落”和原始的《五符序》中的“洞天段落”的区别，所以他略去了似乎无关的这一句。然而，在笔者看来，这一句恰恰是最重要的。因为它是葛洪引用和叙述这一故事的原因。葛洪正是为了说明三篇“灵宝经”的来源，而叙述了这个源自《灵宝五符序》但改编过的故事。参见［美］柏夷《桃花源与洞天》，收于氏著《道教研究论集》，第168页。

③ 见［美］柏夷《道教研究论集》，第168页。

④ 见［法］康德谟《关于道教术语“灵宝”的笔记》，杜小真译，《法国汉学》第2辑，北京：清华大学出版社，1997年，第1页。

（330~？）在《真诰》（HY1010）中所收录的神启。他们对序文的征引有时同我们今天所见的序文不尽相同；但从此事实来看，考虑到该文献是作为一个整体被使用，只会证实他们使用的文献和现在见于 HY388 的文献是相同的。笔者关于这一主张的证据见于下文。尤其可参考关于葛洪的讨论和注释 49。”①

但对于这一观点，学界也有不同看法，如小林正美和山田利明便持有正好相反的看法。不过，谢世维和李福持有比较折中的看法，他们认为二书均来自某种早期文本。然而，不少学者倾向于将《灵宝五符序》的年代判定为较晚，因为他们认为，《灵宝五符序》是一部渐次形成的作品，而最后形成现在所见的三卷本应该是较晚的时候（具体形成年代又有不同说法），但无论如何，一定不会早到葛洪之前。而笔者认为，《灵宝五符序》貌似三卷不相连贯，却在较早的时候（如葛洪和陶弘景的年代）即已形成大致同于今本的面貌。而葛洪在《抱朴子内篇》中对《灵宝五符序》的引用，也不限于上述《地真》《登涉》《辨问》三篇，更大量的征引是在其所撰《仙药》篇中。

二　葛洪《仙药》篇与《灵宝五符序》卷中

其实，不仅是上述《登涉》《地真》《辨问》等篇，葛洪《仙药》篇之撰，受《灵宝五符序》的影响更深。经对勘，《仙药》篇有不少内容都来自《灵宝五符序》的卷中。下举例说明之。

1. 例一

南阳郦县山中有甘谷水，谷水所以甘者，谷上左右皆生甘菊，菊花堕其中，历世弥久，故水味为变。……又菊花与薏花相似，直以甘苦别之耳，菊甘而薏苦，谚言所谓苦如薏者也。今所在有真菊，但为少耳，率多生于水侧，缑氏山与郦县最多，仙方所谓日精、更生、周盈皆一菊，而根、茎、花、实异名，其说甚美，而近来服之者略无效，正由不得真菊也。夫甘谷水得菊之气味，亦何足言。而其上居

① 见［美］柏夷《道教研究论集》，第 160 页，注释①。

民，皆以延年，况将复好药，安得无益乎？[①]

其中画线文字来自《灵宝五符序》卷中的《辨菊亿法》[②]。试列表比较如下。

表1 《仙药》篇与《灵宝五符序》卷中《辨菊亿法》对比

《仙药》篇	《灵宝五符序》卷中《辨菊亿法》
南阳郦县山中有甘谷水，谷水所以甘者，谷上左右皆生甘菊，菊花堕其中，历世弥久，故水味为变。……又菊花与薏花相似，直以甘苦别之耳，菊甘而薏苦，谚言所谓苦如薏者也。今所在有真菊，但为少耳，率多生于水侧，缑氏山与郦县最多，仙方所谓日精、更生、周盈皆一菊，而根、茎、花、实异名，其说甚美，而近来服之者略无效，正由不得真菊也。	菊华与亿华相似，宜以甘苦别之，菊甘而亿苦也。今所在有菊，但为少耳。率多生于水侧，缑氏郦县最多耳。真人曰："日精、更生、周盈、神精、长生，皆一菊也，而根茎华实异名。"其说甚美，而近者服之略无效，正由不得真菊故也。[③]

资料来源：以上文字取自葛洪《抱朴子内篇·仙药》和《太上灵宝五符序》（下同）。

由上可见，两篇文字的相沿之迹甚明，而且显然是葛洪对《灵宝五符序》中的《辨菊亿法》中有关内容加以借用修改，并融入自己的叙述。如原文中的"真人"，葛洪改为"仙方"；又如在"菊甘而薏苦"之后，葛洪插一句自己的评语，"谚言所谓苦如薏者也"。值得注意的是，关于菊的不同名称，葛洪《仙药》篇中只提到日精、更生、周盈三种名称，而《灵宝五符序》列出了全部五个和菊有关的名称，即日精、更生、周盈、神精、长生。不仅如此，《灵宝五符序》对这五种名称更有清楚而详细的解释，指出日精是华、更生是叶、周盈是茎、神精是实、长生是根，而相比之下，《仙药》篇则显得笼统而语焉不详，充分显示了《五符序》才是最初的文献源头。有关说法见于《灵宝五符序》卷中《延年益寿方》[④]——

① （晋）王明：《抱朴子内篇校释》卷十一《仙药》，第205~206页。

② 原作"辩"，本文作者据文意校改为"辨"，下同；"亿"通"薏"。

③ 《太上灵宝五符序》卷中，《道藏》第6册，第325页下。

④ 这里提到的《延年益寿方》位于《辨菊亿法》一篇之后，主要内容是菊的采摘和服用。另外，在《灵宝巨胜众方》中还有一篇"延年益寿神方"，与本篇不同，乃是以胡麻为主要原料。见《太上灵宝五符序》卷中，《道藏》第6册，第324页下至第325页上。

春三月甲寅日日中时采更生，叶也。

夏三月丙寅、壬子日日中时采周盈（一方云周成）。周盈者，菊之茎也。

秋三月庚寅日晡时采日精。日精者，菊之华也。

常以冬十月戊寅日平旦时采神精。神精者，一曰神花，一曰神英，菊之实也。无戊寅者，壬子亦可用也。

冬十一月、十二月壬寅日，日入时采长生。长生者，菊之根也。一方云：十一月无壬寅，壬子亦可用也。[①]

从这则材料可以看出，在《延年益寿方》中，作者不仅交代了五种名称各指菊的哪一部位，而且详细地说明了每一种应当在何时节进行采摘。除此以外，《延年益寿方》中还包括制药的方法、服药的年限及其与药效的关系等信息，呈现了完整的从菊的名称到如何采治服用的信息。

一方云：都合五物，皆令阴干，百日，各令二分，治合下蓰（筛）。此上诸月或无采之日，则用戊寅、戊子、戊辰、壬子日也。春加神精一分，更生二分；夏加周盈三分，更生二分；秋加神精一分，日精二分；冬加日精三分。常以直成日合之，无用破危日合之也。

一方云：亦尔不用执日，令药神不行。当于密室中擣，丸用白松脂，大如梧子，服之，日三，服后饭。服之一年，百病皆去，耳聪目明，身轻益气，增寿二年。服之二年，颜色悦泽，气力百倍，白发复黑，齿落更生，增寿三年。服之三年，山行不避蛇龙，鬼神不逢，兵刃不当，飞鸟不敢过其傍（旁），增寿十三年。服之四年，通知神明，及与五行，增寿四十年。服之五年，身生光明，目照昼夜，有光关梁，交节轻身，虽无羽翼，意欲飞行。服之六年，增寿三百岁。服之七年，神道欲成，增寿千年。服之八年，目视千里，耳闻万里，增寿二千年。服之九年，神成，能为金石，死能复生，增寿三千年。左青龙，右白虎，黄金为车。

① 《太上灵宝五符序》卷中，《道藏》第6册，第325页下。

又一方云：春加神精二分，更生二分；夏加神精一分，周盈二分；秋加日精二分；立冬加神精二分；冬至加神精一分，长生二分。日吞十九，旦暮各五。

一方云：秋加神精一分，日精二分。

一方云：春加周盈二分。①

因此，在菊的问题上，从《仙药》篇与《灵宝五符序》二书所呈现的信息完整度看，应当是葛洪参考了《灵宝五符序》中的有关内容。

2. 例二

仙药之上者丹砂，次则黄金，次则白银，次则诸芝，次则五玉，次则云母，次则明珠，次则雄黄，次则太乙禹余粮，次则石中黄子，次则石桂，次则石英，次则石脑，次则石硫黄，次则石（米+台），次则曾青，次则松柏脂、茯苓、地黄、麦门冬、木巨胜、重楼、黄连、石韦、楮实、象柴［一名托卢是也。或云仙人杖，或云西王母杖，或名天精，或名却老，或名地骨，或名苟（枸）杞也］。②

文中“象柴［一名托卢是也。或云仙人杖，或云西王母杖，或名天精，或名却老，或名地骨，或名苟（枸）杞也］”这一部分采用了不同于王明校释本的标点。实际上，后面的托卢、仙人杖等七种名称，都是“象柴”的异名。而这一部分，实乃摘取自《灵宝五符序》卷中的《枸杞酒方》。

试比较如下。

从下表可见，尽管有异文，葛洪对“象柴”（《五符序》作“蒙柴”，即枸杞）的解释，其所列出的另外七种异名，均见于《灵宝五符序》卷中的《枸杞酒方》。而且《枸杞酒方》不仅包括了枸杞的八种名称，还有对此现象的“解释”，即八名是“象八气”，因此更应是原始文本。

① 《太上灵宝五符序》卷中，《道藏》第 6 册，第 325 页下至第 326 页中。
② （晋）王明：《抱朴子内篇校释》卷十一《仙药》，第 196 页。

表 2　《仙药》篇与《灵宝五符序》卷中《枸杞酒方》对比

《仙药》篇	《灵宝五符序》卷中《枸杞酒方》
仙药之上者丹砂，次则黄金，次则白银，次则诸芝，次则五玉，次则云母，次则明珠，次则雄黄，次则太乙禹余粮，次则石中黄子，次则石桂，次则石英，次则石脑，次则石硫黄，次则石（米+台），次则曾青，次则松柏脂、茯苓、地黄、麦门冬、木巨胜、重楼、黄连、石韦、楮实、象柴[一名托卢是也。或云仙人杖，或云西王母杖，或名天精，或名却老，或名地骨，或名苟（枸）杞也]。	此草一名蒙柴，一名杶櫖，或名仙人杖，或名西王母杖，或名天精，或名却暑，或名地骨，或名枸杞。吾有八名，象八气。仙人曰：子欲长活，食我八气，子食八气，令子长视。①

《仙药》篇提到的“象柴”看起来比较奇怪，王明校释中提及《太平御览》《大观本草》引《抱朴子》的引文中“象”作“家”，而《灵宝五符序》原作“蒙柴”。笔者颇疑心“象”和“家”都是因形近而误，或本文乃《五符序》中的“蒙”。

在“象柴”（“蒙柴”）之后的第一种异名，校释本作“托卢”。而据王明的校释，“托”字原本作“纯”，因《太平御览》《大观本草》引文作“托”，故改为“托”。可是，《五符序》中《枸杞酒方》作“杶櫖”，笔者颇疑心或原来的“纯”字更接近原文，而为“杶”字之形讹。“卢”（繁体作“盧”）字亦形近而误，依《五符序》，当为“櫖”。

之所以说《五符序》当为原始文本，还有一个证据，即《枸杞酒方》中还有对枸杞调制方法的介绍以及药效的说明——

> 枸杞根，好治令洁净，百斤，细剉（锉）之，大釜中益水煮之，绞去滓。器中澄之，去下滓浊，令得五斗。生地黄三十斤，净洗之，捣绞取汁，合枸杞汁中。方用曲三斤，捣令细炊，赤黍米五斗，饋（馈）以药汁。饭熟，合曲，投药汁中酿之。酒熟，饮之，随意多少，无常限也，唯不欲令人醉。治百病，益气力，延年命。②

① 《太上灵宝五符序》卷中，《道藏》第 6 册，第 333 页上。

② 《太上灵宝五符序》卷中，《道藏》第 6 册，第 333 页上。

从以上情况可见，《枸杞酒方》更像是一份原始的、完整的系统文献，从枸杞的名称（八种异名）到调制方法及药效，尽包含其中，而葛洪只是从其中摘取了有关枸杞的名称的部分。故《枸杞酒方》乃是葛洪《仙药》篇中有关枸杞的记述的原始文献。

3. 例三

及夫木芝者，松柏[①]脂沦入地，千岁化为茯苓，茯苓万岁，其上生小木，状似莲花，名曰木威喜芝。夜视有光，持之甚滑，烧之不然，带之辟兵。以带鸡而杂以他鸡十二头共笼之，去之十二步，射十二箭，他鸡皆伤，带威喜芝者终不伤也。[②]

此段中的画线文字来自《灵宝五符序》卷中《去三尸延年反白之方》一段有关松脂和茯苓的变化的介绍。试比较如下——

表 3　《仙药》篇与《灵宝五符序》卷中《去三尸延年反白之方》对比

《仙药》篇	《灵宝五符序》卷中《去三尸延年反白之方》
及夫木芝者，松柏脂沦入地，千岁化为茯苓，茯苓万岁，其上生小木，状似莲花，名曰木威喜芝。夜视有光，持之甚滑，烧之不然，带之辟兵。以带鸡而杂以他鸡十二头共笼之，去之十二步，射十二箭，他鸡皆伤，带威喜芝者终不伤也。	宜服丹光真华之母，宜食浮水玄云之髓，此自然能生，千岁一变，百岁一化，先变后化，天不复害，神鬼无奈何，故可服也，故得生也。丹光之母者，松脂也。浮水之髓者，茯苓也。能伏鬼神，却死更生。松脂流入地中，千年变为茯苓，茯苓千年化为琥珀，琥珀千年变为丹光，丹光色紫而照人。丹光千年变为蜚节芝，蜚节芝千年变为浮水之髓，浮水之髓千年化为夜光，夜光千年化为金精，金精千年化为流星，流星千年化为石胆，石胆千年化为金刚，金刚千年化为木威僖芝。夫金入火不耗，入水益生。夫松脂之变，盖无常形，故能沈（沉）沦无方，上升太清。此飞仙之法，勿传非其人。[③]

由以上两段引文的对比可见，《仙药》篇所谓的“茯苓万岁，其上生小木，状似莲花，名曰木威喜芝”，在《去三尸延年反白之方》中有非常详尽的展开，

① “柏”字当为衍文。

② （晋）王明：《抱朴子内篇校释》卷十一《仙药》，第 199 页。

③ 《太上灵宝五符序》卷中，《道藏》第 6 册，第 327 页上至中。

将万年之中每一阶段的状态都作了交代。在茯苓和木威喜芝（“喜”，《五符序》作“僖”）之间，还有琥珀、丹光、蜚节芝、浮水之髓、夜光、金精、流星、石胆、金刚等九种状态。每次状态的变化都是间隔千年，从茯苓到木威僖芝恰好是万年。像这样高度吻合的情况，绝不会是巧合。从繁到简是容易的，却不大可能倒过来。所以应当是《仙药》篇化约熔裁了《五符序》卷中《去三尸延年反白之方》的相关内容，将其作为自己文字的一部分。

4. 例四

柠木实之赤者，饵之一年，老者还少，令人彻视见鬼。昔道士梁须年七十乃服之，转更少，至年百四十岁，能夜书，行及奔马，后入青龙山去。槐子以新瓮合泥封之，二十余日，其表皮皆烂，乃洗之如大豆，日服之。此物主补脑，久服之，令人发不白而长生。玄中蔓方，楚飞廉、泽泻、地黄、黄连之属，凡三百余种，皆能延年，可单服也。灵飞散、未央丸、制命丸、羊血丸，皆令人驻年却老也。①

其中有关槐子的药方亦来自《灵宝五符序》卷中。在该卷《真人四物却谷散》② 之后，有五个有关槐子的药方。其中第一个药方，即为《仙药》篇所述此方。试比较——

表 4　《仙药》篇与《灵宝五符序》卷中槐子药方对比

《仙药》篇	《灵宝五符序》卷中
槐子以新瓮合泥封之，二十余日，其表皮皆烂，乃洗之如大豆，日服之。此物主补脑，久服之，令人发不白而长生。	槐木者，虚星之精。长服之，年老更壮，脑不损耗，好颜色。以十月上巳日取槐子，盛新瓦瓮中，覆一瓦盆盖之，泥封之三七二十一日。发洗之，其外皮皆去，中子如大豆状，服之。从月一日始，一日服一枚，二日服二枚，三日服三枚，从此至十日，日加一枚，计十日服五十五实。大月服一百六十五，小月则不能以大月计。计一年服一千九百八十实，一年有六小月，即减六十实。③

① （晋）王明：《抱朴子内篇校释》卷十一《仙药》，第 205 页。

② 当中所谓的四物指的是：茯苓屑、干地黄屑、胡麻屑、天门冬屑。见《太上灵宝五符序》卷中，《道藏》第 6 册，第 328 页中。

③ 《太上灵宝五符序》卷中，《道藏》第 6 册，第 328 页中。

对比可知，出现在两种文献中的这一药方基本是一致的。但是，《五符序》中的这个药方仅是有关槐子的五个药方中的一个。另外，在《五符序》中，该药方还包括了服用方法的详细介绍，即从第一日服一枚起，每天加服一枚，这样，到第十日，就是共服用了五十五枚。但是像这样的信息，葛洪的《仙药》篇是没有涵盖的。

总之，通过上述四个例子，可以看出，葛洪《仙药》篇有不少内容与《灵宝五符序》卷中相吻合。由于《灵宝五符序》卷中的文字信息显得原生、完整，《仙药》篇则显得像是对《五符序》的摘录，故本文认为葛洪在编撰《仙药》篇的时候，应参考了《灵宝五符序》卷中的内容。

三　陶弘景与《灵宝五符序》

（一）陶弘景《真诰》《登真隐诀》与《灵宝五符序》

陶弘景在《真诰》及《登真隐诀》中多次提到《五符》，若拿今本与之对照，俱合焉。这一点，曾达辉在其宏论《〈太清金液神丹经〉与〈马君传〉》中已详细论证。他举陶弘景在《真诰》和《登真隐诀》中提到的九段有关《五符》的文字，与今本《太上灵宝五符序》作对照，发现均“若合符节”。而且值得注意的是，九段内容分别出自今本《五符序》的卷上、卷中或卷下。因此他认为，今本当与陶弘景所见《五符》（即杨书《灵宝五符》，或云刘璞本《灵宝五符》）大致相同。①

（二）《本草经集注》与《灵宝五符序》

曾达辉文讨论陶弘景对《五符》的评述或征引，主要使用的是陶弘景的《真诰》和《登真隐诀》，没有涉及他的另一部本草著作，即《本草经集注》。实际上在陶弘景《本草经集注》的注语当中也能见到对《五符》

① 曾达辉：《〈太清金液神丹经〉与〈马君传〉》，《清华学报》第36卷2006年第1期，第16~19页。

的讨论或不提名的征引，与现存之《五符序》也是相符的，这一点可视为对曾达辉的“陶弘景所见《五符》即今本”这一论点的证据补充。

1.《本草经集注》卷三“青蘘”条

陶弘景注：“胡麻叶。……五符巨胜丸方亦云：‘叶名青蘘。本生大宛，度来千年耳。’”①

以上陶弘景注语中引自五符巨胜丸方的内容均见《五符序》卷中。“叶名青蘘”的信息见该卷“灵宝巨胜众方”②：“巨胜一名胡麻，一名苟虱，一名莫如，一名三光之遗荣，一名天地之更生，一名流朱，一名九变，一名幽昌，一名含胦，一名青襄。青襄，叶名也。”③“本生大宛，度来千年”之信息见同卷“灵宝服食五芝④之精”：“老君曰：苟虱养体，住色还年，一字胡麻，本生大宛，生来万岁，来东度关，留在中土，断绝胡蛮。含水之精，却风除寒，自名巨胜，摈逐邪奸，服之不息，与世长存。（巨胜、威僖结亲，出胡国，能调和精神，子能服之，故得长生。）”⑤

2.《本草经集注》卷七“鸡头实”条

陶弘景注：“此即今芍子，子形上花似鸡冠，故名鸡头。仙方取此并莲实合饵，能令小儿不长，自别有方。正尔食之，亦当益人。”⑥

陶弘景在这里没有提到《五符序》，而是称引自“仙方”。而与“仙方”取鸡头实“并莲实合饵”之做法有关的信息可见于《五符序》卷中

① （南朝梁）陶弘景编《本草经集注》，北京：人民卫生出版社，1994年，第237页。

② “灵宝巨胜众方”，经中云“霍林仙人授乐子长，隐于劳山之阴”。见《太上灵宝五符序》卷中，《道藏》第6册，第324页下。

③ 《太上灵宝五符序》卷中，《道藏》第6册，第324页下。

④ 五芝指的是：姜、蜀椒、菖蒲、巨胜［胡麻］、威僖［茯苓］。

⑤ 《太上灵宝五符序》卷中，《道藏》第6册，第323页下。括号内为小字注文，括号为本文作者所加，下同。

⑥ （南朝梁）陶弘景编《本草经集注》，第464页。

"住年方"："以八月直成日取莲实，九月直成日取鸡头实，阴干百日，捣，分等。直成日以井华水服方寸匕。满百日，壮者不复老，老者复壮。若为不然，以药别食鸡雏百日，即知验矣。久服之神仙。"① 另外，陶注中引仙方提及的药效"能令小儿不长，自别有方"，其实亦与上述"住年方"中的"以药别食鸡雏百日，即知验矣"异曲同工。

另外，同卷"真人住年月别一物藕散"中所提到的第二种药方，亦将莲实、鸡头实与藕合饵。原文为："藕实，一名水芝丹，一名茄实，一名芡实，一名莲花，一名芙蓉。其叶名荷，其小根名芋，大根名藕，其初根名茭，与鸡头为阴阳。以八月上戌取莲裹实，九月上戌取鸡头实，九月上午取藕，各分等，阴干，百日治之，正月上卯平旦，井华水服一方寸匕，日四五，后饭。服之百日止。主补中益气力，养神不饥，除百病，久服轻身延年，不老神仙。鸡头实，一名雁实，一名天门精，一名天禹，一名曜味甘，治湿痹、腰脊痛，补益气强志，耳目聪明，久服轻身不饥，神仙也。"②

因此，笔者认为，陶弘景在"鸡头实"条的注语所提到的"仙方"，当指《五符序》中有关鸡头实和莲实合饵的药方。

3.《本草经集注》卷三"黄精"条

> 陶弘景注："今处处有。二月始生。……世方无用此，而为《仙经》所贵。根、叶、华、实皆可饵服，酒散随宜，具在断谷方中。黄精叶乃与钩吻相似，惟茎不紫、花不黄为异，而人多惑之。其类乃殊，遂致死生之反，亦为奇事。"③

所谓"根、叶、华、实皆可饵服，酒散随宜，具在断谷方中"，有关内容见《五符序》卷中"灵宝黄精方"——

① 《太上灵宝五符序》卷中，《道藏》第 6 册，第 329 页上。

② 《太上灵宝五符序》卷中，《道藏》第 6 册，第 329 页上。

③ （南朝梁）陶弘景编《本草经集注》，第 199 页。

> 以春取根，净洗薄切，熟蒸之，曝可令燥，捣服方寸匕，当露捣之。一名马箭，一名葹（莵）竹，一名葳蕤，一名可沮，一名羊括，一名仙人余粮，一名苟格，一名垂珠。
>
> 其叶名鸡格根，一名黄精，一名白芨（及），三月采根，可饵也。主轻身益气明目，饵服令人耐饥，其味甘无毒，阴干，五十日成。
>
> 取实一斗，渍以甘水，二斗为浆，若酒服之为常，可不死也。
>
> ……今者有但服华者。黄精之精，一名黄华，其味皆甘香也。取其母煮之以为饮，宽中益气，常以为饮，甘香辟恶气，令人有色泽，耐寒暑。一名救穷乏粮，凶年可与老小休粮而食之，服其华，胜其实，实胜其根也。[①]

由上述内容可以看出，《五符序》有详细的“根、叶、华、实”饵服的方法。而所谓的“酒散随宜，具在断谷方中”则见于其中对服黄精根的方法介绍——

> 欲饵之法，以二月、八月取根，刮去毛，熟洗细切。一斛煮以水六斗，炊火令和。旦至夕，药熟，出，使寒，手挼之使碎。酒囊酿得汁，还竭，令可丸。取滓干末纳釜中，令和。药成，服如鸡子者，日三。可绝谷不食，不寒不暑，行及奔马，百病自愈。……亦可散服，未必饵也。[②]

另外，在描述服饵黄精的效果时，多次提到可以断谷，故这些黄精服饵方，同时也是断谷方。[③] 如“服如鸡子者，日三。可绝谷不食，不寒不暑，行及奔马，百病自愈”，“黄精之精，一名黄华，其味皆甘香也。取其母煮之以为饮，宽中益气，……一名救穷乏粮，凶年可与老小休粮而食之，服其华，胜其实，实胜其根也”。[④]

① 《太上灵宝五符序》卷中，《道藏》第6册，第330页上至中。

② 《太上灵宝五符序》卷中，《道藏》第6册，第330页中。

③ 也有可能在陶弘景之前，或即陶弘景本人，将包括黄精服用法在内的有关断谷的服食方法集为一书，称为“断谷方”。

④ 《太上灵宝五符序》卷中，《道藏》第6册，分别见第330页中、第330页下。

另外，陶弘景注中有关黄精和钩吻的对比（“黄精叶乃与钩吻相似，……而人多惑之。其类乃殊，遂致死生之反”），亦见于《五符序》对黄精的药性和功效的介绍。《五符序》卷中——

此草与钩勉（吻）相对。黄精，太阳之精，入口使人长生，钩勉（吻）者，太阴之精，入口使人即死，不知其相对也。人但信钩勉（吻）之杀人，而不信黄精之生人，不能服之也。［钩勉（吻）者，野葛也。日南诸夷山薮中，名野葛为钩勉（吻），食之入口便杀人，其毒烦冤，气钩人肠，必勉绝之，故名之曰钩勉（吻）也。］①

可以看出，《五符序》强调了黄精与钩吻相对（即相反）的药性：黄精使人长生，钩吻却入口便杀人。陶弘景所谓“其类乃殊，遂致死生之反”正是此意。

（三）陶弘景应见到今本《五符序》

综上三条引用可知，《本草经集注》也多次以不同方式，或隐或显地征引了《灵宝五符序》中有关草药的内容，而且均出自《五符序》的卷中。

如果说陶弘景在他主要的著作如《本草经集注》《真诰》《登真隐诀》中都引用了《灵宝五符序》的内容，而且略同今本，那么在陶弘景的时代，一个略同今本的《灵宝五符序》就应已经存在，而不是学界所认为的今本《五符序》经过了一个层累地形成的过程。

陶弘景对所谓的“真经”“真诰”有自己的严格判断和采用。所以，如果说陶弘景要引用他所见到的《灵宝五符序》，那一定是出自杨羲之手的。也就是说，他所用的《灵宝五符序》应该就是他在《真诰》中所提到的刘璞授给杨羲的本子。《真诰》记载，魏华存长子刘璞在晋穆帝永和六年（350年）将《灵宝五符》授给杨羲（时年21岁）。

《真诰》卷二〇《真胄世谱》：“杨先以永和五年己酉岁受《中黄制虎

① 《太上灵宝五符序》卷中，《道藏》第6册，第329页下。

豹符》，六年庚戌，又就魏夫人长子刘璞受《灵宝五符》。”①

而在《真诰》同卷，陶弘景叙述早期上清经三君手书的流转及最后归处的时候，也提到“杨书《灵宝五符》”之命运：“杨书《灵宝五符》一卷，本在句容葛粲间。泰始某年，葛以示陆先生。……陆亡，亦随还庐山。徐叔标后将出。徐亡，乃在陆瑰文间。【已还封昭台】”②

综上所述，一个略同今本《灵宝五符序》的“杨书《灵宝五符》”，在350年之前就应已经形成了。这里特别应注意的是，《灵宝五符序》卷中尽管看起来与卷上、卷下内容不统一，像是后来插入的部分，但是应该本就是原本具有的内容。综上所述，笔者认为，《灵宝五符序》貌似三卷不相连贯，却应在较早的时期，如陶弘景的时代，已经形成大致同于今本的面貌。

四　结论

如上所述，笔者认为葛洪的《抱朴子内篇·仙药》应很大程度上吸收了《灵宝五符序》卷中的内容。而陶弘景的《本草经集注》实际上也对《五符序》卷中有一些征引。曾达辉此前已论证陶弘景所见《灵宝五符》即杨羲所得刘璞本《灵宝五符》，也就是现存《道藏》的《太上灵宝五符序》。

如果说在永和六年（350年），一个略同今本的《灵宝五符序》就已存在；而且如上所述，在《抱朴子内篇》当中，不仅是《地真》《登涉》《辨问》等篇，还有学者未留意的《仙药》篇，均不同程度地摘抄、吸取了《五符序》的内容；另外，相比《五符序》，《抱朴子内篇》的文字多显得简略，更像是对《五符序》中相应文字的删减和化裁——那么，综合上述几点，笔者认为，葛洪在撰写《抱朴子内篇》的时候，应该是参考了《灵宝五符序》。大致同今本的一个《灵宝五符》，在葛洪撰《抱朴子内

① ［日］吉川忠夫、麦谷邦夫编《真诰校注》卷二〇，朱越利译，北京：中国社会科学出版社，2006年，第592页。又见《道藏》第20册，第609页下。

② ［日］吉川忠夫、麦谷邦夫编《真诰校注》卷二〇，第581页。

篇》的时候（东晋元帝建武元年，317 年）已经存在，并为他所吸取。

除此之外，《灵宝五符序》的年代当不早于公元 280 年三国吴灭亡之时。刘师培在《读道藏记》中早已提到，今《道藏》本“即古五符经……或亦书有缺残，然究系六朝以前古籍”。他的主要依据是甄鸾《笑道论》和《太平御览》的引文，均可在《道藏》本中找到对应的文字。不仅如此，刘甚至认为：“观此书五帝官将号章，详析五方帝名及方色，太清五始法章以五藏五常配五行，并及孤虚王相之法，是均汉人遗说，即出自汉季，亦未可知。”[①] 不过虽然内容有汉代遗说，但《灵宝五符序》卷中有吴大帝种黄精事，提及吴主孙权以及孙吴的灭亡——

> 昔人有至霍山赤城内者，见其中有数千家，并耕田垦陆，尽以种此草（笔者按，指黄精），多者数十顷，少处数十亩，而其根茎殊大，当是锄护之至，不如于山中稆出而生矣。草泽中皆有之也。昔人即问赤城人：种此草何为？人对之云：此仙草，此中人由来并食之耳，使人长生矣。吴主孙权时闻其说，所言之审，即使人于江东山中种而食之。但权不绝房内，为诸不静，遂不能得其益也。尔时皆使监司领兵人专守之。吴败，而此里名故存。江东或名之为蒬（莬）竹里，或名之为黄里，是权时种植之故处也。[②]

故《灵宝五符序》当成于 280 年三国吴亡国之后，此即为成书时间上限。

本文前已提到，在葛洪《抱朴子内篇》和《灵宝五符序》时间先后的问题上，学界有人持有相反意见，而谢世维和李福则持有比较折中的观点，即认为二者均来自另一种早期文本，即葛洪与《灵宝五符序》的作者有早期道经文献作为共同的渊源。该观点是学者在比较《地真》篇和《灵宝五符序》卷下的真一之经的时候作出的。这一观点貌似公允而极难证非。但是鉴于《灵宝五符序》这一道经的秘传性，笔者认为，其实不大可

① 刘师培：《太上灵宝五符序》，见氏著《读道藏记》，宁武南氏校印本，第 22~23 页。

② 《太上灵宝五符序》卷中《灵宝黄精方》，《道藏》第 6 册，第 330 页下。

能在《抱朴子》和《五符序》之外，还有第三种类似的文献，为二书所共同取资。

杨羲所书《灵宝五符序》，直到陆修静晚年（约 470～477 年），都还是一份至为隐秘的道经。甚至顾欢苦求一见，而陆修静也不与之。《真诰》卷二〇《翼真检第二》：“杨书《灵宝五符》一卷，本在句容葛粲间。泰始某年，葛以示陆先生。陆既敷述《真文赤书》、《人鸟五符》等，教授施行已广，不欲复显出奇迹，因以绢物与葛请取，甚加隐闭。顾公闻而苦求一看，遂不令见，唯以传东阳孙游岳及女弟子梅令文。陆亡，亦随还庐山。徐叔标后将出。徐亡，乃在陆瑰文间。【已还封昭台】”[①]

这里的记载清楚显示，在陆修静的时代，因为陆的宣扬，广为流传的是葛家所造的“人鸟五符”，而杨书《灵宝五符》（即今天所见《灵宝五符序》）则极少人知道。葛洪能得到《灵宝五符》，是不容易的。考虑到这部经的罕见、隐秘和贵重，以及当时人（包括葛洪在内）对真正道经的崇拜和虔诚，其实很难想象，在葛洪的作品和《灵宝五符序》之外，还能有第三种文献资源。要注意，葛洪的《抱朴子》和《灵宝五符序》，其实不能在一种层面上加以比较，因为葛洪的书是公开的，而“仙经”《灵宝五符序》却是隐蔽和秘传的，见者罕有。直到 350 年，刘璞才把这部少有人见的经典（葛洪见过）传给杨羲。而直到 477 年之前的几年，陆修静还在隐闭此经，甚至在陆修静亡后很长一段时间（陶弘景开始搜集上清经诰之前），这部经都是一部少人知见的文本。在这样的不平等的传播方式的背景下，很难想象，会是《灵宝五符》抄了葛洪的作品；同时，也不大可能还有第三种资源，供《灵宝五符》和葛洪去同等“借鉴”。笔者甚至认为，正是因为这种不平等（葛洪的作品广为人知），才迫使刘璞在葛洪去世后将真正的《灵宝五符》（而不是“人鸟五符”）传给杨羲，让他去发扬光大。另外《真诰》中那一段有关《灵宝五符》的记载中，还有一点值得特别留意，即陆修静用绢物从葛粲处买来此经，目的其实却在于隐蔽之而不令人见。这显然是因为，若有人见到这部经，即能明白，陆修静所传

① ［日］吉川忠夫、麦谷邦夫编《真诰校注》卷二〇，第 581 页。

“五符”（也就是葛家所造的“人鸟五符”）其实是根据此经伪造出来的。

另外，耐人寻味的是葛洪的态度。葛洪在《抱朴子》中多次大量引用《灵宝五符序》，却从不提这部经的名字（有时称“仙经云”），在他的《遐览》之中也不著录该经，貌似他从未见过此经。应该说，这是刻意为之，是一种“讳莫如深”式的隐蔽。要知道后来葛家造出了另一种“五符”，即陆修静所宣扬的“人鸟五符”，葛洪当初的隐藏经名、不明引就显得意味深长了。

另外，关于葛洪的撰作，还有一个值得留意的方面。葛洪之师郑隐于 302 年离去，而《抱朴子内篇》却是在 317 年成书，即使考虑到撰写需要时间，还是可以认为，当时葛洪在从郑隐处受经之后（当在 302 年之前）并未立即撰写《抱朴子内篇》。笔者认为，葛洪在 302 年（19 岁）至 317 年（34 岁）之间，当得到了新的资源（如《灵宝五符序》）。可是，他却只是反复强调了自己从郑隐处学习和受书之事，对新得到的资源绝口不提。在这新资源中，《灵宝五符序》当为其中最重要的部分。

总之，笔者认为《灵宝五符序》产生于葛洪撰《抱朴子》之前，亦早于东晋中期上清降经，即在西晋至于东晋初年的时间里产生。它不仅对葛洪的著作影响甚巨，而且直接启示了早期上清经和灵宝经的产生。而其作者很可能是最早南渡的天师道祭酒魏华存之二子，即刘璞和刘遐兄弟。鉴于葛洪和陶弘景在医药史和本草史上的地位，可以想见《灵宝五符序》卷中在早期中国医药史的重要地位，还需得到更多的关注和研究。

书评 & 学术动态

药香越千年，群贤论东西：评《本草环球记》*

杨　渝**

【摘要】2018 年，复旦大学历史系、英国华威大学历史系和上海中医药大学科技人文研究院联合举办了题为“贸易为健康的驱动力：近现代以来的世界贸易与医药产品”的国际学术研讨会，聚集了来自中国、英国、法国、德国、荷兰、新加坡、哈萨克斯坦等国家的三十余位学者，从全球史角度观察本草和医药产品的长时段、跨地区的流动特征。《本草环球记》正是这次盛会的余音。该书汇集了 18 位学者的 16 篇论文，研究内容时间跨度超过 1600 年，从不同的文化出发追踪药用本草的全球流通历史，探讨药物、贸易和健康知识的生产，尤其是来自中国的药用本草和药物商品知识。

【关键词】全球史　本草　中草药　贸易　流通

一棵植物的根茎或汁液是如何被奉为万灵神药而漂洋过海，展开长达千年的全球之旅的？在一个地区被视为魔鬼粪便的臭草如何到达地球的另一端，成为厨房的香料或餐桌上的食材？人类的历史上有多少健康知识是被生产出来的？贸易对全球医药史产生了多大的影响？如何准确、高效地追踪本草的全球足迹？……复旦大学历史学系高晞教授与英国国家学术院院士、华威大学全球历史与文化中心的何安娜（Anne Gerritsen）教授主编

* 本文系教育部人文社科一般项目“一带一路国际化视域下中医教材英译与传播研究”（23YJAZH179）、国家社科基金重大项目“中医药基本名词术语挖掘、整理及翻译标准化研究”（19ZDA301）、上海市重点课程建设“全球视野下的中医典籍”阶段性成果。

** 杨渝，上海中医药大学副教授。

的《本草环球记：5 世纪以来全球市场上的药物、贸易与健康知识生产》（中华书局，2023 年 9 月）在解答这些深刻而又有趣的问题的同时，也为我们呈现了医学史研究中的新视角和新方法。

一　一个焦点，多重视角

自 20 世纪 70 年代以来，全球史（global history）研究逐渐成为史学研究的新动向；尤其在布鲁斯·马兹利什（Bruce Mazlish）和拉尔夫·布尔金斯（Ralph Buultjens）提出全球史研究的方法论变革的历史宣言后①，全球史研究逐渐成为显学。全球史研究方法是为摆脱欧洲中心论和民族国家（the nation state）历史叙事框架而产生的一种研究转向，要求研究者“如同在宇宙的瞭望台上观察全球”②，超越民族国家叙事框架思考问题，摆脱单一性的历史叙事，拥抱一种共享、交织的历史记忆③，梳理全球与地方之间跨越边界的联系，追踪知识从地方性到世界性的变迁。全球史方法突破了传统的民族国家研究框架，研究者可以跳出自身的学术和语言背景进行跨越民族、文化和政治边界的全景式的研究。全球史研究的优势不言而喻，但是，全球史视角下的历史叙事过于宏阔，又无研究标准可依，尤其受制于缺少中心的研究范式和不得不面对的多语种的困境，这成为个体研究者难以承受之重。由此，我们不难理解《本草环球记》采用汇编形式的旨趣：群贤毕至，少长咸集；一个焦点，多重视角。

这本书取材于 2018 年一场由复旦大学历史系、英国华威大学历史系和上海中医药大学科技人文研究院联合举办的题为“贸易为健康的驱动力：近现代以来的世界贸易与医药产品”的国际学术研讨会。作为会议的召集

---

① Bruce Mazlish, Ralph Buultjens, ed. *Conceptualizing Global History*, Boulder, Westview Press, 1993.

② Felipe Fernández-Armesto and Benjamin Sacks, "Networks, Interactions, and Connective History," in: Douglas Northrop (ed.), *A Companion to World History*, Oxford (Wiley-Blackwell) 2012, pp. 303-320. 引文见第 303 页。

③ ［日］入江昭：《全球史与跨国史：过去，现在和未来》，邢乘吉、滕凯炜译，杭州：浙江大学出版社，2018 年，第 81 页。

人，复旦大学高晞教授与英国国家学术院及欧洲科学院院士、英国华威大学何安娜教授发现，来自中国、英国、法国、德国、荷兰、新加坡、哈萨克斯坦等国家的三十余位学者中很大一部分“不约而同地偏重观察医药产品的长时段、跨地区的流动特征，尤其是‘物’的文化史”①，形成了全球史方法和历史学物质转向的有机融合。于是，一部“群贤毕至，少长咸集”的《本草环球记》呼之欲出。最终呈现在我们面前的《本草环球记》汇集了18位学者的16篇论文，研究内容时间跨度超过1600年，涉及中文、英文、法文、俄文、拉丁文、梵文等多语种背景文化。全书以药用本草为焦点，尤其以中药材为重；借来自不同文化和语言背景的学者的多重视角探讨本草的全球贸易与流通、贸易与健康知识生产的相互联系。

二　本草环游全球对话

全球整合的过程中有五种主要的驱动因素：技术、帝国、经济、文化和生物。② 近几十年来的全球史研究也主要以这五大要素为核心展开。其中，关于生物的研究更强调全球微观史的路径，也就是从特定的空间与社会特质来分析某个具体的主题，同时也将该主题置于全球脉络之中。③ 本书中出现的阿魏、中国根、大黄、丁香、人参等原是全球贸易市场琳琅满目的商品中微小的个案，研究者透过个体本草的全球流通探索全球进程，并寻找地方与世界之间的千丝万缕的联系，关注的问题包括本草如何构建一个庞大的商业网络，地方性知识为何会在全球贸易交流不断加深的过程中逐渐成为世界性的知识，以及贸易如何推动新的药物知识产生等。

本书的前四篇文章在取材和研究思路上有异曲同工之处。这四篇论文都采用了知识考古的方法，通过梳理本草的全球流通史考证其名与实。阿魏、中国根和大黄在流传过程中都存在同物异名的情况，为了揭示全球流

① 高晞、［荷］何安娜主编《本草环球记：5世纪以来全球市场上的药物、贸易与健康知识生产》，北京：中华书局，2023年，第401页。

② ［德］塞巴斯蒂安·康拉德：《全球史是什么》，杜宪兵译，北京：中信出版集团，2018年，第85页。

③ ［德］塞巴斯蒂安·康拉德：《全球史是什么》，第108～109页。

通初期这几种本草在特定历史时期的真实面目，几位学者耗费了大量心血。梁其姿和陈明关于阿魏的研究纵贯 5 世纪到 19 世纪，横跨欧亚大陆，遍历由梵文、中文、英文、吐火罗文、波斯文、阿拉伯文、蒙文、藏文、葡萄牙文、日文、法文、拉丁文等文字写就的珍贵文献，深入贸易、宗教、植物学、博物学、药学和医学，发现阿魏在历史上也被称为兴渠、阿虞、形虞和哈昔尼等，在不同的文化中存在不同的描述。阿魏是一种充满矛盾的植物：其一，它在印度和波斯地区是流行的香料和食材，在东亚和欧洲却因其恶臭而被挡在食谱以外；其二，它在中医、印度医学、伊斯兰医学、阿拉伯医学中被普遍采用，在全球市场上却始终真伪难辨；其三，它在全球流通一千多年，近代又备受博物学家关注，但它的真实面目却模糊不清。在中国，阿魏是一味中药。中医医家认为阿魏的恶臭能抑制其他恶臭，还能杀虫（体内的病因）和治疗多种疾病——这种思维似乎符合中医“以毒攻毒”的诊疗思路——因而成为昂贵的药材。这种食材、药物、文化的跨区域的互动让阿魏具备了全球贸易的价值，促使其价格不断高涨，随之催生了行业乱象。尤其是从印度中转而来的掺假或者假冒的阿魏进入中国市场后，因其形态各异、真假难辨，阿魏逐渐成为假冒伪劣商品的代名词。中国民间就有俗谚道“黄芩无假，阿魏无真”[①]。因此，从 16 世纪开始，阿魏在中国乃至东亚地区的药物价值逐渐下降。

高晞对“中国根”的知识考古研究围绕两个问题展开。其一，进入欧洲的“中国根”究竟是什么？其二，维萨里为何选择“中国根”作为他那部具有“划时代的颠覆性科学思想”的重要论著《中国根书简》的主角？[②] 这两个问题引起的深层思考包括权力与知识之间的关系、中医西传对欧洲文艺复兴科学思想的转变产生的影响，以及东西医学知识体系的互动和影响等。在对“中国根”进行知识考古这一部分，作者基于四份来自欧洲和阿拉伯医学的史料，结合中国传统医学及药学著作进行了对照互

① 李时珍曾在《本草纲目》中记录这个谚语，《增广贤文》及明代医家的书中也曾引用这句俗谚。

② 高晞、［荷］何安娜主编《本草环球记：5 世纪以来全球市场上的药物、贸易与健康知识生产》，第 34 页。

证。作者考证了来自英文、拉丁文、西班牙文、印地文、葡萄牙文、阿拉伯文、土耳其文、法文、荷兰文、波斯文、中文等十余种语言的史料，辨析了“土茯苓”“冷饭团”“土萆薢”“菝葜”的联系与区别，最终发现初入欧洲的“中国根”可能对应的是“土茯苓”，也可能是“草禹余粮”或“土萆薢”；而在16~19世纪，欧洲药房中的“中国根”对应的是“冷饭团”“茯苓”“白茯苓”“土茯苓”。这是本文的一大贡献。“中国根”在历史学家眼中的魅力在于它所展现的不仅是药用价值，更是权力意志。恰如福柯的“知识—权力”论（pouvoir-savoir）所提出的核心理念——“权力创造知识”（pouvoir produit du savoir）[①]，如果没有查理五世对中国根的推崇，“中国根”可能不会在欧洲建立起知识体系，与它相关的知识恐怕根本就不会在欧洲广为人知。“中国根”不仅是维萨里御医道路上的知识和权力的隐喻，更是“权力创造知识”的典型例证。这也就不难理解维萨里为何要在《中国根书简》中将“中国根”与查理五世的故事置于开头，借皇权之威为他批判当时被奉为经典的盖伦解剖学体系和阐述自己的解剖学思想提供辩护。正是从这个角度出发，作者一语双关地提出“中国根”是维萨里批判“旧盖伦学派”和推进“新科学医学”的“药引子”[②]。

何安娜和林日杖不约而同地聚焦“大黄”，两位作者共同关注的问题有三：何为大黄，大黄何来，大黄何用，1600年以前欧洲对大黄的认识和17~19世纪大黄在欧洲的形象和用途是动态变化的，17世纪以前欧洲普遍认为大黄是一种来自中国的药材，但随着全球贸易网络的加强，18世纪后西方为了摆脱对中国商品的依赖，逐渐弱化产自中国肃州的大黄的正统地位。例如林奈分类系统在给出大黄的定义后将最好的大黄的产地置于中国周边和中亚地区，因此“大黄何来”这个问题的答案并不是一成不变的。中国大黄在18世纪与欧洲的贸易中并不占上风，在中国与俄国的贸易战争中，大黄曾被俄国垄断。而中国对欧洲市场的误判又导致中国大黄对外贸

① ［法］米歇尔·福柯：《规训与惩罚》，刘北成、杨远婴译，北京：生活·读书·新知三联书店，2003年，第29页。

② 高晞、［荷］何安娜主编《本草环球记：5世纪以来全球市场上的药物、贸易与健康知识生产》，第67页。

易受阻。随着中国大黄在欧洲地位的削弱，供药用的根部逐渐不再凸显其价值，而其茎反而成了餐桌上的食材，同时也充当了染料、烟草，还被视为一种蔬菜或水果。全球贸易赋予了大黄更多的功能，而中国大黄原本的药物形象逐渐被消解，“贸易推动人们对商品的新知”[①]。东西方关于大黄的药物学知识的汇通直到晚清才形成。从大黄跨越地区和文化、被各种文化认同的经历可以看出“药材是比较容易跨越不同文明的”，“不需要改变既有的文明体系及逻辑思维方式，也可以纳入不同医学体系”。中药和西药的边界是灵活的，经过足够的时间积累，一种药材失去外来者的身份融入另一个体系成为地道的药材并不罕见。[②]

阿魏是中药还是西药？中国古代文献中第一次使用“阿魏”这个名称是公元 7 世纪的《隋书》。经过近千年的归化，阿魏早就被中医学视为传统中药材。中医认为它味辛、性温，有“消积、化症、散痞、杀虫”等功效。大黄是中药还是西药？大黄从传统中药进入传统西药的视野，近代又被制作成现代西药，“中药”与“西药”在不同的时代有着不同的概念边界，全球史框架为我们提供了重新思考中国医学研究的方法与路径。

全球史研究在近期有一种越来越强烈的共识，即在贸易世界中，东亚并不是被动地被纳入欧洲的贸易体系，而是主动构建了区域性经济秩序，对内通过朝贡体系联系，对外通过白银经济与其他经济圈互通，其交流范围不止欧洲，更远达美洲。[③] 中国作为东亚的中心在全球化中所起的作用一直未得到足够的重视。以丁香和人参为题的两篇论文正是在这个角度寻求突破，将中国自宋元以来的医学史置于全球史的框架中观察，通过去殖民化的新的研究范式探讨那些曾经被忽略的地区、人群和性别。香料战争并不是一个新话题，但是关于这一段历史的西方大多数研究都是以欧洲为

① 高晞、［荷］何安娜主编《本草环球记：5 世纪以来全球市场上的药物、贸易与健康知识生产》，第 115 页。

② 高晞、［荷］何安娜主编《本草环球记：5 世纪以来全球市场上的药物、贸易与健康知识生产》，第 106 页。

③ Takeshi Hamashita, *China*, *East Asia and the Global Economy*: *Regional and Historical Perspectives*, ed. By Linda Grove and Mark Selden. New York (Routlege) 2008, pp. 14-18.

中心的，所关注的主要是欧洲诸国之间的香料贸易和纷争。徐冠勉通过追踪丁香的贸易史发现，在这场由海上强国西班牙和荷兰为争夺马鲁古群岛的香料控制权所发生的军事冲突中，几乎未被关注过的中国人却曾是重要的参与者，甚至是这场香料战争中的受益者。作者对此前的欧洲中心论研究视角进行了直言不讳的批评，提出全球史视角下值得关注的不只是这场香料战争中欧洲各国的关系，更应该有亚洲的香料贸易史，尤其是“中国在香料战争中不可或缺的角色”①。丁香连接了中国宋元以来的香药文化和这场改变世界格局的香料战争，而人参则构筑了一个连接北美和中国的世界性贸易网络。拉胡尔·马科维茨的人参研究则更直接地采用贸易作为研究切入点。自 18 世纪早期来华传教的法国耶稣会士杜德美（Pierre Jartoux，1668～1720）② 和在加拿大传教的耶稣会士约瑟夫-弗朗索瓦·拉菲托（Joseph-François Lafitau，1681～1746）③ 先后发现并鉴定了北美人参以来，这种异域本草就与中国产生了长久且巨额的贸易联系。在中国，人参素有“百药之王”的地位，《神农本草经》称其为“神草”，是一种被神格化、能延年轻身的万灵神药。杜德美亲身体验了人参的神奇功效，在读了拉菲托给他的信件并了解到中国人对人参的重视后，立刻意识到其中巨大的商机，美亚欧三地人参贸易快速扩张，直到 18 世纪 40 年代“世界逐渐转换成一个庞大的市场”④。然而，因为殖民者“欲壑难填”，横跨美亚并掌控着亚洲商贸的东印度公司的垄断与全球人参商业网络之间出现熔断，巨大的商业泡沫破裂，最终导致两败俱伤，作为终端市场的中国也并未从中获益。文中所提出的“地方性知识的全球化具

① 高晞、［荷］何安娜主编《本草环球记：5 世纪以来全球市场上的药物、贸易与健康知识生产》，第 126 页。

② Father Jartoux, “The Description of a Tartarian Plant, Call'd Gin-Seng; with an Account of Its Virtues. In a Letter from Father Jartoux, to the Procurator General of the Missions of India and China. Taken from the Tenth Volume of Letters of the Missionary Jesuits, Printed at Paris in Octavo, 1713,” *Philosophical Transactions* (1683-1775), Vol. 28, 1713, pp. 237-247.

③ Christopher M. Parsons, “The Natural History of Colonial Science: Joseph-François Lafitau's Discovery of Ginseng and Its Afterlives,” *The William and Mary Quarterly*, Vol. 73, No. 1, 2016, pp. 37-72.

④ 高晞、［荷］何安娜主编《本草环球记：5 世纪以来全球市场上的药物、贸易与健康知识生产》，第 245 页。

有巨大的破坏性潜力”[①] 这一议题从另一个角度为本草全球史研究提供了新思考。

三 贸易网络生产新知

1480 年后，海上贸易是本草全球流通的主要推动力。《本草环球记》中大部分研究都以贸易为媒，追踪本草的全球贸易流通史，探索传统本草在不同文化中的对话，以及传统本草向现代医药商品转化过程中出现的新知识。尤其是埃丝特·海伦娜·阿伦斯、萨米尔·布迈丁、克莱尔·格里芬、刘士永、罗婉娴、郑洪、张淑卿等的研究均以贸易为直接切入点。埃丝特透过 17 世纪的《安汶本草》复现了交换和传播医药商品相关知识的摩鹿加市集。文中列举了人参、丁香、肉豆蔻、檀香木、芝麻、绿豆等植物对全球医学交流的影响，连接了 17 世纪的安汶的本地市场和全球市场，还提出了解读印度-太平洋地区与中国之间的贸易和知识流通，尤其是与中国的书籍文化和科学史之间的联系的构想。萨米尔则关注耶稣会士在近代药物贸易中所扮演的角色，尤其是耶稣会士是如何把物品转化为商品的。耶稣会的流动性是职责所在，而这种流动性不仅促进了科学的传播，还参与到全球贸易活动中。正是在这样的境况下，被称为“耶稣会树皮”的金鸡纳树皮才会在 1692 年救了清王朝康熙皇帝的性命[②]。宗教不仅推动贸易，还主持了早期的药物实验，完成药物的商品化流程，形成新的药物知识。克莱尔的研究主要是从全球史的角度观察俄国的外来本草的流通路径，分析它们与地方、民族和思想的密切联系，及其如何促进了医疗药品的观点的形成。刘士永观察了西方营养学知识在中日两国的“在地化脉络”[③]，同时呈现中日两国在营养学知识的接受过程中的认知差异。从概念

① 高晞、［荷］何安娜主编《本草环球记：5 世纪以来全球市场上的药物、贸易与健康知识生产》，第 255 页。

② 樊国梁：《燕京开教略》，北京：救世堂，1905 年，第 41 页。

③ 高晞、［荷］何安娜主编《本草环球记：5 世纪以来全球市场上的药物、贸易与健康知识生产》，第 262 页。

翻译史的角度来看，中国在营养词汇方面更加兼容中西医学观点，而日本在术语上有刻意区别之处。罗婉娴以“虎标”品牌为研究对象，追溯了“虎标”药品打开南洋市场并进入中国市场，通过报刊广告的力量打造“国货”之光的历程。基于民族国家概念的商业运作不仅赋予“虎标”卓尔不群的药用价值，也制造了“万金油”之类的深入人心的药物新知识。与此非常相似的是郑洪关于广州凉茶王老吉的研究。在王老吉品牌的诞生过程中，传说和史实交织，咸丰、慈禧、林则徐、洪秀全、罗斯福……历史上的名人轮番登场，坊间故事中帝王、英雄与名人的亲身验证与现代商业环境一起不断形塑王老吉所负载的凉茶知识。作为基于传统中医学原理的现代商品，王老吉的健康知识营销和商业品牌建立具有学术研究价值。张淑卿以报纸为主要研究资料，对 20 世纪 50 年代（1951~1960）盘尼西林和链霉素在台湾地区的流通和管制进行了探讨，分析了这两种抗生素与当时台湾民众疾病型态的关联。通过全面的分析，她发现 20 世纪 50 年代台湾抗生素的生产流通很大程度上不仅受医疗和经济影响，还受国际政治制约，关于抗生素的知识也在这一过程中逐渐生成。

全球史方法赋予各位学者“广博的视野”，但综观所有的研究都不能完全脱离“基于自身的文化来理解各自‘世界’”[①] 这一路径。这不免引发一种思考：全球史所倡导的那种“真正公平、客观、普世的叙述”[②] 是否真的可以实现？

四　他山之石可以攻玉

本书中还有几项特别的研究，它们虽然并非在全球史框架下展开，却对全球史研究大有裨益。王家葵从现代药理学的角度探讨了古代本草记载中的药效毒理问题，分析了古文献中记载的毒理学原理，为本草的价值判断提供现代科学依据，更为现代中医学的发展提供科学的保障。比较可惜

① ［德］塞巴斯蒂安·康拉德：《全球史是什么》，第 20 页.

② ［美］柯娇燕：《什么是全球史》，刘文明译，北京：北京大学出版社，2009 年，第 100 页。

的是这篇文章没有提供参考文献，针对许多有益的内容，读者无法进一步获取相关资料。皮国立深入研究了抗日战争时期中医在“社会责任和救护工作”① 上所扮演的重要角色。通过对当时报刊和各类文献的查证梳理，他全面剖析了“国药”在战时是如何开展研究，谁在研究，如何种植及如何生产和管理等问题。战争时期缺少药品，这迫使当时的政府和研究人员开始关注比较容易获取的传统中药材。不过，国产药品虽然使用了传统中药材，但这种研究其实是中药材在西医学理论框架下的科学研发，并非真正的传统中药学的现代化发展。尽管如此，科学的检视和实验分析证实了中药材的药性和药效，这一段历程对中医药的现代化进程产生的推动作用不容小觑。徐源的文章是本书中最独特的一篇，作为历史学家，他深知追踪和解释医学范围内跨时空、区域和语言的本草在史料层面的困难，因此他利用自己的计算机学科专业背景开发数字汉学新工具。他建立了一个早期汉语文本中的本草知识模型，构建了多种检索平台，例如与台湾大学合作的 DocuSky 数位人文学术研究平台，还将建立更为强大的文献“训诂引擎”追踪药名同义词。近来他在南洋理工大学的跨语言药名知识网 Polyglot Medicine Knowledge Graph 与邱园植物园合作完成了药名数据的互相连接，包括科学植物名 7980 个，中国药用植物名 10550 个。当下我们正处在前所未有的计算机技术大变革的时代，“他山之石”正在推动传统的史学研究方法走向与人工智能结合的“新史学”研究。

五　结语

《本草环球记》中大部分研究都以贸易为媒，从不同的文化出发追踪药用本草的全球流通历史，探讨药物、贸易和健康知识的生产，尤其是研究来自中国的药用本草和药物商品的知识。随着全球商业网络持续扩大和文化交融持续加深，传统药用本草和药物产品在历史上及当下所扮演的角

① 高晞、［荷］何安娜主编《本草环球记：5 世纪以来全球市场上的药物、贸易与健康知识生产》，第 292 页。

色开始备受关注。当中国的大黄从泻药变成欧洲餐桌上的水果或蔬菜，当中亚臭气逼人的“香料”来到中国成为传统中药材，当平平无奇的中国根拯救了欧洲的君主，当一块其貌不扬的北美树皮拯救了中国的皇帝，本草在异域文化中所产生的对话就成为全球史研究格外值得关注的话题。本书的作者有历史学家、中医学者、西医学者和跨学科（计算机）研究专家等，研究视角和写作方法略有不同，但也正是这种差异丰富了本草全球史研究的视域，让这本书具有很高的阅读和参考价值。

身体的边界

——对于《想象的身体》的评介

宋丹丹 *

【摘要】 由国际日本文化研究中心安井真奈美教授与奥克兰大学劳伦斯·马索副教授联合编著的《想象的身体》是一部跨学科研究论文集，汇聚了人文社会科学、自然科学、医学等领域的38位学者的成果。该书以"身体"为核心主题，不仅从人文社会科学的角度出发，还结合自然科学与医学视角，深入探讨身体意象的生成与演变，是文理兼备、跨学科交融的研究典范。此外，书中不局限于东亚地区的研究成果，更广泛引用了欧美学术界对日本近现代身体意象的研究，体现了国际化的学术视野。该书在多维度上探讨了身体的概念，尤其关注技术对身体形象的影响，并深入探讨了包括中医、道教在内的中国文化对日本文化及其身体观念的塑造，为未来"身体"主题研究的深化提供了重要推动力，同时也为理解中国文化特别是中医对日本的影响提供了独特的学术视角。

【关键词】 安井真奈美　劳伦斯·马索　身体　跨学科　中日文化交流

身体是一切事物的起点，对身体的认识更是一个亘古弥新的话题。特别是在新冠疫情的危机中，身体的脆弱性被充分暴露，成为人们关注的焦点。为防御新冠病毒，人们将认真洗手、佩戴口罩、定期进行核酸检测、关注身体状况等措施融入日常生活，身体的重要性再次引发广泛关注。在这样的背景下，由国际日本文化研究中心安井真奈美教授与奥克兰大学劳

* 宋丹丹，云南大学外国语学院日语系讲师。

伦斯·马索副教授主编的《想象的身体（上）：身体形象的变迁》和《想象的身体（下）：走向身体的未来》[①] 应运而生。这部研究论文集聚焦于身体意象的诞生、变迁及未来发展，探索了跨学科视角下的身体议题。该书由日本临川书店于 2022 年 2 月出版，时值疫情未平、社会生活逐步恢复之际，引发了专家学者及公众对身体与身体意象的进一步思考。

此书是 2018~2022 年国际日本文化研究中心自主科研项目“身体形象的想象与展开——医疗、美术与民间信仰的交叉”（「身体イメージの想像と展開——医療・美術・民間信仰の狭間で」）系列成果之一。该书以“身体”为核心关键词，不仅从人文社会科学的视角展开研究，还结合自然科学、医学等领域，探讨了身体意象的诞生与变迁，是跨学科、文理结合的研究典范。值得关注的是，该书不仅涵盖了东亚各国的研究成果，还大量引用了欧美学术界关于日本近现代身体意象的研究，展现了具有国际视野的前沿研究成果。

此书共分为上下两册，正文内容分为六大部分，每册包含三部分，收录了来自人文社会科学、自然科学、医疗等领域的 38 位研究者的论文。除正文外，书中还包括特约论文和访谈等内容，形式多样，涵盖的研究领域广泛。上册的第一部分基于翔实的史料，回顾了历史上人们应对传染病的方式，尤其关注日本从近世到近代时期的天花、霍乱、沙眼、鼠疫等传染病，探讨了这些疾病对人类身体和社会的影响，并研究这些疾病如何控制身体、塑造身体形象。上册的第二部分聚焦于女性和胎儿的身体，揭示了身体意象的多种表现形式，例如绘画和戏曲是如何呈现与表达女性与胎儿的身体形象的。无论在哪种文化语境中，人的诞生与死亡都是重要课题，围绕人的诞生与死亡的习俗、信仰和仪式种类繁多。此部分探讨了女性孕育新生命和新生婴幼儿的身体如何创造多样的身体意象和表现形式。上册第三部分研究了对日本前近代身体意象之形成产生深远影响的中医，涵盖针灸技法、针灸铜人、面相穴位图以及人体解剖图等内容，揭示了中医在

① 安井眞奈美、ローレンス・マルソー編：『想像する身体上　身体イメージの変容』『想像する身体下　身体の未来へ』，京都：臨川書店，2022 年。

日本的发展过程及其对日本人身体观的影响。此外，本部分还探讨了在西医成为主流的近代，日本人身体观的转变。在此基础上，下册第一部分通过大量事例和资料，展现了近世文学、绘画、武术和体育等领域中的身体形象和性别表现。下册的第二部分不仅分析了被社会环境规制的身体形象，还从身体推动社会规则的制定和变革等角度进行探讨，揭示了社会中身体的规范化状态。换言之，身体认知虽常被视为个体选择的结果，实则往往符合社会规范；然而，个体的创新选择也会逐步塑造新时代的社会规范。下册的最后一部分总结了当下社会对身体的理解并进行了反思，尤其在数字化时代，人们应如何重新定义和重塑身体意象。

由于该论文集探讨的身体维度众多，本文根据书中内容将从“身体与疾病”“身体与社会”“身体与性别”“身体与未来”这四个角度探讨本书的具体内容及其特色。其中“身体与社会”的含义比较广泛，本文根据此书中内容将其缩小至国家管理与社会管理的层面。

一　身体与疾病

当前，尽管新冠疫情已得到有效控制，但在其肆虐期间，各类问题皆远远让位于“身体”之需，身体与疾病成为人们日常生活中的首要关注点。本书回顾了日本从近世至近代，人们与疫病抗争的历史。其中，香西丰子在其论文《疫病的词汇——作为病因的“毒”与“虫”》中，以天花为例，分析了江户时代日本疫病词汇如何体现当时人们对疾病和身体的认知。[①] 在明治维新之前，日本深受中医与道教的影响，认为疾病因“毒”而生。“毒”不仅指体内“胎毒”，亦涵盖外界的时气和疠气。例如，天花的成因被认为是外界时气与体内“胎毒”互为因果，导致“毒”从右肾发起，蔓延至五脏六腑，引发发热、疼痛等症状。[②] 与“毒”致病说并行的，

① 香西豊子：「疫病の語彙——疫因としての「毒」と「虫」」，安井眞奈美、ローレンス・マルソー編：『想像する身体上　身体イメージの変容』，京都：臨川書店，2022 年，第 18~32 页。

② 香西豊子：「疫病の語彙——疫因としての「毒」と「虫」」，第 20 页。

是源于中国道教的“虫”致病说。[①] 道教认为人体内潜伏“三尸虫”，每隔六十日（庚申日）在人熟睡时上天向天帝禀报恶行。为防止“三尸虫”离体，人们在庚申日通宵不眠。此外，由于小儿呕吐物、排泄物中常见白色“蚘虫”（蛔虫），医生因而相信许多疾病由虫子引发。香西进一步指出，尽管“毒”致病说和“虫”致病说与近代的“病原体”致病学说大相径庭，[②] 却充分体现了近世日本人对身体与疾病的关注，折射了当时的身体观与疾病观。

在《安政六年京都的霍乱流行与御千度》[③] 一文中，铃木则子以日本安政六年（1859 年）京都应对霍乱流行的举措“御千度”为例，探讨了当时的防疫政策及其所反映的身体观。所谓“御千度”实为氏神祭礼，通过祭祀以祈求驱除疫病。铃木以描绘“御千度”情景的浮世绘为主要资料，并结合当时的日记、史料等，分析了人们对疫病的理解：他们认为霍乱的流行是由于人体“气”的亏虚，致使“人气”转化为“阴气”。为了对抗疫病，京都百姓通过“御千度”祭祀活动来将亏空的“阴气”转化为“阳气”。[④] 值得注意的是，在祭礼过程中，钟馗被视为阳气的化身、驱鬼的象征，因此钟馗画像在祭礼中随处可见。这反映了当时百姓基于“气”的理论对身体的理解，将疫病视为“气”的亏损所致。然而，明治十年（1877 年）霍乱再次暴发时，这种观念已完全被推翻，取而代之的是采用石灰、硫磺等消毒方法以预防霍乱。从对霍乱认知的转变中，也可一窥中医与西医碰撞下人们疾病观的变迁。

正如上述两位学者所指出的，中华文化，尤其是其中的中医，对日本影响深远，甚至在某些方面改变了日本人对疾病发生机制和身体观念的认知。在西医传入日本之前，即直至江户时代末期，中医在日本医疗体系中一直占据主导地位，深刻影响了人们的日常生活。本书中，姜姗和稻田健

① 香西豊子：「疫病の語彙——疫因としての「毒」と「虫」」，第 24 页。

② 香西豊子：「疫病の語彙——疫因としての「毒」と「虫」」，第 29 页。

③ 鈴木則子：「安政六年京都のコレラ流行と御千度」，安井眞奈美、ローレンス・マルソー編：『想像する身体上　身体イメージの変容』，京都：臨川書店，2022 年，第 33~51 页。

④ 鈴木則子：「安政六年京都のコレラ流行と御千度」，第 49 页。

一的《生死的边界——江户时代针灸铜人的身体观念》[①] 从中日针灸铜人形象的差异入手，结合医学与工艺制造等多个角度，探讨了针灸铜人在日本的传播与发展，揭示了中日两国医学思想的异同。作者注意到，日本的针灸铜人形象瘦骨嶙峋、毫无生气，而中国的针灸铜人则体态饱满，具有佛像风格。这一差异引发了作者的思考。作者认为，中国针灸铜人所体现的福相反映了中医中以“气”为核心的治疗哲学，即针灸铜人像象征着气血调和、阴阳平衡的最佳身体状态。[②] 而日本的针灸铜人形象瘦骨嶙峋，则反映了日本受西方解剖学影响，旨在通过去除皮肤部分，使得身体内部的经络血脉更加清晰可见，从而雕刻出接近死人的瘦骨形象。[③] 针灸铜人形象的不同，不仅揭示了江户后期中日医学思想的差异，也反映了两国对身体形象的不同认知。此外，作者通过研究当时京都的地方志——1685年出版的《京羽二重》，结合对各个匠人居住地的记载，推测制作针灸铜人像的“铜人形师”与其他行业匠人，特别是能乐面具制作匠人及幽灵画画师之间的相互影响。这一影响使得针灸铜人像的面相与能乐面具中的“瘦男”“蛙”及幽灵画中的“雨女”形象等产生了相似之处。[④] 通过这一具体事例，作者多角度、多方面地探讨了中国文化对日本的影响，以及中国文化在日本本土的传播与发展，为中日比较研究提供了一个有力的范例。

本书不仅聚焦于日本，还探讨了日本侵华时期中国东北的鼠疫问题。内蒙古师范大学的财吉拉胡副教授的论文[⑤]通过翔实的史料，探讨了日本占领中国东北期间暴发的鼠疫及其防控对策，揭示了当时防疫措施与卫生

① 姜姗、稲田健一：「生と死の境界——江戸時代鍼灸銅人形における身体観念」，安井眞奈美、ローレンス・マルソー編：『想像する身体上　身体イメージの変容』，京都：臨川書店，2022年，第225~254页。

② 姜姗、稲田健一：「生と死の境界——江戸時代鍼灸銅人形における身体観念」，第229~231页。

③ 姜姗、稲田健一：「生と死の境界——江戸時代鍼灸銅人形における身体観念」，第231~235页。

④ 姜姗、稲田健一：「生と死の境界——江戸時代鍼灸銅人形における身体観念」，第239~246页。

⑤ 財吉拉胡：「植民地支配における感染症対策」，安井眞奈美、ローレンス・マルソー編：『想像する身体上　身体イメージの変容』，京都：臨川書店，2022年，第70~89页。

政策的具体内容。财吉拉胡认为，调查鼠疫暴发的原因不仅是为了抑制疫情蔓延，更是日本对中国东北进行地缘统治的手段①，这体现了权力管理身体的具体方式。

此外，书中的《“清洁为先，经常洗脸”——近代日本沙眼病》② 和波平惠美子的特约论文《预防新冠疫情感染对策的口罩与身体形象》③ 均探讨了人类与疾病斗争的历史。

自新冠疫情暴发以来，关于疾病与身体的议题迅速成为各个研究领域的热门课题。本书的独特之处在于，基于包括文字、绘画、实物等丰富翔实的史料，探讨了日本从近世到近现代人们与疾病斗争的历史、对疾病的思考以及当时的治疗方法，展示了人们的疾病观与身体观的演变。尤其是在江户后期这一中西医碰撞的历史节点，学者们关注到中医逐渐兴起与西医迅速崛起的背景下，人们的疾病观与身体观经历了剧烈冲击，处于新旧交替的过渡阶段。在江户后期之前，中医、道教等中华文化对日本影响巨大，甚至可以说塑造了日本人的疾病观与身体观。除此之外，本书细致梳理了从近世到近现代疾病与身体观的历史变迁，为今后抵御疾病，尤其是流行病提供了许多宝贵的经验和教训。书中的研究不仅为我们更好地应对未来的疾病和流行病提供了启示，也警示我们，疾病管理的政策和规定表明，个人的身体不仅属于个人的事务，它同样是国家管理的对象。

二　身体与社会

身体与社会的关系具有多层次性。正如日本学者小松和彦所指出的，

① 财吉拉胡：「植民地支配における感染症対策」，第 85 页。

② アストギク・ホワにシャン：「「何より清潔、よく顔を洗へ」近代日本におけるトラホームについて」，安井眞奈美、ローレンス・マルソー編：『想像する身体上　身体イメージの変容』，京都：臨川書店，2022 年，第 52~69 页。

③ 波平恵美子：「新型コロナ感染予防対策としてのマスク着用と身体イメージ」，安井眞奈美、ローレンス・マルソー編：『想像する身体上　身体イメージの変容』，京都：臨川書店，2022 年，第 90~95 页。

“身体不仅是生物学实体，也是社会建构和文化意义的载体”[①]。本书从身体与疾病、身体与国家管理、身体与性别以及身体的表象等多个角度探讨了身体的意象。其中“社会”的概念内涵广泛，本节“身体与社会”不仅关注国家对身体的管理，也从身体对国家和社会的影响等多角度深入探讨了身体与社会的关系。

除了前述财吉拉胡副教授关于日本占领时期的鼠疫对策的分析，日本学者阿部奈绪美在其论文《战时下的国民身体管理与产婆会——以人力资源确保政策为中心》[②] 中，探讨了战时背景下，产婆在国家“人力资源确保政策”指导下扩大职责、提高出生率、降低婴幼儿死亡率的过程。作者批评了产婆会为国家政策服务的举措，详细展示了国家对个人身体的管理过程。

尽管个人的身体处于国家管理之下，但人们对自己身体的支配和改造仍具有能动性。木下知威在《近代日本身体缺陷的表象——以盲、聋、哑的形象为中心》[③] 一文中，以明治时期京都盲哑学校、东京盲哑学校的入学规定为例，讨论盲、聋、哑的定义。木下发现，盲、聋、哑的定义在社会与个人间存在差异。日本受欧美影响，将“聋哑”改为“聋”，并尝试通过口语教育来取代手语，尽管实际效果并不理想。[④] 木下的研究显示，由于社会整体对身体形象的多重定义，身体缺陷的标准难以统一。值得注意的是，木下本人作为听觉和语言受限群体的成员，基于个人经验，对身体残疾用语的演变进行分析，同时从能动性角度探索身体缺陷者的主体性，进而引发对身体缺陷议题的关注。

---

① 小松和彦、香月洋一郎編：『身体と心性の民俗(講座日本の民俗学 2）』，東京：雄山閣出版，1998 年，第 7~8 页。

② 阿部奈緒美：「戦時下の国民身体管理と産婆会——人的資源確保政策を中心に」，安井眞奈美、ローレンス・マルソー編：『想像する身体下　身体の未来へ』，京都：臨川書店，2022 年，第 154~175 页。

③ 木下知威：「近代日本における身体障害の表象——盲・聾・唖のイメージをめぐって」，安井眞奈美、ローレンス・マルソー編：『想像する身体下　身体の未来へ』，京都：臨川書店，2022 年，第 116~138 页。

④ 木下知威：「近代日本における身体障害の表象——盲・聾・唖のイメージをめぐって」，第 128~130 页。

身体既受国家权力和社会规范的塑造，也通过想象与创造呈现多样化的形象。石上阿希在《男女象形的自然——以宫负定雄“阴阳神石图”和平田国学为中心》[①] 中，通过对江户末期“阴阳神石图”的分析，讨论了与男女性器官相似的阴阳石及其所蕴含的民间信仰。宫负定雄关注到当时农村堕胎盛行、人口减少，特地编写《阴阳神石图》，引导百姓通过祈求阴阳神石以祈得子孙繁荣。[②] 石头因其坚硬和形状多样，成为人类古老的信仰物之一。石上通过阴阳神石的案例揭示了人们对自然与身体的想象，通过形象化将自然与人体相联系。

此外，本书的编者之一劳伦斯·马索在《近世日本插图文学中的身体像——形与机能》[③] 一文中，分析了日本近世插图文学中的身体形象，揭示了近世早期和晚期身体观念的变化。近世前期的插图着重表现可见的身体表象，较为夸张；而近世后期则强调内脏的重要性。这种转变反映了从关注身体表面到关注身体内部的观念变迁。马索指出，当时的插图不仅起到娱乐作用，也通过插图传播中医基础知识，增强公众健康意识。[④]

综上所述，可以看出国家与社会规范对身体进行塑造的同时，个体对身体的认知和想象也在不断发展。身体作为社会和文化的载体，不仅属于个人，更是国家与社会管理的对象。本书不仅探讨了国家与社会对身体的管理与约束，也关注到个体对身体的自主意识，例如关于身体缺陷的定义争论、文学作品中的身体表现等，展现了人们对身体能动性的多样化理解。正如安井教授所指出的，人们对身体的掌控在许多情况下看似个人选择，实则是社会规范引导的结果[⑤]。

---

① 石上阿希:「自然を男女になぞらえる——宮負定雄「陰陽神石図」と平田国学を中心に」，安井眞奈美、ローレンス・マルソー編:『想像する身体下　身体の未来へ』，京都：臨川書店，2022 年，第 37～61 页。

② 石上阿希:「自然を男女になぞらえる——宮負定雄「陰陽神石図」と平田国学を中心に」，第 39～41 页。

③ ローレンス・マルソー:「近世日本の絵入文学における身体像——形と機能」，安井眞奈美、ローレンス・マルソー編:『想像する身体下　身体の未来へ』，京都：臨川書店，2022 年，第 18～36 页。

④ ローレンス・マルソー:「近世日本の絵入文学における身体像——形と機能」，第 35 页。

⑤ 安井眞奈美:「はじめに——身体イメージの未来へ」，安井眞奈美、ローレンス・マルソー編:『想像する身体下　身体の未来へ』，京都：臨川書店，2022 年，第 12 页。

三　身体与性别

正如日本著名社会学家上野千鹤子指出的："可以说，现在没有仅靠性别的研究视角就能解决的问题，但与此相对的，也可以说没有不靠性别视角就能解决的问题。"① 在当今社会中，性别研究是身体研究的主要议题之一，也是本书的重要组成部分。在性别研究中，井上章一在特约论文《狸与精神》中指出，江户时代中期以来，狸的阴囊被夸大成招福招财的象征，而在日本，阴囊也称为"金玉"，意为珍贵稀有。通过访谈，编者安井真奈美、劳伦斯·马索与井上章一探讨了这一议题，发现不仅东亚汉字圈中有类似表达，甚至在英文、法文等语言中也有类似的含义。他们认为这是男根崇拜（生殖崇拜）的延伸，并提出了跨文化比较身体观的可能性。②

本书除关注男性身体表现及其文化延伸外，也关注女性身体的表达。女性身体因其生育能力而不同于男性。编者之一安井真奈美在《孕妇和胎儿身体的可视化——以明治时代初期的锦绘为中心》③ 中分析了明治时代初期的锦绘中表现孕妇怀胎的图像，尤其是"知父母恩图"。安井指出，锦绘中孕妇与胎儿的形象受到了西方医学特别是解剖学的影响，例如，明治初期的锦绘已由佛具替代孕妇体内胎儿形象，逐渐展现胎儿的自然形态。④ 同时锦绘还依然具备江户时期胎内十月图的娱乐性质，因此安井指出明治初期的锦绘具有过渡性意义。⑤ 本论文不仅参考了《医心方》《解剖训蒙》等文字资料，还结合"知父母恩图"、神社祈祷平安分娩的绘马等

---

① 上野千鶴子：「ジェンダー研究はどこまで来たか成果と課題」，上野千鶴子、川橋範子等：『学術会議叢書 29　人文社会科学とジェンダー』，東京：日本学術協力財団，2021 年，第 311～322 页。

② 井上章一、安井眞奈美、ローレンス・マルソー：「ディスカション：性器崇拝の時空間「狸の金玉」を中心に」，安井眞奈美、ローレンス・マルソー編：『想像する身体下　身体の未来へ』，第 68～82 页。

③ 安井眞奈美：「妊婦と胎児の身体を可視化する——明治時代初期の錦絵を中心に」，安井眞奈美、ローレンス・マルソー編：『想像する身体上　身体イメージの変容』，京都：臨川書店，2022 年，第 98～123 页。

④ 安井眞奈美：「妊婦と胎児の身体を可視化する——明治時代初期の錦絵を中心に」，第 118 页。

⑤ 安井眞奈美：「妊婦と胎児の身体を可視化する——明治時代初期の錦絵を中心に」，第 118 页。

图像和实物资料，证据充分，分析透彻，具备多种材料研究的示范意义。

然而，在实际生活中，女性的身体常被忽视。川桥范子在《被分开使用的身体——虚伪的出家主义与僧侣的妻带》[1] 中，批评了现代日本佛教僧侣的妻带现象，指出在寺院生活中女性常处于不被社会认可的地位。作为住持家眷的川桥指出，生活在寺院的女性身体不应被忽视，呼吁关注与保障她们的权利，引发了对寺院中女性身体权利的关注。

近年来，性别研究成果丰硕，学者从多角度诠释性别议题。本书不仅关注男性身体表现与其文化意义，也着眼于女性身体的表现与困境，较全面地呈现了身体与性别的文化内涵，不仅关注女性身体，更关注其生育性，为女性身体研究提供了一个研究范式。

四　身体与未来

身体研究不仅厘清身体形象的历史演变过程，还对未来身体形象的发展、变化以及形成机制作出启发和预判。书中提到，随着医疗技术的进步，人们对身体的表现与想象等方面发生了巨大的变化，说明技术与身体观之间的关系，实际上是技术推动了身体观的变化。例如，研究儿童民俗的学者铃木由里子在《胎儿观的变迁——以身体和魂魄为中心》[2] 一文中指出，随着 20 世纪 70 年代后半期 B 超技术应用于产科，胎儿的可视化使得人们对胎儿的观念发生了巨大的变化。[3] 在 B 超技术出现之前，胎儿未被可视化，人们对胎儿的关注较少、情感较为淡薄。而 B 超技术的应用使体内胎儿呈现了更直观的形象，母亲对胎儿产生了更为强烈的情感。因此，人们对于身体和魂魄的观念也随之发生了动摇。

---

① 川橋範子：「使い分けられる身体——虚偽の出家主義と僧侶の妻帯」，安井眞奈美、ローレンス・マルソー編：『想像する身体下　身体の未来へ』，京都：臨川書店，2022 年，第 199~212 页。

② 鈴木由里子：「胎児観の変遷——身体と魂をめぐって」，安井眞奈美、ローレンス・マルソー編：『想像する身体上　身体イメージの変容』，京都：臨川書店，2022 年，第 166~183 页。

③ 鈴木由里子：「胎児観の変遷——身体と魂をめぐって」，第 173 页。

松冈悦子在《生育身体的诸相——以生育为背景》① 一文中探讨了女性分娩时身体姿势的变化，指出其经历了从“可移动的身体”（女性自主）到“被固定的身体”（医学主导），再到“被消费的身体”和“被数字化的身体”的演变。她认为，随着医疗技术的发展，女性在分娩时的身体姿势经历了医学主导的转变，最终形成了全球女性身体的商业化趋势。这一变化过程表明，医疗技术的进步在女性分娩过程中对身体姿势的变化起到了关键作用。这一研究方法不仅限于分娩领域，也可以扩展至其他研究身体形象变化的领域。此类研究展示了技术如何影响人们对身体的认知，并且揭示了身体形象在社会文化和技术发展中不断变化的过程。

与生育身体相同，死亡后的身体形象也发生了变化。中本刚二在《医疗中的死者与身体——关于医院的死后处理》② 一文中，以护理学教科书的教学内容为研究对象，结合对医护人员的访谈调查，探讨了医院作为人类诞生与死亡的场所，如何进行死后处理以及这一过程的历史变迁。文中特别提到，对于新冠疫情中死亡的患者，医疗人员为了防止病毒扩散，无法像以往那样为死者举行一系列的仪式。这一变化反映了死后处理方式从过去注重仪式性，逐渐转向更加注重卫生防疫的考量。

随着社会高龄化进程的加速，老年人的问题逐渐成为社会关注的焦点。东京医科大学医学部副教授仓田诚在《认知障碍症诊疗中身体形象的创建——阿尔茨海默型认知障碍的影像诊断的描绘与实体化》③ 一文中指出，随着影像技术的发展，在阿尔茨海默病的治疗过程中，头部影像解剖图的应用使病情分析和治疗方案更加精准有效。影像技术的发展不仅让病情在体内的变化与发展得到清晰记录，也让医生、患者及其家属能够更具

① 松岡悦子：「産む身体の諸相——リプロダクションのコンテクストをめぐって」，安井眞奈美、ローレンス・マルソー編：『想像する身体下　身体の未来へ』，京都：臨川書店，2022 年，第 226~243 页。

② 中本剛二：「医療の中の死者と身体——病院における死後の処置を通して」，安井眞奈美、ローレンス・マルソー編：『想像する身体下　身体の未来へ』，京都：臨川書店，2022 年，第 244~269 页。

③ 倉田誠：「認知症診療における身体イメージの創出画像診断によるアルツハイマー型認知症の描出と実体化」，安井眞奈美、ローレンス・マルソー編：『想像する身体下　身体の未来へ』，京都：臨川書店，2022 年，第 270~289 页。

象地理解和把握病情，从而创造新的身体形象，并激发人们对身体的全新想象。这些研究展示了医疗技术在影响身体形象方面的作用，特别是在死亡和疾病处理过程中，如何通过新的技术手段改变了对身体的认知与表达。这一变化体现了技术对身体观念和文化的深刻影响，并引发了人们对身体的新思考。

专攻实验心理学和视觉科学的芦田宏教授也关注到技术对身体形象的影响。他在《基于视觉的身体意象和控制——自我运动感觉与姿势控制相关心理实验的思考》一文中，通过心理实验案例考察了视觉对身体的有意识或无意识影响，指出影像技术是将视觉对身体无意识影响可视化的最有效方法。[①] 例如，近年来开发的虚拟现实技术有时会引发“VR晕动症”，即部分人在体验虚拟场景时感到眩晕。作者推测，这种现象可能是由视觉系统与内耳等感官组成部分之间的协调失调引起的，体现了视觉对身体无意识的影响。[②] 芦田宏的研究从视觉科学和虚拟现实技术出发，探索了视觉对身体的影响，其研究跨越了人文社会科学与自然科学之间的鸿沟，为未来文理结合的研究奠定了基础。

从本节可以看出，技术的发展对身体的形象和观念产生了深远的影响。随着新技术的广泛应用，传统的身体观念逐渐解构，新的身体形象与观念正在逐步形成。此书中关于技术与身体关系的研究，无疑为我们未来研究身体观念的发展与变迁提供了宝贵的研究方法和方向。

五　何为身体之界

在20世纪八九十年代之前，只有以尼采为代表的少数哲学家关注到身体，认为“身体乃是比陈旧的‘灵魂’更令人惊异的思想”[③]。在此之前，

① 蘆田宏:「視覚による身体のイメージと制御——自己運動感覚と姿勢制御に関する心理実験からの考察」，安井眞奈美、ローレンス・マルソー編:『想像する身体下　身体の未来へ』，京都：臨川書店，2022年，第290~309页。

② 蘆田宏:「視覚による身体のイメージと制御——自己運動感覚と姿勢制御に関する心理実験からの考察」，第306页。

③ ［德］尼采:《权力意志》，张念东、凌素心译，北京：中央编译出版社，2000年，第22页。

灵肉二元论一直是西方人文社会科学界的固有认知。然而，在 20 世纪八九十年代，随着“身体转向”（the body turn）思潮的兴起[①]，各个学科开始着眼于身体本身，掀起了身体研究的热潮。例如，美国民俗学家凯瑟琳·扬（Katharine Young）在 1989 年美国民俗学年会上，依照民俗学的构词法，创造性地提出了“身体民俗”（bodylore）一词[②]，使身体成为民俗学的一个研究领域。此外，2022 年去世的著名历史学家费侠莉（Charlotte Furth）的名著《繁盛之阴——中国医学史中的性（960—1665）》[③] 广为流传，也对身体研究产生了重要影响。此后，受西方学术思想的影响，日本的身体研究逐渐兴起。此书横跨民俗学、人类学、文学、历史学、美术等人文学科领域，以及医学、工学等自然科学领域，从不同专业角度探讨身体形象的历史变迁，堪称文理结合研究的典范。本书的编者之一安井真奈美教授对“身体”研究有深刻见解，围绕“身体”这一主题多年来不断深入研究，而此书正是安井教授的最新学术成果之一。

此书从新冠疫情中的身体出发，探讨了日本近世至近现代身体形象的历史变迁，并反映了人们身体认知的演变过程。尤其随着科学技术的进步，种种技术手段的广泛应用极大地改变了人们对身体的传统认知，甚至对生死观产生了深远的影响。例如，书中提到的超声波技术、造影技术和虚拟现实技术等，已在很大程度上改变了我们对身体形象的理解。在诸领域日新月异的今天，随着人工智能、基因工程、生物医药等技术的迅速发展，我们对于身体的认知将会迎来怎样的变化？从此书中，我们或许能够找到一些答案。

该书除了其跨学科与国际化的研究视野，还具备以下两个特色，值得我们借鉴。首先，该书从身体形象的角度关照了女性、儿童和老人等群体，体现了人文学者的社会关怀。面对少子化、老龄化问题日趋严重的现

① 汪民安、陈永国：《身体转向》，汪民安、陈永国编《后身体：文化、权力和生命政治学》，长春：吉林人民出版社，2003 年，第 1~22 页。

② Katharine Young, “Bodylore,” in Brunvand Jan Harold ed., *American Folklore: an Encyclopedia* New York: Garland Publishing, 1996, p. 98.

③ ［美］费侠莉：《繁盛之阴——中国医学史中的性（960—1665）》，甄橙主译，吴朝霞主校，南京：江苏人民出版社，2006 年。

状，女性的生育问题、老年人的病痛和死亡问题已成为迫切需要关注的课题。该书在此方面提供了一个优秀的研究范例，尤其关注到技术在女性生育、老年疾病和死亡等方面的正面作用。然而，书中也提示了技术介入身体后可能带来的负面影响。例如，技术的普及会削弱身体的个体独特性。正如松冈教授所指出的，分娩过程中，技术的使用让身体逐渐成为一种“被消费的身体”，而非尊重每个人身体的独特性。[①] 这些现象引发我们对技术如何改变身体认知、如何守护身体独特性等问题作出深层思考。

此外，此书还展示了中国文化，尤其是中医和道教思想，对日本文化与身体观念的深远影响。例如，姜姗与稻田健一在中日针灸铜人像的对比分析中指出，中医对身体的认识建立在“气”的基础之上。[②] 这一观点对日本人的身体观产生了深刻影响。书中铃木则子的论文对此提供了进一步的论证，她提到“疫病流行是由于人体‘气’的虚亏，‘人气’转化为‘阴气’”[③]。因此，我们可以从多角度探讨中医对日本身体观的具体影响，重新认识和发掘中医的多重价值。不仅丰富了中日文化交流的研究素材与思路，也为未来的中日学术交流提供了更多可能性。这种文化视野的开拓无疑是促进中日学术交流的宝贵契机，有助于双方在文化与学术层面的相互理解与深入合作。

值得关注的是，此书中“身体”概念的定义极为广泛。它并不仅限于生物学意义上的身体，而是延伸到女性与胎儿、儿童的关系，考察女性的生育性、医疗技术对身体的影响，以及政权与身体的互动等方面。正如德勒兹所言，“界定身体的正是这种支配力和被支配力之间的关系，每一种力的关系都构成一个身体——无论是化学的、生物的、社会的还是政治的身体”[④]。德勒兹的身体概念不仅指生物意义上的身体，更是指在特定力场

① 松岡悦子：「産む身体の諸相——リプロダクションのコンテクストをめぐって」，第233~237页。

② 姜姗、稲田健一：「生と死の境界——江戸時代鍼灸銅人形における身体観念」，第228~231页。

③ 鈴木則子：「安政六年京都のコレラ流行と御千度」，第49页。

④ ［法］德勒兹：《尼采与哲学》，周颖、刘玉宇译，北京：社会科学文献出版社，2001年，第59页。

中各种关系的独特交织。该书正是从不同的学科角度出发，呈现了身体在文化、社会、政权等多层次的概念化，揭示了身体与外部力量之间的复杂互动。但同时也需要指出，该书并未对“身体”概念的多义性作出统一的界定，这也反映了身体研究的一个重要挑战。明确身体概念的范围是身体研究的前提。因此，我们在研究身体的过程中，需要首先明确其概念范围，并在此基础上构建相关理论，以推动身体研究的进一步发展。

“他山之石，可以攻玉。”此书的研究方法、理论框架与视角为中国研究者提供了借鉴。在推动学术研究多样化的同时，我们期待可以从中汲取有益的成果，进一步深化中国学界对“身体”概念及其多层次意义的研究。

文献视域下的针灸医学

——中国针灸学会针灸文献专业委员会2023年学术研讨会综述

王佳宁*

【摘要】 2023年9月21日，中国针灸学会针灸文献专业委员会2023年学术研讨会在成都成功举办，本次年会的主题是历史文献视域下针灸医学的源起、传承与创新，不仅反映了针灸理论文献研究纵向深入发展的新面貌，且较以往更多关注针灸与社会、哲学、文化相结合的研究，体现了针灸学与多个学科的交融与互动。会议上的发言分为主题报告与专题研讨两大部分进行，其中专题研讨包括针灸图像、古代文献、现代思考、概念考辨、理论探析五个专题（此篇综述根据现场汇报内容，将全部汇报重新整理为天回医简、针灸图像、古代文献、理论概念、针灸人文、现代思考六个专题），学者们从不同方面作了精彩纷呈的报告和深入的探讨。此次学术研讨会成为针灸文献理论研究领域的一场学术盛宴。

【关键词】 针灸文献学术年会　会议综述

2023年9月21日，由中国针灸学会针灸文献专业委员会主办，成都中医药大学中医古籍文献研究所和成都中医药大学针灸推拿学院联合承办的中国针灸学会针灸文献专业委员会2023年学术研讨会在四川省成都市隆重召开，来自中国中医科学院、成都中医药大学、山东中医药大学等十余所高校和科研院所的专家学者60余人参与了大会交流、评议，共收到投稿论文30篇。会议共进行了20场学术报告，来自不同学科、领域的专家学

* 王佳宁，中国中医科学院针灸研究所硕士研究生。

者分享了与针灸文献研究相关的最新研究成果，不仅反映了针灸理论文献研究纵向深入发展的新面貌，且较以往更多关注针灸与社会、哲学、文化相结合的研究，体现了针灸学与多个学科的交融与互动。

一　天回医简

成都老官山汉墓出土的医学相关文物是本次研讨会的重点议题之一。其中最重要的天回医简与天回髹漆经脉人像的研究，完善了现有的针灸理论体系。在场的专家学者们从各自的研究方向入手，对出土的针灸相关文物进行了深入的挖掘，在现场分享了最新的研究成果。中国中医科学院针灸研究所赵京生教授以“俞脉分合——基于天回医简研究”为题，从天回医简对俞穴的认识、《黄帝内经》中的发展演变、理论思路构建上的变化三个方面展开讲解。其首先阐述了天回医简中的三大显著发现：一是早于《黄帝内经》的出土文献中首次出现了“心主之脉”；二是有大量明确的腧穴记载，“俞”的称谓首次出现；三是有大量具体的针灸方。关于“俞”的概念，有“背俞”和“六输”两种解释，推测髹漆经脉人像背部的心、肺、胃、肝、肾五个背俞穴与腋胁部的渊腋穴相合或即《友理》所称“六输”。而关于“俞”与“脉”的关系，可以有“俞”与“脉”并称和“脉”不包括“俞”两种理解。其中“脉”指的即脉动的部位，同时也是诊查、治疗的部位，后来演变为腧穴所在的部位。关于腧穴分布，天回医简中不同部位的腧穴所使用的术语不同：一类是以“脉”代表的穴；另一类是以“俞”来指称分布在躯干上的穴，但这种指称方式没有获得广泛流传。而《黄帝内经》中所使用的“俞”则广泛运用，流传下来的理论将背俞穴归于足太阳膀胱经。天回医简所代表的阶段，腧穴分为两大类：一类以躯干部位的腧穴为“六输”；一类是《黄帝内经》中以经脉串联的腧穴和不能用经脉串联的腧穴，如经脉标本。通过对天回医简进行理解和研究，我们的认识不再只停留于经脉归经。天回医简的出土，给研究《黄帝内经》中大量的疑难问题提供了更早期的文献参考。对照出土文献重新研究我们已经熟悉的传统针灸理论，将会改变我们已有的认识。在理论构建的道路上，指导理论建设的观念认识至关重要。中国中医科学院中国医史文献研究所周琦副研究员的汇报题目为“天回髹漆经脉人像上的支络与腧穴”，其深入研究了天回髹漆经脉人像上的经脉线、铭文和圆点，将出土脉书文本与传世经典针灸文献进行比对，由此可以更加深刻地了解上古时期的针灸理论体系及其在后世的流传与演变。在支络方面，天回医简《脉书·下经》中“心主之脉”首次出现，清晰可见十一脉体系演化至十二脉体系的过程。同时别、支、络脉增多，可见在天回医简的时代，支脉、络脉已经日渐繁盛。腧穴方面，人像上的圆点至关重要，其分布规律对于我们了解早期针灸诊脉与治疗有着重要的启示作用；推测人像背后铭文的排列顺序应当对我们研究当时针灸的诊断与治疗有一定的指导意义。支脉、络脉及腧穴数量的日益增长，是经脉理论体系不断膨胀的一种体现，也是临床经验不断积累的必然结果。成都中医药大学程施瑞副教授的汇报题目为“从西汉经穴漆雕人像看早期经络学说”，其综合分析了老官山出土的文物与文献，以及当前遗存的其他相关文物与文献，比较老官山汉墓出土漆人体表镌刻的28条白色线条与《黄帝内经》十二正经的经脉循行路线，详细分析了老官山漆人白色循行线条的数量、分布、循行方向及分支，发现经脉系统正在从十一脉系统过渡至十二脉系统。程施瑞副教授指出了老官山漆人在经脉理论发展过程中承上启下的标志性节点地位。

二　针灸图像

中国医学的相关史料虽以文字为主，但也不乏图像素材。图像资料的优点在于其所蕴含的丰富信息，如实施针灸术的鲜活情景、人物表情、用具特色等。综合分析图像，可以获得其背后的针灸文化信息。北京协和医学院姜姗助理研究员的汇报题目为“浮世绘万华镜下的灸法”，其以艺术类图像——浮世绘中与灸法相关的作品为对象开展研究，发现浮世绘的选材之中出现灸法是因为在江户时代的日本，浮世绘艺术流行性、庶民性、选材日常性的特点与当时灸法的社会特征完美契合。并且无论是画中医者角色的缺失还是灸法发生场所的非正式性都强化了灸法在当时日本社会中的日常性。并通过分析浮世绘作品中蕴含的信息，如画作中出现的人物数量、受术者的身份、受术时的姿势、彼时的社会风习、直接灸的方式、艾炷大小的选择和艾灸所取穴位等，探究其背后隐含的社会现象。中国中医科学院针灸研究所王丽博士汇报的题目为“宋《灸艾图》所绘医事活动研究”。《艾灸图》是最早以针灸医事为题材的绘画作品，图中呈现了宋朝民间针灸医疗的活动场景。在报告中，报告人通过系统分析图中患者之疾、治病之法及医者之具，兼考察文献，确认《灸艾图》以写实的笔触再现了南宋走方医施用灸法为村民治疗痈疽发背的情景。图中可见，走方医的操作还包括铍针排脓和膏药贴敷，都属于易被民众掌握的治疗手段。《灸艾图》打破了两宋社会对艾灸的刻板印象，一定程度上促进了艾灸疗法的使用及推广，也为医史工作者了解南宋乡村医疗情况提供了图像资料。

三　古代文献

针灸古籍是针灸理论之基，尝试融合传统与现代研究方法，守正创新，可提速增效，为古籍研究注入新的活力。上海中医药大学张潮副教授以“历代针灸文献腧穴体例及内容的变迁：基于中府、合谷二穴的解读”为题，通过详尽考察常用的中府、合谷二穴在十三本古代针灸文献中腧穴定位、刺灸法、主治症等内容的变迁，并借此演变中所表现的共同特点，简要解读了历代针灸腧穴文献的变迁过程，对正确认识腧穴及有关文献均具有重要意义。通过解读，最终得知：“明堂经”传统至宋代有很大变化，《铜人腧穴针灸图经》后“明堂经”传统断绝；《圣济总录》《针灸资生经》《普济方》对所摘抄的前代文献，如《铜人腧穴针灸图经》《千金方》《外台秘要》等保留较完整，可资比较；金元至明初，针灸医家创新性较强，如《针经摘英集》《云岐子论经络迎随补泻法》《杂病治例》等书均有新意；明代针灸腧穴文献如《针灸聚英》《针灸大成》《类经图翼》均以抄录前人文献为主，但较前代注重考证，匡正了部分错误。中国中医科学院针灸研究所李素云研究员的汇报为“以头痛为例对古代针灸方文献溯源与挖掘研究”，对古代针灸方的文献溯源、构成要素、规律挖掘三个方面的研究思路和结果进行了呈现，论述针方首见文献出现较多的是秦汉与金元、明代，灸方首见文献出现较多的是秦汉、唐宋、明清时期。该研究提取归纳头痛与偏头痛古代针灸方的基本构成要素，主要包括病症表现（主症、兼症、病因病机）、分型说明、刺灸部位（腧穴名、部位名、经脉名）、操作方法（刺法、补泻法、刺血法、艾灸法）、疗效描述五个方面。统计各要素的出现频次与比例，发现主症、病因病机和兼症是古代医家辨证论治时较关注的方面，认为明确的刺灸部位和有针对性的操作方法是保证一首针灸方具有较好参考价值的前提。该研究还基于头痛针灸方首见文献，将频次统计和关联规则算法相结合，揭示头痛针灸辨治各要素间隐含的关联规律，将古代文献研究与现代数据挖掘相结合，提升研究的效率。浙江中医药大学研究生何鸣翔的汇报为“浅析《行针总要歌》针灸学术特点”，通过考证《行针总要歌》的出处及系统分析全文，深入探讨其针灸学术特点，阐述其在古代医学发展中的重要地位。发言从“取穴针刺肥瘦各异”“依据部位确立刺法”“细述十二任督要穴”“详论针刺治疗宜忌”四个方面展开。何鸣翔指出，《行针总要歌》以歌诀的形式概述了针灸学的精华和要义，旨在帮助初学者掌握针灸的基本操作，涵盖了针刺治疗所需要注意的事项，具有极高的实用性，推动了针灸学术的发展与传承，在学术研究和临床实践上具有重要的价值和意义。北京中医药大学深圳医院博士研究生李博灵的汇报为“《黄帝内经》冲任督脉联系研究”，根据经典及诸家注释等文献资料，从冲任督脉“一源三歧”“异名同体”两论题切入，分析任督冲三脉的起点、循行和彼此联系，认为“一源三岐”为冲任督三脉同起于小腹深处的肾下胞中。而受《针灸甲乙经》影响，针灸学教材认为三脉同出于会阴；《黄帝内经》有任脉上循脊里、督脉少腹直上之说，故王冰认为任督命名实为区别腹背阴阳，但冲脉与任脉、督脉循行并未重合，任督冲脉“异名同体”包含任督二脉的循行重合与冲督二脉生理病理密切联系两层含义。从学术史层面探讨古医家对任督冲三脉的认识，对于系统剖析任督冲脉理论，促进临床应用具有积极意义。中国中医科学院针灸研究所博士研究生刘文文的汇报为“古代针药并用考辨”，以对现代医疗模式下“针药隔阂”现象的担忧为出发点进行论述。针对当下有关针药结合研究的不足，从古代医籍入手，并以具体病案为载体，以辨病辨证方法为核心，对古代针药并用的思想源流、变迁以及古代医家对针药并用的认识进行探索。刘文文发现，古代医家实行针药并用的理论基础主要有两类，一类是针和药基于统一的理论指导（包括脏腑理论、经络理论、伤寒六经理论及其他理论），另一类是根据具体的情况如脉象或症状，选择辨证方法。鉴古启今，针药并用研究深化临床认知，促进针灸学科全面发展。构建合理针药体系，需融合中医与针灸理论，寻其契合，方能内外合治，发挥最佳疗效。

赵京生教授于古代文献板块汇报后点评道："古代文献深奥难解，需持之以恒，深研细磨，更需研究者具备卓越素质：洞悉文献规律，历史视角与现代医学知识并重，同时洞察现代理论演进。"

四　理论概念

针灸理论概念的研究是构建学科体系的基础，安徽中医药大学牛淑平教授的汇报为"再谈'经别'"，从对教材"经别"知识体系的四个困惑（关于循行路线、关于脏腑络属、关于临床指导意义、关于经别与络脉的关系）入手，通过图片演示与原文重现，串联分析《经脉》和《经别》篇原文，探索"十二经脉"和所谓的"十二经别"之间的关系，最终得到这样的观点："经别"不是学术术语，作为篇名，只是"对经脉补充论述"之义。《经别》篇补充并强调了《经脉》篇中的表里经关系，更进一步解释了《黄帝内经》原文反复强调头与全身经脉联系密切的原因。河南省洛阳正骨医院刘斌副主任以"'经别'发微"为题，通过辨析《经别》的篇章结构，以及十二经之正别的条文细节，总结其论述特征，分析主旨主题，推测《经别》篇先于《经脉》篇成文，突显了西汉时期重视阳气的思想，初步完成了肢体经脉与内部脏腑的交互连接，并且明确了阴阳经在头面部两两相合的六合交接，拓展了经脉的连接机制，相关内容在传世本《黄帝内经》《黄帝内经太素》《针灸甲乙经》中可以找到同源条文，亦与出土的各版脉书有互补或一致的内容，便于综合考察经脉体系的构建过程。因此，无论在经脉系统构建的理论研究方面，还是在指导针灸临证辨经取穴方面，乃至在中医人体理论的现代医学技术探索方面，《经别》篇均具有深厚而广泛的学术价值。山东中医药大学博士研究生张馨月的汇报为“再讨论‘颈夹脊’”，她认为颈夹脊在临床应用中的扩展和概念使用中的混乱主要与两个问题有关：一是颈夹脊与华佗夹脊穴的关系；二是颈夹脊的穴数、旁开尺寸等取穴标准问题。颈夹脊与华佗夹脊穴的区分，可以从夹脊论述中脊柱的颈—背分割现象窥探端倪，这与古代医学文本中的颈—脊分离、主治规律总结与神经节段理论中的分段倾向，以及现代腧穴名称的标准化制定有关；而临床应用拓展对颈夹脊与华佗夹脊穴的连接，揭示了夹脊基于脑—脊联系之下的颈—背联系，这可以从古代医学文本中的头—颈联系、颈在道家夹脊纵向联系中的关键地位，以及现代医学对脑—脊功能主治认识的发展中找到来源。“颈夹脊”可以作为一个案例，启发对针灸标准、经穴理论建构及功能视角下的身体部位认知等的思考。通过对夹脊部位在历史文献与现代应用中的分析，作者希望能以“颈夹脊”为一例，讨论身体术语的名与实所反映的问题，反思医学理论构建与实际功能认知中存在的张力。中国中医科学院针灸研究所研究生刘熠斐的汇报为“‘缪刺’正义”，以《素问·缪刺论》为研究主体，参合诸家相关论述，对缪刺刺法、刺处、治疗病症等进行梳理分析，对“缪刺”的内涵及应用提出了自己的见解，以正其义。刘熠斐认为：缪刺之“缪”本义为异于经脉而刺（刺大络出血），而非左右互刺，左右互刺乃不必拘泥之法，非缪刺的本质特征；缪刺作用部位乃被称为“气之大络”的人体“四末”，且四末之爪甲处并不等同于普遍认为的井穴；缪刺可治疗危重之疾，而非仅局限于肌体痛症或疾病初起轻症；缪刺不等同于络刺。对“缪刺”内涵的归真性阐述的理论价值主要有：体现四末对头身远隔部位的治疗效应；为“从阴引阳，从阳引阴”理论提供新思路；为针灸刺法体系内部层次划分提供借鉴。

五　针灸人文

针灸文献研究不仅需要加强纵向钻研，深入剖析针灸古籍的经典理论，挖掘其深层次的内涵与价值，还要勇于跨越学科的界限，与多学科交融，横向拓宽视野，让针灸的智慧之光在更广阔的领域中闪耀。中国中医科学院针灸研究所的张树剑教授在题为“针灸人文研究的建立与路径”的报告中，系统而深刻地探讨了针灸人文在针灸学科中的重要地位及其发展路径。张树剑教授阐述针灸人文研究具有三大不可替代的核心价值：其一，针灸人文研究是发展针灸学科的必然路径；其二，人文是医学的底色；其三，针灸人文可以补针灸科研之偏差，令针灸研究更加立体、全面。紧接着，张树剑教授对针灸人文研究的方法与路径进行了深入探索。他回顾了当前针灸人文研究的成果，指出这些成果不仅丰富了针灸学科的理论体系，也为针灸人文研究的进一步发展奠定了坚实基础。同时，张教授也坦诚地指出，尽管针灸人文研究取得了显著成绩，但在科技优位的学科建设过程中，它并未得到应有的关注与重视。在报告的尾声部分，张树剑教授明确指出了针灸人文研究可深入探索的内容。他认为，文献学、针灸学科史以及与之紧密相关的社会史是针灸人文研究的重要领域。此外，针灸科技哲学研究以及数字人文等新兴领域也是针灸人文研究需要进一步开拓与探索的方向。这些领域的深入研究不仅有助于深化我们对针灸学科的理解与认识，也将为针灸学科的未来发展开辟新的道路。山东中医药大学张永臣教授的汇报为“齐鲁针灸概论”，梳理并列举了历史上与齐鲁大地相关的医家（包括出生成长于齐鲁的医家和曾在齐鲁行医的医家），以及这些医家的特色诊疗理论、思想方法和主要贡献，如扁鹊、华佗、淳于意、王叔和、钱乙、窦汉卿、黄元御等。对此，赵京生教授评价道：“此次汇报的性质属于专业认识方法的形成背景，为研究齐鲁大地相关医家的思想方法提供了可靠的文本依据。”山东中医药大学博士研究生张雅楠的汇报为“针灸师视野中的身体——基于《内经》身体术语分类的探讨”，张雅楠认为针灸技艺是一种实践性、身体化的知识，针灸视角下的身体与传统中医学的身体观虽存在联系但并不完全一致。身体术语是开展知识解读的重要工具，《黄帝内经》中便载有丰富的身体术语。将身体术语分类成“论理人形”、“人之常数”、病之“候”与刺之“初”四个维度，分别对应针灸视角下的解剖、生理、病理（包含诊断）与治疗。据此得出结论：针灸师视野中的身体不单纯指解剖所见各类组织器官的总和，也不是由功能联系架构起来的抽象的身体，而是透过文化观念的“有色眼镜”所看到的实体，这正是理解针灸学可以形成其自身特色的关键。

六　现代思考

上海交通大学蔡英文副教授的汇报为“经络研究的逻辑问题”，汇报从逻辑学的角度分析了经络学说的来龙去脉，以期获得对经络的正确认识。该发言从分析人的认知过程及逻辑特征开始，进而从人的认知逻辑看经络学说的源起，认为辩证逻辑是正确认识经络实质的科学基础，阴阳学说是更深刻、更完备的辩证逻辑，其在科技领域的广泛应用将掀起新的科学革命，实现针灸与多学科结合发展的愿景。赵京生教授对“通古今、通内外、通文理”说法的提出表示认可，并期望针灸人文学科能够在保有自身特点的基础上向此三个方向横向拓展。南京中医药大学研究生陶蒋佳的汇报为“异域视角下对针刺麻醉的理解：以《针刺麻醉在中国》为例”。《针刺麻醉在中国：美国研究小组的考察报告》是针刺麻醉史上第一份来自域外的较为全面系统的考察和评估报告，汇报人通过回顾报告的基本内容，讨论了异域视角下人们对针刺麻醉的认识差异及产生的观念碰撞，包括对“针刺麻醉”内涵的认识差异、研究方法的差异、研究关注点的差异和思维差异；从而进一步反思、认识现代针刺麻醉，这对针刺麻醉、针灸学、生命科学的发展都具有一定的借鉴意义。青海大学医学部研究生朱乔乔的汇报为“耳迷走神经治疗 2 型糖尿病研究进展”，首先阐述了 2 型糖尿病（T2DM）临床药物治疗与生活方式干预所存在的不足；随后论及以传统耳针疗法为基础，结合现代医学发展而来的耳迷走神经刺激法具有广阔前景；继而从中医基础理论和现代解剖基础角度阐述耳迷走神经治疗 2 型糖尿病的理论依据，从作用机制及临床研究论述耳迷走神经治疗 2 型糖尿病的研究进展。虽然刺激耳迷走神经连同其他治疗方式共同防治 T2DM 具有广阔的发展前景，也为临床应用和推广提供了可靠的依据，但现阶段刺激耳迷走神经防治 T2DM 的效应机制尚未明确，相关的信号通路及临床研究依然相对较少，关于其是否具有远期效应仍有待更加深入地探索与研究。

七　结语

本次研讨会呈现了百家争鸣的热烈氛围，六个精心设计的专题全方位地展示了针灸理论文献领域的最新研究成果，为与会者带来了一场学术盛宴。

会上，天回医简与针灸人文的最新研究进展成为一大亮点，这些研究成果不仅极大地丰富了针灸学科的内涵，还促使领域内学者以更连贯的脉络、更广阔的视角来审视和研究针灸文献。随着研究的不断深入，我们对针灸人文的理解将更加深入透彻，为针灸学科的发展注入新的活力。

与此同时，古代文献研究与理论概念探析并驾齐驱，为与会者提供了对针灸理论文献更为清晰深刻的认识。通过对古代文献的深入挖掘和细致分析，我们得以更加准确地把握针灸理论的精髓和要义，为针灸学科的发展提供坚实的理论基础。

针灸图像专题则立足于发掘图像信息，通过对针灸图像的研究，我们对针灸的使用及相关社会历史背景有了全新的认识。这一专题的研究不仅拓宽了针灸学科的研究视野，还为针灸学科的发展提供了新的思路和方法。

现代思考专题则将古今结合，对经络学说、针刺麻醉、糖尿病治疗等领域进行了深入探讨，产生了新的认识视角。这些研究成果不仅推动了针灸学科与现代医学的融合与发展，还为针灸学科在现代社会的应用提供了新的可能。

此外，人文、社会与哲学等多学科的参与也为针灸文献领域的研究注入了新的活力。这些学科的交叉融合不仅丰富了针灸文献研究的内容和方法，还推动了针灸学科向更加多元、与其他学科相关联的方向发展。

本次研讨会的圆满落幕，不仅标志着针灸文献研究领域的勃勃生机和无限潜力，也彰显了与会专家学者们的辛勤付出和无私奉献。会议期间，来自不同机构的专家学者围绕出土文物、古籍文献、多学科合作、数字化等多个维度展开了深入而热烈的探讨，加深了同行间的交流和理解，为未来的科研合作奠定了坚实的基础。

寻找医学人文学术出版破局之路

——第二届医学人文出版与传播论坛暨《中医典籍与文化》学术集刊阶段性发展研讨会会议综述

丁慧霞　吴俊香　陈锶源　张树剑*

【摘要】医学人文是医学研究的重要组成部分，是推动医学发展的重要动力。第二届医学人文出版与传播论坛暨《中医典籍与文化》学术集刊阶段性发展研讨会立足《中医典籍与文化》，回顾了医学人文学术出版与传播的现状，肯定了《中医典籍与文化》坚持“同人办刊”、“跨学科、多主题”、“严控质量”的办刊态度。针对当前发展局势，与会专家学者就集刊发展的思路定位、路径方法、创新机制等方面发表了新的见解，提出诸多改进建议，以期促进《中医典籍与文化》和医学人文研究的可持续发展。

【关键词】医学人文　会议综述　《中医典籍与文化》　集刊发展

2023年7月18日，第二届医学人文出版与传播论坛暨《中医典籍与文化》学术集刊阶段性发展研讨会在医宗扁鹊故里济南长清举行并线上直播。本次会议由山东中医药大学中医文献与文化研究院、山东省中医药文化示范协同创新中心、《中医典籍与文化》学术集刊编辑部主办，设有海右讲坛第33期高峰对话等环节，与会成员达200余人。在医学人文话题升温、学术研究需要更多平台支持的情况下，来自全国各地的专家学者立足

* 丁慧霞，山东中医药大学博士研究生；吴俊香，山东中医药大学硕士研究生；陈锶源，山东中医药大学硕士研究生；张树剑，中国中医科学院针灸研究所教授，山东中医药大学中医文献与文化研究院教授，博士生导师，本文通讯作者。

《中医典籍与文化》集刊，围绕“寻找医学人文学术出版破局之路”一题，进行了深度探讨。

一　医学人文学术出版与传播现状

（一）医学人文话题值得关注

面对医疗技术的快速发展和医疗环境的变化，为防止医学陷入技术性“畸变”的泥淖，医学界越发需要医学人文的回归。

医学人文是医学领域中重要的研究方向。《中医典籍与文化》集刊主编王振国教授言：“回顾近年的学术潮流，在方兴未艾的医疗社会史研究视野下，知识史、感知史、器物史、交流史等新兴领域成为新的学术热点；传统的中医文献领域，也由于出土文献与文物的不断现世，因文本的沿革、学术的嬗变、流派的兴废、焦点的移易，而焕发出新的研究活力；以往作为研究对象的医院也参与到医学人文的研究主体中来，试图从历史文化研究中找到当前医学伦理问题的答案；当前的中医学术理论框架与研究范式是否需要重新审视与革新，也成为学界思考与讨论的核心问题；人类学学者也从疾病与医疗叙事走到了医学知识的田野中……总之，医学人文研究的方向、内涵正走向多元与纵深。”

医学人文是防止医学陷入唯技术论的重要手段。《中医典籍与文化》执行主编张树剑教授认为医学人文思考是当前技术社会发展的必要环节，通过人文反思警惕相关技术发展走向反面。他指出，当前医学领域、理工科领域的发展都缺乏人文思考，导致学科发展不完整，并借用《天龙八部》中扫地僧点化慕容博和萧远山所说“多年来强行修炼少林武功，又没有佛法化解，身体受了严重内伤”，认为人文思考是“佛法”，医学和理工科等领域的相关技术则是“武功”，只有通过医学人文思考才能保证医学实现可持续发展。

医学人文是医学发展的重要组成部分。中国中医科学院针灸研究所赵京生教授认为，医学自身的学科特性是医学人文发展的内驱力，医学人文发展源于现实需要，而医学人文的研究也终究要落脚于医学发展，医学人文研究对于解决当代中医发展问题至关重要。

可见，医学人文对医学实现可持续发展至关重要。无论是基于医学自身发展特性的需求，还是为了缓冲当前科技发展对医学领域的冲击，医学人文话题都值得关注与讨论。

（二）医学人文刊物不足

学术期（集）刊是思想、文化、科学知识等内容的重要载体与媒介，具有重要的学术价值和社会价值。学术期（集）刊多种多样，不同类型的期（集）刊对医学人文的传播存在明显差异。

现有期刊关于医学人文方面的刊文不足。张树剑教授指出传统的专业学术期刊存在刊载文献惯性较大、文献创新度不高、学科交叉度不够、缺乏 C 刊的情况；而综合性期刊则存在对中医人文刊载热情较低，戴着有色眼镜，且相关栏目设定少等问题；与此同时，《中医典籍与文化》学术集刊作为新生平台，具有把握学术前沿、聚焦学术热点、专家办刊等特点，可改善当前医学人文方面的学术集刊数量堪忧的状况。

在医学人文研究方面，医学人文集刊具有明显优势。南京中医药大学沈澍农教授指出，学术集刊与传统学术期刊相比，在出刊时间、刊载内容、篇幅设置方面较为灵活。《中国科技史杂志》主编王扬宗老师补充道，将学术集刊的灵活性与医史文献等领域欣欣向荣的发展态势相结合，可促进医学人文集刊长远发展。北京大学张大庆教授指出，医学人文学术集刊通过参与相关学术期刊的评比，不仅促进集刊本身的发展，还能扩大医学人文研究的影响力。同时，南开大学余新忠教授指出，将相关医学人文课题研究与学术集刊“挂钩”，可增强医学人文研究的显示度，推动研究进程。

可见，医学人文集刊可弥补现有期刊对医学人文关注不足的现象。医学人文集刊将学术集刊的优势与医学人文话题紧密联系起来，为中国医学史、中医药文化、医史文献等研究提供宽广的交流空间，且能以研究论文、评论、专题讨论、书评等形式与读者分享领域内最新的研究成果与科研信息，为医学人文传播提供专业平台。同时，医学人文集刊的发展水平也是衡量医学人文领域研究进展的外显标尺。

二　医学人文出版与传播平台的搭建

基于医学人文话题的升温，且与传统刊物相比，医学人文集刊对医学人文领域的发展有独特贡献，学术界中的“同道中人”秉持着“同人办刊”、“跨学科、多主题”、“严控质量”的理念与态度，创办了《中医典籍与文化》学术集刊，以期推动医学人文的传播与发展。

（一）同人办刊

同人办刊是指集刊开放、包容，由学界共同组织，并服务于学界。《中医典籍与文化》将这一理念深刻贯彻到实际办刊过程中，主要体现在以下几个方面。

第一，《中医典籍与文化》由山东中医药大学主办，学界相关院校机构协办。如第一期的协办单位是南开大学中国社会史研究中心、浙江师范大学人文学院历史系；第二期的协办单位是南开大学中国社会史研究中心、南京中医药大学中医文化研究中心；第三期的协办单位是北京大学医学史研究中心、北京协和医学院人文和社会科学学院。

第二，每期的特约主编来自学术界不同研究领域的优秀青年学者。如第一期的特约主编是浙江师范大学崔军锋副教授；第二期特约主编是南京中医药大学的蒋辰雪副教授；第三期特约主编是北京协和医学院姜姗助理研究员；第四期特约主编是西南大学杜锋副教授；第五期特约主编是中山大学黄永远副教授和北京大学陈琦副教授；第六期特约主编是澳门城市大学李静副教授；第七期特约主编是中国科学院自然科学史研究所李润虎副研究员；第八期和第九期特约主编将分别为浙江大学姬凌辉特聘研究员和北京大学苏静静副教授。

第三，集刊的编辑委员会成员主要是对本集刊作出贡献的专家学者。如集刊第一期的学术委员会成员包括山东中医药大学的王振国、清华大学的刘兵、南开大学的余新忠等学者；集刊第二期的学术委员会成员包括中山大学的方向红、西南大学的张显成等学者；集刊第三期的学术委员会成员包括国际日本文化研究中心的安井真奈美、北京大学的张大庆等学者。

余新忠教授指出，坚持同人办刊，践行学术共同体的创刊理念，将志同道合的学者凝聚起来，既有学术组织又兼顾学者的热情兴趣，有利于推动人文社会科学的学术发展。

（二）跨学科、多主题

医学人文涉及医学、历史学、人类学、社会学等领域，研究范围广、知识多元，故《中医典籍与文化》保持“跨学科、多主题”的特色，以期展现医学人文领域发展的全貌。

崔军锋副教授指出，每期集刊的主题都是特约主编经过反复斟酌确定的，既能体现中医历史文化的底蕴，又能体现医学人文历史研究领域的前沿热点，借鉴人类学等相关学科的理论方法、研究视角深耕中医药文化。目前已出版的几期《中医典籍与文化》的主题分别为“多元医学交流与融通”“跨学科视野下的中医语言”“东亚医学思想与流转”“出土医学文献与文物”“朝鲜半岛医学的历史与实践”“医学文献与医史书写”，其特约主编分别从事医疗社会史、中医翻译与中医文化国际传播、针灸基础理论、出土涉医文献和古文字研究、东亚医疗史等领域的研究。

余新忠教授认为，每期的主题由来自不同领域的青年学者精心挑选，既有利于构建开放多元的集刊体系，集思广益、群策群力，展示不同领域、不同观念的学术成果，又可以培养青年学者的学术研究能力和学术组织能力。

（三）严控质量

稿件的质量是集刊得以长远发展的重要基础，为此，《中医典籍与文化》秉持“严控质量”的态度，对所有来稿都进行严格的专家审查、修改，直至合格后再交付出版社刊印出版。张树剑教授指出，集刊的翻译、编校等专业工作，聘请来自相关领域的资深学者进行“把关”，比如第一期“多元医学交流与融通”的英文审校工作由青年医学翻译家苏静静担任；第二期“跨学科视野下的中医语言”的英文审校工作由著名中国医学翻译家 Nigel Wiseman 担任；第四期“出土医学文献与文物”涉及大量繁体字、古字，集刊编辑逐字确认核对，出版社在出版编校时也花费一年时间寻找相关领域的学者给予学术指导。

正是基于对以上办刊理念、特色和态度的坚持，大家将《中医典籍与文化》看作学术事业，怀有一颗对学术敬畏的心，《中医典籍与文化》于 2023 年 3 月被评定为“2022 年度中国人文社会科学集刊 AMI 综合评价”入库集刊。这不仅有利于学术集刊的长期发展，也有利于从整体上推进医学人文、医学史等领域的发展，促进学术繁荣。

三　医学人文出版与传播的未来发展方向

《中医典籍与文化》已取得不错的成绩，对医学人文的出版与传播作出了一定贡献。正如社会科学文献出版社编辑段其刚所言，《中医典籍与文化》在社会科学文献出版社 2022 年度由 300 多种集刊参评的学术集刊评价指标体系中排名第 29 位，在文化研究类的集刊里面排名第 2 位。但是，针对当下医学人文研究所处的环境，王振国教授认为现今医学人文学术出版发展仍面临诸多问题，这将对医学人文的传播产生重要影响。

王振国教授指出，当下医学人文热度虽然逐渐回温，但对其的关注度与支持力度仍然不够，且医学人文研究与医学人文出版仍面临着“如何找到一种良好的、开放的、包容的、多元的机制以实现医学人文出版的可持续性发展”、“如何在跨学科视野下聚焦研究主题”、“如何看待研究热点”、“如何加强学者、集刊平台、出版者三者的共生关系以促进共同繁荣”、“如何利用其他信息媒介扩大集刊传播，增强集刊影响”等问题。为了不让这些问题成为医学人文研究及医学人文学术出版发展路上的“绊脚石”，实现医学人文出版与传播的可持续发展，医学人文集刊平台的建设需要群策群力、集思广益、不断创新。

（一）不忘初心续传承

医学人文研究要坚持正确的方向，不忘初心。南京师范大学沈国芳教授指出，明确的办刊目的和良好的学刊氛围有利于学刊的可持续性发展。她以水为喻，将医学人文集刊的创办发展比作河流，认为一本优秀的中医人文刊物应坚守底线、坚定方向，“既仰望天空，又脚踏实地”，不仅要有深厚的历史人文底蕴，也要有鲜明的当代特征，这样才能更好地传播中医文化，提升中医文化影响力。余新忠教授认为，从事医学研究、医学实践，必须把医学人文当作一个重要的组成部分来看待，要加强医学与人文之间的交流与对话，促进医学实践与人文关怀的协同发展。闵凡祥教授认为，在学术压力逼人的环境下，需要学人回归本心、脚踏实地、坐得住冷板凳，要坚持“同人办刊”，服务于学术的办刊初心。《中医药文化》李海英主编认为，面对当前刊物兴办的热潮，需要保持清醒、抓住时机、牢记刊物使命。同时，沈澍农教授强调，现代中医发展需践行“守正创新”理念，他讲述自己开展中医学术概念的相关研究时，通过全国性的合作把中医的知识树分解成若干个小单元，再进一步加以捋清，他认为这种研究路径是典籍整理及梳理中医理论体系工作的必经之路，典籍是中医学术发展的根基，医学人文发展应当重视对典籍的研究。此外，姬凌辉特聘研究员提出，《中医典籍与文化》应当明确集刊的定位是立足于文史还是科学哲学，若立足于文史，则需要思考如何走出历史，最终又如何重回历史等问题。

可见，《中医典籍与文化》要实现长远的发展，需要坚守办刊的初心与使命，明确集刊发展的目的与意义，做到“守正创新”；面对瞬息万变的发展环境，需要以不变应万变，进一步明确自身定位。

（二）打开学术视野

医学人文学科的自身建设与跨学科发展模式是医学人文研究拓展新方向、打开新思路的重要途径。

一是要加强本学科建设，培养人才。张大庆教授认为，当下医学人文学科发展存在客观局限条件，学科建设更趋于内部，这要求学界潜心做研究，厚积薄发，“打铁还需自身硬”，并指出目前应增加学科内部“含金量”：在以量变换质变的情况下，要加强人才建设，先学帮助后进，团结内部，促进发展。余新忠教授认为，学科建设需要明确定位，放平心态，砥砺前行，用心做好研究，做好文章。杨祥银教授指出，学科发展需要符合社会需求，要培养年轻人，注重传承。顾漫研究员强调，要加强学科团队建设，重视人才培养，要让优秀的青年学者有一个高水平的发展平台。闵凡祥教授认为，《中医典籍与文化》要实现可持续发展，必须凝聚学科发展的团队力量，要有学术共同体的认同感和甘于奉献的精神。赵京生教授指出，《中医典籍与文化》要实现可持续发展，需要在内容上有所聚焦，也需要建立相应的保障机制，吸引更多的青年学者参与集刊发展，保持平台活性，流水不腐。

二是注重跨学科建设，开阔视野。张大庆教授指出，医学人文跨学科建设需要考虑不同学术的学科范式、学科规范等，要去理解对方学术领域的话语体系，同时也要保持自身优势特点，“进得去”也“出得来”。他以重构中医理论为例，强调扩大研究视野的重要性，指出中医药既是一种文化也是一种科学，其中科学的特质既体现在“形而下”（如中药等）方面，也体现在“形而上”（如批判精神等）方面。中医医家的批判精神不仅能反映中医的科学性，同时也能反映中医理论演进的过程，对中医理论的构建具有重要作用，但目前关于中医医家批判精神方面的研究很少，未来可以从文化批判的视角入手，重新解读中医理论，增加不同文化背景的人对中医生命体系的理解与认同。杜锋副教授认为，早期的医学是一个多元一体的知识系统，因此研究早期医学要有多学科的视野。余新忠教授指出，可以通过定期组织会议、论坛等形式，团结学人队伍，构建联盟，共商跨学科发展问题。顾漫研究员认为，医学人文的发展不能一味追求创新，结合多学科视野进一步挖掘老材料是十分值得关注的，如典籍研究结合历史视角。陈琦副教授认为传统医学和现代医学在医学人文研究领域存在差异，提出要结合院校特色、学科特点发展区域医学人文，以求百花齐放。

寻求医学人文发展的新进路，既要加强医学人文学科自身的建设，注重医学人文学科的人才储备，保持医学人文学科的发展活力，又要发挥跨学科的优势，打开学术视野，促进医学人文的繁荣发展。

（三）加强平台建设

平衡学术选题。赵京生教授认为，应当以理性的态度看待“学术热点”，话题的“冷门”与“热门”是相对而言的，对标社会发展需要，是动态的，没有绝对的“冷门绝学”和“研究热点”。沈澍农教授指出，如何挖掘理念、拓展和优化选题，是编者长期面临的任务。关于民间中医话题的讨论便是一个例子。由于民间中医存在“真假参半”的现象，目前还不被主流中医话题青睐，但纵观中医发展史，官方医学和民间医学都为中医的发展起到推动作用，如何发掘民间医学中的医学精粹仍是我们努力的方向。他认为，中医典籍是中医的根本，中医文化是中医典籍生长繁盛的土壤，而中医典籍本身也深深植根于中医文化。以此为题创办集刊，需要沿着中医曾经走过的路途，寻求未来的发展之路。未来集刊需要注重平衡热点与传统、历史与文献，关注中医典籍本身与中医文化本身等方面的选题。姜姗助理研究员提出，青年学者可以根据自己的研究领域和兴趣爱好，形成特色主题，未来可以增加不同文化背景下古代传统医学的比较研究以及相关领域小语种翻译的研究成果。顾漫研究员提出，可以从不同角度还原古代人民的医疗活动，如古代的政治制度、医疗政策等。肖旭教授认为，集刊的选题还可以从城市文献、本草学、著名医家以及汉代简帛等角度入手。杜锋副教授指出，选题可以从文字、地域性文献的角度研究经典文本，注重传统小学的研究方法，崇尚实学。此外，杨春梅编辑认为，加强集刊与其他综合刊物在医史方面的交流，可以拓展选题范围。杨祥银教授指出，要了解国内外学术前沿动态，以扩大主题的延展性。

优化稿件质量。王烨燃主编认为稿件是集刊发展的基础，文稿观点明确、史料挖掘充分、史论阐述清晰、史笔见解独到，这些对作者、刊物和读者都是十分有利的事情。崔军锋副教授认为，稿件为集刊长久发展带来生命力，可以通过举办专题会议的方式进行征稿，优化稿件，提高来稿与集刊专题的匹配度。黄永远副教授建议对集刊文章的录用门槛设定标准，同时建立标准化的投稿系统；陈琦副教授也指出采用标准化的投稿采编系统，利用大数据个性化推荐审稿人，事半功倍。侯乃峰教授建议将考核机制纳入审稿系统，以提高稿件质量。杜锋副教授建议形成一个专门固定的团队完成最后的稿件整理，以及与出版社的接洽等工作，这既有助于集刊在体例、文字、标点等方面形成一个惯例和模式，也有助于出版社更好地进行后续的编辑出版工作。

改变栏目设置。姬凌辉特聘研究员指出，目前医学人文集刊分布的矩阵效应不甚明显，《中医典籍与文化》可附上同时期的兄弟集刊的目录，这既是目录共享，也是一种攻守同盟，只需购买一本刊物，就可以了解同时期相关集刊的最新研究情况。苏静静副教授建议集刊利用书评栏目扩大自身的影响力。杨祥银教授指出除了设置专题研究、书评等栏目，还可以效仿《新华文摘》，加设论点摘编版块，以便于后续宣传。

创新宣传形式。《中医药文化》的卢进编辑提出，可以将《中医典籍与文化》的内容信息化、数据化，增加传播路径。侯乃峰教授建议借鉴香港和台湾刊物的宣传方式，通过直接提供稿件的 word 版本加强学术界的交流与引用。李润虎副研究员认为，集刊的传播形式可以从接近生活的短视频平台入手，将每一期好的文章做成短视频进行推送，从而建立自己的宣传平台。杨祥银教授建议，除了利用大众媒体推送宣传，还要了解学习国内外知名学术组织、学会的学术运营模式，加强交流，进一步实现集刊的大范围推广与国际化传播。

凝聚各方力量。沈国芳教授指出，众擎易举，独力难成，刊物的长久发展离不开社会各界的支持，《中医典籍与文化》要加强与社会各界的交流合作，不要囿于小圈子。陈琦副教授认为，出版物是衡量学科发展的重要指标，要加强平台与出版方的合作交流，重视培养医学人文学术出版行业复合型人才。苏静静副教授提出，希望集刊与出版方加强沟通，互通有无，减少医学人文刊物出版的不确定因素。

可见，《中医典籍与文化》学术集刊发展任重道远。要认真选题，平衡各种不同学术话题，不仅要做到“向前看”“向后看”，还要“向外看”；通过设定投稿标准、优化采编系统、重视专家审稿、建设专业编校团队以提高来稿质量；通过科技赋能和借鉴同行经验，创新集刊的宣传与传播形式，推动集刊“走出去”；团结协作，争取各方支持，以推动集刊长远发展。

四 结语

第二届医学人文出版与传播论坛暨《中医典籍与文化》学术集刊阶段性发展研讨会围绕医学人文与集刊建设进行了深度探讨。近年来，医学人文话题越发受到学界关注，相关出版物却仍有不足，为此，《中医典籍与文化》应运而生，并主动肩负起传播医学人文的重任。《中医典籍与文化》秉持“同人办刊”、“跨学科、多主题”、“严控质量”的办刊理念已走过三个春秋，并取得一定的成果，得到业内人士的认可，为医学人文传播贡献了一份力量。医学人文是医学研究领域不可分割的一部分，加强医学人文研究有利于反思当前医学与人、医学与科技、医学与社会等关系结构，促进医学更适应当前社会发展的需要，更好地服务于人类。同时，《中医典籍与文化》作为医学人文传播的重要平台，既是医学人文发展的映射，又是推动医学人文发展的“马达”，两者相互作用。因此，需要博采众长、群策群力，加强学术集刊的全面建设，推动集刊实现可持续发展，促进医学人文的繁荣。

Abstracts

1. Collecting and Dissemination of Traditional Chinese Medicine Knowledge in Ancient Chinese Texts in Natural History:
Focusing on the *Bowu Zhi* and *Xu Bowu Zhi*

Han Yi
Chinese Academy of Sciences

Abstract: The books of *Bowu Zhi* («博物志») and *Xu Bowu Zhi* («续博物志»), which are two famous texts of natural history in ancient China, contain a wealth of knowledge spanning natural sciences, humanities and social sciences. Medical knowledge of natural history works, which includes pharmacology, diseases, prescriptions, health preservation, philology and its medical figures, medical anecdotes and medical records, are mainly quoted from historical books, local gazetteers, notes, anthologies, novels, herbals, recipes, biographies of famous doctors, clinical casebooks and so on. These natural history texts exhibit characteristics of *leishu* (类书, categorized encyclopedias), and they not only gathered much practical medical knowledge, but also have become one of the important sources for compiling new medical works, new encyclopedias and new natural history works in subsequent dynasties. Owing to the loss of most historical works, medical works and local gazetteers, the medical materials preserved in these works have been held in high esteem for compiling, restoring and collating earlier medical works and advancing the study of the history of Chinese medicine. Chinese medical knowledge in these natural history works holds very important academic and referential value.

Keywords: Natural history; *Bowu Zhi* («博物志»); *Xu Bowu Zhi* («续博物志»)

2. Rewriting *Res Rustica* and *Materia Medica* in Pliny's *Natural History*

Jiang Che, Zhang Shijiao

Tsinghua University

Abstract: Pre-modern natural history in the West developed in three textual traditions: natural philosophy, medicine and agronomy. In this connection, Pliny the Elder's *Natural History* constitutes a particular case for it recorded both agricultural and medicinal knowledge about natural objects in a balanced manner. The structure of *Natural History* deviates from the works on *materia medica* that preceded it; it also makes several noteworthy adaptions and paraphrases of its agricultural sources represented by Cato's *De agri cultura*, as shown in the case of the cabbage. Notwithstanding these differences, Pliny attempted to juxtapose agronomy and pharmacy and establish a historiographical parallelism between the two by constructing historical narratives of them. This characteristic of Pliny's text laid the groundwork for establishing a unified discipline of natural history during the Renaissance.

Keywords: Pliny the Elder; *Natural History*; agriculture; pharmacy

3. A Brief Analysis of the Health-Preservation Principles in "Yangshengzhu" from *Zhuangzi* and Their Significance in Natural History

Guo Xia

Beijing Normal University, Inner Mongolia University

Abstract: *The Key to Regimen* («养生主») is the third of the seven chapters of *Zhuangzi*(«庄子»), which, as its name implies, deals with a series of topics related to "sheng"(生). The word "sheng", by its origin, means "life vitality", therefore, the whole chapter of *the Key to Regimen* is concerned with a couple of themes on how to nourish the life vitality. Firstly, it excludes the role of "zhi" (知, knowledge) in nourishing life, as "zhi" may even harm vitality if it is pursued inappropriately. Secondly, it explains that the vitality is neither equivalent to the physical body nor reducible to the spirit. Finally, it proposes a path based on the combination of "shun" (顺, smoothness) with "jie" (解, settlement) for the nourishment of the vitality, forming a self-salvaging approach to the regimen. The contents of "yangsheng" (养生, nurturing life) described in *the Key to Regimen* view the "sheng" from the perspective of the macroscopic "Tao", diverging significantly from the characteristics of natural history. This perspective retains valuable relevance in contemporary contexts. In an era saturated with knowledge, it prompts reflection on the relationship between intellectual pursuits and life. In a time when medical advancements challenge the natural limits of mortality, it encourages a reconsideration of life's essence. Amid polarized extremes in spiritual development, it invites rethinking the significance of the spirit to vitality. Most importantly, after deeply acknowledging the finiteness of life, it provides guidance on nurturing vitality and sustaining a state of vigorous growth and renewal. These increasingly prevalent concerns in modern society find resonance in the contemplations offered by *the Key to Regimen* .

Keywords: *Zhuangzi* (《庄子》); *The Key to Regimen* (《养生主》); regimen; natural history

4. "Weathervane" and "Amplifiers":
Exhibitions of Chinese Medicine under New China's Chinese Medicine Policy (1954-1959)

Liu Niankai
Tsinghua University

Abstract: From 1954 to 1959, exhibitions with the theme of "Chinese Medicine" were held in many provinces, municipalities and institutions in China. Such as the Shanghai First Medical College Exhibition in 1954, the Nanjing Chinese Medicine Exhibition in 1955, the Kunming Chinese Medicine Exhibition in 1956, the Fujian Chinese Medicine Exhibition in 1958, the National Medical and Health Technology Revolution Exhibition and the Hebei Chinese Medicine Exhibition in 1959. These exhibitions, like a "weathervane", reflect the shifts in the policies regarding traditional Chinese medicine and broader policy trends. At the same time, as a place to gather the people and the knowledge of Chinese Medicine, the exhibitions greatly promoted the circulation of the traditional Chinese medicine knowledge among the people and functioned as "amplifiers" for government initiatives, enabling the implementation of relevant policies.

Keywords: traditional Chinese medicine policy; Chinese medicine exhibition; integration of traditional Chinese and Western medicine; combination of indigenous and foreign approaches

5. A Preliminary Study on the Sources of Medical Knowledge in the Official Revised *Lüliguan Jiaozheng Xiyuanlu*

Sun Weihang

University of Chinese Academy of Sciences, Chinese Academy of Sciences

Abstract: Compiled in the Southern Song Dynasty, *Xiyuan Jilu*(«洗冤集录», "The Collected Cases of Injustice Rectified") is the earliest extant systematic treatise of forensic medicine in China. After the continuous dissemination and printing in subsequent centuries, many editions of the texts have been produced in the late Ming Dynasty. In the Qing Dynasty, on the basis of supplementing and revising the *Xiyuan Jilu* , the *Lüliguan Jiaozheng Xiyuanlu*(«律例馆校正洗冤录») was issued as the official manual for postmortem examinations. The *Lüliguan Jiaozheng Xiyuanlu* supplemented the medical knowledge of *Xiyuan Jilu* from three aspects: "drug toxicity and food poisoning", "formulary studies" and "emergency medicine". These additions drew from diverse sources, including classical medical literature, medical history literature and legal works. The extensive and varied medical knowledge of *Lüiguan Jiaozheng Xiyuanlu* marks a significant advancement in forensic literature during the Qing Dynasty, and reflects the medical factors in the development of forensic science during this period.

Keywords: *Xiyuan Jilu*(«洗冤集录»); *Lüliguan Jiaozheng Xiyuanlu*(«律例馆校正洗冤录»); history of forensic medicine

6. Social Factors and the Image of Pharmaceuticals:
The Case of the *Dali* Pill in the Qing Dynasty and the Republic of China

Qin Tian*, Zhang Meifang**, Liu Bing***
* ** University of Science and technology Beijing
*** Shandong University of Traditional Chinese Medicine

Abstract: Material culture studies centered on pharmaceuticals have gradually become a research focus in recent decades. Taking the *Dali* pill(大力丸) as an example, this essay examines its representation within pharmacies and on the streets to explore the various factors shaping its social image. By analyzing its material and epistemic dimensions, it highlights the socially constructed nature of pharmaceuticals and offers a new case study for understanding their social imagery. Different groups are involved in the process of medicine distribution, and the social image of the *Dali* pill is influenced by a combination of material technologies, promotional narratives and the dynamics of the medical community. Understanding the complexity of a pharmaceutical's social image can provide valuable insights for guiding the rational application of its therapeutic effects.

Keywords: social image of pharmaceutical; the *Dali* pill(大力丸); material culture; STS

7. On the Interaction Between "Folk Medicine" and "Canonical Medicine"

Qian Yin
Hebei University of Technology

Abstract: By examining the understanding of the disease and the body among different medical models, the evolution of the classification of medical text in bibliographies, the interaction between various medical models within the harmonious Chinese worldview, and the process of penetration of shared knowledge into different cultural context, it becomes evident that there is an interaction between folk medicine and canonical medicine. On one hand, certain aspects of folk medicine have been absorbed into canonical medicine, becoming a part of it.

On the other hand, the theories of canonical medicine have trickled down into folk medicine, contributing to the renewal of it. The two different medical models were produced in different cultural contexts, and the interaction between these contexts facilitate the interaction between these different medical models.

Keywords: folk medicine; canonical medicine; illness; view of the body; culture

8. The Transmutation of the Taboo of Mourner in Traditional Chinese Medicine

Zhou Xi

Hunan University of Traditional Chinese Medicine

Abstract: The taboo of mourner in TCM refers to the prohibitions observed during medical practices when dealing with mourners. In ancient secular life, mourners were commonly shunned and discriminated against. In the Tang Dynasty, Sun Simiao, a Taoist doctor, adhered to the Taoist concept of purity and introduced the taboo of mourner into TCM. After the Song Dynasty, these taboos were widely extended to various medical disciplines. Moreover, due to the influence of agricultural activities, the taboo of mourner began to emerge in the practice of the collection of medicinal herbs. In the Ming and Qing dynasties, these taboos exhibited a centralized characteristic in TCM, and were mainly seen in two types of diseases, such as *laozhai* (劳瘵) and *chuangyang* (疮疡). From the perspective of transitional ritual theory, the taboos surrounding mourning can be seen as an effective way for patients to achieve "purification", break away from abnormal groups and reintegrate into normal social life.

Keywords: taboo of mourner; transmutation; TMC

9. Understanding and Responding to Miasma in Qing Dynasty Taiwan

Zhao Qinghua

Fujian Normal University

Abstract: Miasma has been a malignant epidemic that has plagued people since ancient times. The literature on Taiwan in the Qing Dynasty is filled with records of miasma. Contemporaries believed that the miasma was closely related to Taiwan's climate and environment, and the distribution of the miasma was related to the progress of regional development. The miasma posed a major challenge and obstacle to the development of Taiwan for the Qing military stationed in Taiwan. In order to cope with the miasma, the people in Taiwan employed various strategies such as diet healing, praying to deities, establishing charitable initiatives and practicing Confucian medicine. These strategies reflected the life philosophy inherent in Confucian and Taoist cultures, which emphasizes reverence for life.

Keywords: Qing dynasty; Taiwan; miasma; coping strategy; life philosophy

10. A Study on the Medical and Cultural Exchange Between the Uighurs and Other Ethnic Groups in the Western Regions as Seen in the *Hundred Prescriptions for Miscellaneous Diseases*

Hai Xia

Dunhuang Academy, Lanzhou University

Abstract: This paper takes the Uighur text *Hundred Prescriptions for Miscellaneous Diseases*(《杂病医疗百方》) as an example to examine Uighur medicine from the perspective of pharmacology, and analyzes the principles of prescription composition, treatment, and prescription compatibility reflected in it. On this basis, by comparing the *Hundred Prescriptions for Miscellaneous Diseases* with the *Huihui Prescriptions*(《回回药方》), a typical representative of medicine in the Western Regions during the same period, this study finds that the *Hundred Prescriptions* is characterized by the use of animal-based drugs and exhibits the features of Uighur medicine, while the *Huihui Prescriptions* emphasizes the use of perfumes, reflecting the features of Arabic medicine. The "four substances" of Uighur Medicine has its origins in Buddhism. There is a certain degree of consistency between the "four substances" in Uighur medicine and the "four elements" in the *Huihui Prescriptons*.

Keywords: *Hundred Prescriptions for Miscellaneous Diseases*(《杂病医疗百方》);

Huihui Prescriptions(«回回药方»); prescriptions; treatments; exchanges

11. Comparative Study of Unearthed Prescriptions in the Qin and Han Dynasties and Medicinal Literature from the Jin and Tang Dynasties: Centered on the Tianhui Han Bamboo Slips

Bao Bohang*, Shen Shunong**

* The Second Affiliated Hospital of Guangzhou University of Chinese Medicine

** Nanjing University of Chinese Medicine

Abstract: This article focuses on the 12 medical prescriptions in Tianhui Han Bamboo Slips(天回汉简) and compares them with medical prescriptions from various unearthed texts, including medical prescriptions in the Liye Qin Bamboo Slips(里耶秦简医方), the Mawangdui Han tomb silk manuscript *Prescriptions for Fifty-two Diseases* («五十二病方»), the Tianhui Han bamboo slips *Prescriptions for Sixty Diseases* («六十病方»), medical prescriptions in the Peking University Han Bamboo Slips(北大汉简医方), medical prescriptions in the Wucheng Han Bamboo Slips(乌程汉简医方), and 50 medical prescriptions in the transmitted medical texts such as *Beiji Qianjin Yaofang* («备急千金要方»), *Qianjin Yifang* («千金翼方»), *Waitai Miyaofang* («外台秘要方») and *Ishinpō* («医心方»). The study explores the origins, transmission and development of traditional Chinese medicine before the Tang Dynasty.

Keywords: Tianhui Han Bamboo Slips; *Prescriptions for Sixty Diseases*; unearthed medical prescriptions; *Beiji Qianjin Yaofang*; *Waitai Miyaofang*

12. Tracing the source of the Image of "Changsang Jun" in the *Biography of Bianque* from the *Records of the Historian*

Yao Haiyan
Shanghai University of Traditional Chinese Medicine

Abstract: The *Biography of Bianque* (《扁鹊传》) from Sima Qian's *Records of the Historian* (《史记》), the renowned physician Bianque is said to have acquired his extraordinary medical skills from the immortal Changsang Jun. This paper aims to explore the identity of "Changsang Jun" (长桑君) as a deity. By analyzing the significant role of the mulberry tree in the lives of ancient peoples, the resulting mulberry tree worship and the deification of the tree, along with the word "fusang" (扶桑) and an analysis of Changsang Jun's name, it is argued that Changsang Jun is likely an embodiment of the divine *fusang* tree, or the god of mulberry tree. The long-standing worship of the mulberry tree led to its extensive use and important role in ancient medical practices. Therefore, it is plausible that Changsang Jun would pass on secret medical prescriptons to Qin Yueren(秦越人), bestowing him with miraculous medical abilities. The historical narrative of Changsang Jun's selection of Qin Yueren to teach him medical knowledge and prescriptions represents a creative fusion of historical events and legend made by Sima Qian.

Keywords: *Biography of Bianque* (《扁鹊传》); Changsang Jun (长桑君); mulberry; medical treatment

13. Research on the Inheritance and Development of Traditional Chinese Medicine in the Medical Families in Southern Jiangsu During the Ming and Qing Dynasties

Jiang Rongfang
Wuxi Huishan Cultural Center

Abstract: The formation and evolution of the medical families in Southern Jiangsu during the Ming and Qing dynasties were deeply influenced by the political, economic and cultural contexts of that time. The prosperity of these families was manifested by a large number of practitioners, the widespread distribution of their influence and the long duration of their legacy. The fundamental reason for this enduring legacy lies in the familial inheritance of skills and the adaptive flexibility in response to specific circumstances. The integration of medical skills, medical theory and medical ethics formed a comprehensive system of inheritance within these families. The choice of inheritance methods, including family transmission, teacher-student relationships, and societal transmission, gave rise to typical forms of medical families, which determined the extent and limitation of the family development. However, the internal development space of these families was limited. The breakthrough for the medical family's continued growth lay in networks formed through medical circles, market circles, marriage circles and social connections, which enabled professional and scholarly exchanges. The family cohesion, difficulty in becoming a doctor and a tendency to underestimate doctors hinder the inheritance and development of traditional Chinese medicine.

Keywords: Southern Jiangsu; medical family; medical inheritance; medical development

14. On the Relationship between Ge Hong and the *Lingbao Wufuxu*: Focusing on the Chapter entitled *Xianyao* from Ge Hong's *Baopuzi Neipian*

Li Jing
City University of Macau

Abstract: Academic circles have noted that there is much textual overlap in the chapter entitled *Dizhen*(«地真») from Ge Hong's *Baopuzi Neipian*(«抱朴子内篇») and the third book of *Taishang Lingbao Wufux*(«太上灵宝五符序»). However, scholars have not reached a consensus regarding the chronological order of these two works. This article provides a thorough analysis of the relationship between Chapter *Xianyao* («仙药», *The Medicine of Immortality*) and the second book of the *Lingbao Wufuxu*. It argues that the author of *Xianyao* drew significantly from the *Lingbao Wufuxu* but without noting this source. When considering the entirety of the *Baopuzi Neipian*, we find that not only *Xianyao* but also the chapters such as *Dizhen* (*The Terrestrial Truth*), *Dengshe* («登涉», *Climbing [Mountains] and Crossing [Rivers]*) and *Bianwen* («辨问», *Discerning Questions*) all drew on the *Lingbao Wufuxu* to varying degrees. These citations demonstrate a process of excerpting and adapting its content. Therefore, it can be concluded that Ge Hong referenced the *Lingbao Wufuxu* when composing his *Baopuzi Neipian* in A. D. 317, establishing as a result that the *Lingbao Wufuxu* predates the *Baopuzi Neipian*.

Keywords: *Lingbao Wufuxu*(«灵宝五符序»); Ge Hong; *Xianyao*(«仙药»); *Baopuzi Neipian*(«抱朴子内篇»)

15. Millennial Herbal Whispers:
East-West Dialogues Illuminated – A Review of *Global Herbal Chronicles*

Yang Yu
Shanghai University of Traditional Chinese Medicine

Abstract: In 2018, the History Department of Fudan University, the History Department of the University of Warwick and the Institute of Science and Technology Humanities at Shanghai University of Traditional Chinese Medicine jointly organized an international academic conference titled "Trade as a Driver of Health: World Trade and Medicinal Products since the Modern Era". This conference brought together more than 30 scholars from China, the United Kingdom, France, Germany, the Netherlands, Singapore, Kazakhstan and other countries, examining the long-term and transregional movement of herbal medicine and medicinal products from a global historical perspective. *The Global Story of Materia Medica* is an echo of this grand event. The book brings together 16 papers by 18 scholars, covering a span of approximately 1, 600 years. It traces the global history of the circulation of medicinal herbs from diverse cultural perspectives and examines the production of knowledge about medicines, trade and health, with a particular focus on medicinal herbs and pharmaceutical knowledge originating from China.

Keywords: global history; *materia medica*; Chinese herbal medicine; trade; circulation

16. The Boundaries of the Body: A Review of *The Imagined Body*

Song Dandan

Yunnan University

Abstract: *The Imagined Body* is a volume co-edited by Professor Manami Yasui of the International Centre for Japanese Cultural Studies and Associate Professor Lawrence Marceau of the University of Auckland, which includes papers by 38 researchers from the fields of humanities and social sciences, natural sciences and medicine. The book centers around the concept of the "body" and explores the creation and transformation of body imagery from both the humanities and scientific perspectives, serving as an exemplary model of interdisciplinary research that bridges the sciences and humanities. Moreover, the book goes beyond the scope of East Asian research by incorporating a wide range of studies from Western academia on modern and contemporary Japanese body imagery, thus showcasing cutting-edge research with a global perspective. The book offers a multidimensional analysis of the body, with a particular focus on how technology impacts body imagery. It also delves into the influence of Chinese culture, including Traditional Chinese Medicine (TCM) and Daoism, on Japanese culture and conceptions of the body. This work not only serves as a significant contribution to further research on the body, but also provides a unique perspective on the influence of Chinese culture, especially TCM, on Japan.

Keywords: Manami Yasui; Lawrence Marceau; body; interdisciplinary; international perspective

17. Acupuncture and Moxibustion Medicine from the Perspective of Textual Scholarship:
A Review of the 2023 Conference of the Acupuncture and Moxibustion Literature Committee of the China Association of Acupuncture and Moxibustion

Wang Jianing
China Academy of Chinese Medical Sciences

Abstract: On September 21, 2023, the 2023 Conference of the Acupuncture and Moxibustion Literature Professional Committee of the China Association of Acupuncture and Moxibustion was successfully held in Chengdu. The theme of this annual conference centered around the origin, inheritance, and innovation of acupuncture and moxibustion medicine from the perspective of textual scholarship. This not only reflected the new depth of research into acupuncture theory and literature, but also demonstrated a greater focus on integrating acupuncture and moxibustion with society, philosophy and culture compared to previous research. This exemplified the intertwining and interaction of acupuncture and moxibustion with various disciplines. The presentations at the conference were structured into two main sections: keynote speeches and thematic discussions. The thematic discussions encompassed five topics: acupuncture and moxibustion images, ancient literature, modern reflections, conceptual examinations and theoretical analyses. Based on the presentations, this paper re-organized the presentations into six groups: *Tianhui Medical Bamboo Slips* , acupuncture and moxibustion images, ancient literature, theoretical concepts, acupuncture and moxibustion humanities, and modern reflections. Scholars delivered insightful reports and engaged in profound discussions and exchanges from diverse perspectives, making it a vibrant academic event within the realm of acupuncture and moxibustion literature and theory research.

Keywords: acupuncture and moxibustion literature; annual conference; conference review

18. Finding a Breakthrough in the Academic Publishing of Medical Humanities: A Review of the 2nd Conference on Medical Humanities Publishing and Communicationand the Workshop on the Development of *Chinese Medical Literature and Culture*

Ding Huixia, Wu Junxiang, Chen Siyuan, Zhang Shujian
Shandong University of Traditional Chinese Medicine

Abstract: Medical humanities is an important part of medical research and a key driving force for the development of medicine. The 2nd Conference on Medical Humanities Publishingn and Communication and the Workshop on the Development of *Chinese Medical Literature and Culture* focused on the journal's progress and reviewed the current state of medical humanities publishing and dissemination. The conference and workshop affirmed *Chinese Medical Literature and Culture* 's editorial stance of peer-reviewed publication, interdisciplinary perspective and strict quality control. In view of the current development situation, the participating experts and scholars expressed new insights on the journal's development strategy and innovative mechanisms, and offered many suggestions for improvement, in order to promote the sustainable development of both *Chinese Medical Literature and Culture* and medical humanities research.

Keywords: medical humanities; conference review; *Chinese Medical Literature and Culture*; development of academic journal

稿　约

《中医典籍与文化》是中医医史文献学国家重点学科、山东省中医药文化协同创新中心、山东省中医药文化与中华文明研究中心、山东中医药大学中医文献与文化研究院创办的学术辑刊，由山东中医药大学王振国教授担任总主编，由社会科学文献出版社出版。

本刊既回望医学的传统，又关注全球之趋势，试图做一个多元医药学历史、当下与未来的见证者与参与者。诚邀天下学人襄助，以汇聚英才高论，拓延学术边界，共同耕耘中医文献、中医史学与文化相关研究的学术原野，鼓励多学科或跨学科的研究路径，倡导扎实的原始资料运用。辑刊刊文体裁不限，可以是与医学有关的历史学、人类学、社会学的学术专论、文献解读，也可以是国内外相关研究动态、专访、书评等。一经录用，稿酬从优。

投稿请注意：

1. 来稿请恪守学术道德，严禁抄袭。

2. 文章要有一定的创新度与问题意识。

3. 来稿请附 300 字左右的中英文摘要和 3~5 个关键词。

4. 来稿引文与注释规范，请参考《历史研究》所刊发的相关文章。

5. 来稿字数建议为 8000~15000 字，学术书评建议为 5000~10000 字。

6. 本刊实行专家匿名审稿制度，收到稿件 1 个月内无论是否刊用，均会答复作者。

7. 来稿请注明作者真实姓名、工作单位和联系方式。

8. 来稿请使用 Word 文档通过 Email 投稿，投稿邮箱：zydjywh@126. com。

《中医典籍与文化》编辑部

图书在版编目(CIP)数据

中医典籍与文化.2024年.第一辑：总第7期：博物学与传统医学 / 王振国主编；张树剑执行主编.北京：社会科学文献出版社，2024.12.--ISBN 978-7-5228-4923-2

Ⅰ.R2-53

中国国家版本馆CIP数据核字第20245FD000号

中医典籍与文化（2024年第一辑 总第7期）
——博物学与传统医学

主　　编 / 王振国
执行主编 / 张树剑
特约主编 / 李润虎

出 版 人 / 冀祥德
责任编辑 / 段其刚　陈嘉瑜
责任印制 / 岳　阳

出　　版 / 社会科学文献出版社·教育分社（010）59367069
地址：北京市北三环中路甲29号院华龙大厦　邮编：100029
网址：www.ssap.com.cn
发　　行 / 社会科学文献出版社（010）59367028
印　　装 / 三河市东方印刷有限公司

规　　格 / 开 本：787mm×1092mm　1/16
印 张：24　字 数：363千字
版　　次 / 2024年12月第1版　2024年12月第1次印刷
书　　号 / ISBN 978-7-5228-4923-2
定　　价 / 98.00元

读者服务电话：4008918866